Demographie von Migranten in Deutschland

# Challenges in Public Health

Editor: Prof. Dr. Oliver Razum, Bielefeld

Formerly/früher: Medizin in Entwicklungsländern
Herausgegeben von
Prof. Dr. Hans Jochen Diesfeld, Heidelberg

Band 63

PETER LANG
Frankfurt am Main · Berlin · Bern · Bruxelles · New York · Oxford · Wien

Martin Kohls

# Demographie von Migranten in Deutschland

PETER LANG
Internationaler Verlag der Wissenschaften

**Bibliografische Information der Deutschen Nationalbibliothek**
Die Deutsche Nationalbibliothek verzeichnet diese Publikation in der Deutschen Nationalbibliografie; detaillierte bibliografische Daten sind im Internet über http://dnb.d-nb.de abrufbar.

Zugl.: Bielefeld, Univ., Diss. 2012

D 361
ISSN 1863-768X
ISBN 978-3-631-63801-9



www.peterlang.de

# Danksagung

Zunächst möchte ich mich bei meinem Förderer und einzigartigen Hochschullehrer Prof. Dr. Reiner H. Dinkel vom Lehrstuhl für Demographie und Ökonometrie an der Wirtschafts- und Sozialwissenschaftlichen Fakultät der Universität Rostock herzlichst bedanken. Seine unerschöpfliche Wissbegier und interdisziplinäre Arbeitsweise, der ich bereits als unerfahrener Student gegenüberstand, seine Anregungen und Antworten auf alle meine Fragen waren für mich stets Anreiz und Ansporn selbst wissenschaftlich tätig zu werden. Auch die Idee zur vorliegenden Arbeit und vielfältige Anregungen und Anmerkungen dazu ließ mir Prof. Dr. Dinkel zuteil werden. Leider verstarb er völlig unerwartet und viel zu früh im Jahr 2010.

Bei der Suche nach einer neuen Betreuung meines Promotionsvorhabens erklärte sich sofort Prof. Dr. Oliver Razum, Leiter der Arbeitsgruppe Epidemiologie und International Public Health der Fakultät für Gesundheitswissenschaften der Universität Bielefeld, bereit, die weitere Betreuung zu übernehmen. Hierfür danke ich meinem Erstgutachter außerordentlich und von tiefstem Herzen. Außerdem verdanke ich Prof. Dr. Razum wichtige Hinweise und Anregungen, die die Arbeit auf einen gesundheitswissenschaftlichen Weg gebracht und abgerundet haben. Ein besonderer Dank gilt auch meinem Zweitgutachter Prof. Dr. Ralf E. Ulrich, Leiter der Arbeitsgruppe Demographie und Gesundheit und des Instituts für Bevölkerungs- und Gesundheitsforschung der Universität Bielefeld, für wertvolle Hinweise und Anmerkungen.

Ein herzlicher Dank geht auch an die zahlreichen Kollegen der Forschungsgruppe des Bundesamtes für Migration und Flüchtlinge in Nürnberg. Dort kam ich in den Genuss einer äußerst interdisziplinären Arbeitsweise, die mich in vielen Fällen dazu antrieb, Aspekte aus meinem Promotionsvorhaben aus dem Blickwinkel anderer Forschungsrichtungen zu hinterfragen. Hierbei gilt ein besonderer Dank meinem Referatsleiter Dr. Axel Kreienbrink.

Unendlich danken möchte ich meinen Eltern für Ihre emotionale Unterstützung und meiner bezaubernden Frau Ivana, die mir trotz zahlreicher durchgearbeiteter Abende und Wochenenden immer beistand und mich in den wichtigsten Momenten zum Weitermachen angespornt hat. L'ubim t'a.

# Inhaltsverzeichnis

# Verzeichnis der Tabellen und Abbildungen

# Abkürzungsverzeichnis

| | |
|---|---|
| Abb. | Abbildung |
| Abs. | Absatz |
| AZR | Ausländerzentralregister |
| AZR-G | Gesetz über das Ausländerzentralregister |
| AZRG-DV | Verordnung zur Durchführung des Gesetzes über das Ausländerzentralregister |
| BAMF | Bundesamt für Migration und Flüchtlinge |
| BBMFI | Beauftragte der Bundesregierung für Migration, Flüchtlinge und Integration |
| BBKK | Bundesverband der Betriebskrankenkassen |
| $B_t$ | Geburten im Jahr t |
| ${}_nB_{x,t}$ | Geburten zwischen Alter x und x+n im Jahr t |
| $b_t$ | rohe Geburtenrate im Jahr t |
| ${}_nb_{x,t}$ | altersspezifische Geburtenrate zwischen Alter x und x+n im Jahr t |
| bzw. | beziehungsweise |
| ca. | circa |
| CFR | zusammengefasste Kohortenfertilitätsziffer (engl. Completed Fertility Rate) |
| $D_t$ | Sterbefälle im Jahr t |
| ${}_nD_{x,t}$ | Sterbefälle zwischen Alter x und x+n im Jahr t |
| $d_t$ | rohe Sterberate im Jahr t |
| $d_{t,St}$ | direkt standardisierte Sterberate im Jahr t |
| ${}_nd_{x,t}$ | altersspezifische Sterberate zwischen Alter x und x+n im Jahr t |
| ${}_nd_{x,t,\,i}$ | altersspezifische Sterberate zwischen Alter x und x+n mit Merkmal i im Jahr t |
| ${}_nd_{x,t,\,-i}$ | altersspezifische Sterberate zwischen Alter x und x+n ohne Merkmal i im Jahr t |
| $e_0$ | durchschnittliche Lebenserwartung eines Neugeborenen (im Alter Null) |
| $e_x$ | durchschnittliche, fernere Lebenserwartung im Alter x |
| EU | Europäische Union |
| EWG | Europäische Wirtschaftsgemeinschaft |
| FDZ-RV | Forschungsdatenzentrum der Deutschen Rentenversicherung Bund |
| $g_t$ | allgemeine Fruchtbarkeitsrate |
| GGS | Generation and Gender Survey |
| GRV | Gesetzliche Rentenversicherung |
| ICD | International Classification of Diseases |

| | |
|---|---|
| Kap. | Kapitel |
| ${}_{n}k_{x,t}$ | Anteil der Bevölkerung im Alter x bis x+n in der Gesamtbevölkerung im Jahr t |
| ${}_{n}k_{x,t,St}$ | Anteil der Bevölkerung im Alter x bis x+n in der Standardbevölkerung im Jahr t |
| MGFFI | Ministerium für Generationen, Familie, Frauen und Integration des Landes Nordrhein-Westfalen |
| Mio. | Millionen |
| MZG | Mikrozensusgesetz |
| $\varnothing P_t$ | durchschnittliche Wohnbevölkerung im Jahr t |
| $\varnothing_n P_{x,t}$ | durchschnittliche Wohnbevölkerung zwischen Alter x und x+n im Jahr t |
| RAM | Repräsentativbefragung „Ausgewählter Migrantengruppen in Deutschland 2006/2007“ |
| RKI | Robert-Koch-Institut |
| $RR_t$ | Relatives Risiko im Jahr t |
| $SMR_t$ | standardisierte Mortalitätsrelation im Jahr t |
| SOEP | Sozio-Ökonomisches Panel |
| SGB | Sozialgesetzbuch |
| SPSS | Statistical Package for the Social Sciences |
| StAG | Staatsangehörigkeitsgesetz |
| SUF | Scientific Use File |
| t | Zeit (Jahr) |
| Tab. | Tabelle |
| TFR | zusammengefasste Geburtenziffer (engl. Total Fertility Rate) |
| u.a. | unter anderem |
| UN | United Nations |
| vgl. | vergleiche |
| WHO | World Health Organisation |
| x | Alter |
| $\varnothing x_t$ | durchschnittliches Alter bei Geburt im Jahr t |
| ZensG | Gesetz über den registergestützten Zensus im Jahre 2011 |
| z.B. | zum Beispiel |

# 1 Einleitung, Ziele der Arbeit

Nach neuesten Zahlen der Vereinten Nation leben weltweit bereits fast 210 Millionen Personen in einem Staat, der nicht ihre ursprüngliche Heimat ist. Dies sind etwa 2 bis 3% der gesamten Weltbevölkerung. Einige dieser Migrantinnen und Migranten sind nur für kurze Zeit mobil, andere für mehrere Jahre oder für immer. Es gibt Menschen die sich in ihrem eigenen Land nicht mehr sicher fühlen können und als Flüchtlinge aus den Krisengebieten dieser Welt kommen. Andere migrieren, weil sie ihre Familie wieder zusammenführen wollen und viele suchen auch neue persönliche und berufliche Herausforderungen. In den letzten Jahren hat - global gesehen - eine strukturelle Verschiebung der Wanderungsströme stattgefunden. So leben in den Industrieländern mittlerweile weniger als 20% der globalen Arbeitnehmerschaft, aber über 60% aller Migranten weltweit. Die Richtung der Wanderungsbewegung erscheint also stets dorthin, wo es vermeintlich besser ist, wo ein höherer Lebensstandard, mehr Sicherheit und bessere Perspektiven vermutet werden.

Auch Deutschland ist ein Zuwanderungsland. Die Migrantinnen und Migranten sind Teil der Gesellschaft. Der Ausländeranteil - jener Anteil von Menschen, die in Deutschland leben, aber nicht die deutsche Staatsbürgerschaft besitzen - liegt aktuell bei etwa 8%. Im Jahr 1960 lag dieser Anteil noch bei einem Prozent. Unter Hinzunahme sämtlicher Menschen, die bereits eingebürgert wurden, deren Eltern im Ausland geboren bzw. eine ausländische Staatsangehörigkeit besitzen, leben nach neuesten Zahlen des Mikrozensus mittlerweile 15,7 Millionen Menschen in Deutschland mit einem Migrationshintergrund.

Wanderungsbewegungen, -motive, -gründe, -hindernisse, Ausmaß und Strukturen sowie politische Steuerungsstrategien waren in Anbetracht abnehmender und alternder Gesellschaften bereits vielfach im Fokus von Wissenschaft und Öffentlichkeit (u.a. Bade 1980, Massey et al. 1993, Münz et al. 1997, Castles/Miller 1998, Herbert 2001, Meier-Braun 2002, Bade/Oltmer 2004). Auch die demographischen Auswirkungen der Migrationsströme auf die Bevölkerung Deutschlands und deren Altersstrukturen wurde in theoretischer und empirischer Hinsicht beleuchtet (Dinkel 1990, Coleman 2006, Sobotka 2008). Hierbei scheint längerfristig gesehen eher das generative Verhalten von Migrantinnen ausschlaggebend zu sein (Dinkel 1990, Coleman 2006, Kohls 2007, Sobotka 2008). Wobei auch der Sterblichkeit von Migrantinnen und Migranten nicht unbedeutende Auswirkungen zugeschrieben werden (Dinkel 1990, Kohls 2007, Kohls 2009a).

Aufgrund des wissenschaftlichen Interesses und auch der rein zahlenmäßigen Bedeutung von Migrantinnen und Migranten in Deutschland sollte erwartet werden, dass auch das demographische Verhalten dieser Personengruppe ebenso gut erforscht ist. Ganz im Gegenteil blieb das demographische Verhalten von Migrantinnen und Migranten jedoch bisher eher unbeleuchtet. Erst in jüngster Zeit wurde zum einen auch das generative Verhalten von Migrantinnen (u.a. Milewski 2007, Statistisches Bundesamt 2009b, BMFSFJ 2009, BBMFI 2010b, BZGA 2010) und zum anderen die Mortalität von Migrantinnen und Migranten (u.a. Razum et al. 1998, Razum 2006, RKI 2008, Knipper/Bilgin 2009) verstärkt thematisiert, wobei zumeist lediglich einzelne Zusammenhänge und Teilgesamtheiten im Mittelpunkt der Analysen standen.

Hier setzt die vorliegende Arbeit an: Zum einen soll das demographische Verhalten von Migrantinnen und Migranten mit Hilfe verschiedener Datengrundlagen umfassend analysiert werden. Zum anderen wird erstmals eine gemeinsame Untersuchung des generativen Verhaltens und der Sterblichkeit von Migranten vorgenommen, weil ähnliche Wirkprozesse bei beiden demographischen Ereignissen zu erwarten sind. Die besondere Aufmerksamkeit richtet sich dabei auf die Selektionsprozesse bei der Migration und deren Einfluss auf das demographische Verhalten von Migranten. Sind diese Prozesse für die sichtbaren Differenzen des demographischen Verhaltens zwischen Migranten und Nicht-Migranten verantwortlich oder wirken sich andere Faktoren stärker oder in Wechselbeziehung mit den Auswahlprozessen aus?

Die vorliegende Arbeit gliedert sich grob in einen theoretisch diskursiven und einen empirischen Teil. Im theoretischen Teil wird zunächst eine Bestandsaufnahme der Migrantenbevölkerung Deutschlands vorgenommen (Kap. 2). Es folgt eine umfassende Diskussion grundlegender Zusammenhänge von Migration, Fertilität, Mortalität (Kap. 3, 4). Schließlich werden in Kapitel 5 die zuvor dargelegten Zusammenhänge in einem Gesamtmodell zur Beschreibung und Erklärung des demographischen Verhaltens von Migrantinnen und Migranten zusammengeführt. Im empirischen Teil der Arbeit werden zunächst Datenquellen hinsichtlich ihrer Eignung für die empirische Analyse des demographischen Verhaltens von Migrantinnen bewertet und eine Einführung in die Maßzahlen und Messkonzepte der demographischen Analyse gegeben (Kap. 6). Es folgen Analysen zur Fertilität und zur Mortalität von Migrantinnen und Migranten in Deutschland (Kap. 7, 8). Schließlich werden die gewonnenen Erkenntnisse zusammengefasst, diskutiert und abschließend bewertet (Kap. 9).

# 2 Migrantinnen und Migranten in Deutschland

In diesem einführenden Kapitel wird zunächst eine Bestimmung des Begriffs „Migration" und eine notwendige Abgrenzung der Untersuchungspopulation vorgenommen (Kap. 2.1.). Daran schließt sich ein kurzer Abriss zur Geschichte der Migration in Deutschland seit den 1950er Jahren (Kap. 2.2.) und ein statistischer Überblick zur aktuellen demographischen Entwicklung der Migrantinnen und Migranten in Deutschland an (Kap. 2.3.). Abschließend wird auf Besonderheiten bei der statistischen Erfassbarkeit von Migrantinnen und Migranten in Deutschland eingegangen (Kap. 2.4.).

## 2.1 Begriffsbestimmung und Vergleichsdimensionen

### 2.1.1 Migration – Eine Begriffsbestimmung

Der Begriff „Migration" stammt aus der lateinischen Sprache („migratio") und bedeutet „Wanderung". In den Sozial- und Bevölkerungswissenschaften spricht man von Migrantinnen bzw. Migranten[1], wenn der Wohnsitz bzw. der Lebensmittelpunkt verlagert wird (Flaskämper 1962, Feichtinger 1973, Esser 1980, Esenwein-Rothe 1982).[2] Migrationsprozesse sind im Vergleich zu den anderen grundlegenden demographischen Ereignissen Fertilität und Mortalität schwieriger zu erfassen und international kaum zu vergleichen, weil es von Land zu Land teilweise große Unschärfen in der statistischen Definition der Migration gibt (Feichtinger 1973, Esenwein-Rothe 1982).

In supranationaler Perspektive definieren die Vereinten Nationen die räumliche Verlagerung des Lebensmittelpunktes als eine Verlegung des gemeldeten Wohnsitzes. Internationale Migration ist es dann, wenn eine Grenze zwischen Nationalstaaten passiert wird und der Aufenthalt für mindestens 3 Monate ge-

---

1 Wird von Migrantinnen und Migranten zusammen gesprochen, wird aus Gründen der Vereinheitlichung im Folgenden in der Regel der Begriff „Migranten" verwendet.

2 Einen umfassenden Überblick zur Begriffsdiskussion geben u.a. Flaskämper (1962), Feichtinger (1973), Esser (1980), Esenwein-Rothe (1982), Pries (2001), Bade (2002), Oswald (2007), Schenk (2007), Schimany (2007), Treibel (2008).

plant ist.[3] Bei einer Aufenthaltsdauer von drei Monaten bis unter einem Jahr wird von "Short-term-migrants" gesprochen, wohingegen „Long-term-migrants" einen Aufenthalt von mehr als 12 Monaten planen „and who either must never have been in that country at least once continuously for more than one year, must have been away continuously for more than one year since the last stay of more than one year" (UN 1998: 5).

Die Erfassung in der Wanderungsstatistik ist in Deutschland nicht an eine Mindestaufenthaltsdauer gekoppelt, womit auch Kurzaufenthalte anmeldepflichtig wären. In der Praxis wurden allerdings Ausnahmen erlaubt, die Aufenthalte z.B. für Saisonarbeitnehmer bis zu zwei Monaten ohne Registrierung ermöglichen (BAMF 2011). Die Anzahl und Länge vorangegangener sowie geplanter Aufenthalte spielen ebenso wie Zuwanderungsmotive in der bundesamtlichen Wanderungsstatistik keine Rolle (Flaskämper 1962, Esenwein-Rothe 1982, Kohls 2007, BAMF 2011).

Der Begriff Ausländerin bzw. Ausländer beschreibt im Gegensatz dazu den rechtlichen Status einer Person. Auf Deutschland bezogen sind Ausländerinnen und Ausländer in Deutschland lebende Personen, die nicht Deutsche im Sinne des Grundgesetzes Artikel 116 Abs. 1 sind (BAMF 2011). Mittels dieses Staatsangehörigkeitskonzepts war es lange Zeit vergleichsweise einfach möglich, die Zahl der Migranten im Bundesgebiet zu ermitteln. Seit den 1980er Jahren wurden jedoch aufgrund zunehmender Einbürgerungen und „Optionskindern"[4] erhebliche Fehleinschätzungen deutlich. Daher wird seit 2005 in der amtlichen Statistik das Konzept des „Migrationshintergrundes" verwendet, in dem Angaben zum Geburtsort, Zuwanderung, Einbürgerung und Staatsangehörigkeit des Befragten und dessen Eltern einbezogen werden (Statistisches Bundesamt 2007).

Dieses Konzept ist allerdings nicht frei von Problemen. So stellt sich unter anderem die Frage, ab wann der Migrationshintergrund bzw. die Zuwanderungsgeschichte einer Person relevant ist. Je weiter biographische Daten zurückverfolgt werden, desto größer ist die Wahrscheinlichkeit der Existenz eines

3 In nationaler Perspektive wird dies als Binnenmigration bezeichnet, vgl. u.a. Mai et al. (2007). Diese ist jedoch nicht Gegenstand der vorliegenden Arbeit und wird im Folgenden nicht näher analysiert.

4 Ab dem Jahr 2000 in Deutschland Geborene, deren Eltern eine ausländische Staatsbürgerschaft besitzen, erlangen die deutsche Staatsangehörigkeit, sofern ein Elternteil seit mindestens acht Jahren einen gewöhnlichen Aufenthaltstitel, eine Niederlassungserlaubnis oder ein unbefristetes EU-Aufenthaltsrecht vorweisen kann (§ 4 Abs. 3 StAG). Soweit diese auch die ausländische elterliche Staatsbürgerschaft beibehalten, müssen sie sich nach Erreichen der Volljährigkeit für eine Staatsangehörigkeit entscheiden (Optionspflicht) (§ 29 Abs. 1 StAG).

Migrationshintergrundes, der aber für viele Personen in der Praxis ohne Bedeutung ist. Vor diesem Hintergrund wird der Vorteil des Ausländerkonzeptes deutlich. Die Tatsache Ausländerin bzw. Ausländer zu sein, endet mit der Einbürgerung, also zumeist durch intendiertes Handeln. Dagegen wird der Migrationshintergrund zeitlebens beibehalten, woran auch eine Einbürgerung nichts ändert. Hier kann durch eigenständiges Handeln keine (gewollte) Veränderung des Migrationsstatus vorgenommen werden (MGFFI 2008).

Dennoch stellt das Konzept des Migrationshintergrundes einen Fortschritt dar, weil die komplexe Realität des Migrationsgeschehens dadurch differenziert abgebildet werden kann. Da bisher nur wenige Fachstatistiken mit diesem Konzept arbeiten, müssen allerdings in der Forschungspraxis zwangsläufig Daten verwendet werden, die nach dem Ausländerkonzept differenzieren. Dies ist sogar zwingend notwendig, wenn längerfristige Zeitreihenanalysen vorgenommen werden, weil Daten zu Personen mit Migrationshintergrund erst ab 2005 vorliegen (MGFFI 2008).

Bei der Betrachtung des ganzheitlichen Migrationsansatzes, dass Migration eine „... auf Dauer angelegte bzw. dauerhaft werdende Wechsel in eine andere Gesellschaft bzw. in eine andere Region von einzelnen oder mehreren Menschen" (Treibel 2008: 21) darstellt, besteht eine besondere Schwierigkeit darin, zu erkennen, zu welchem Zeitpunkt eine Person den Prozess der Migration abgeschlossen hat. Hierbei handelt es sich vor allem um eine politische Frage, die größtenteils mit der Integrationsbereitschaft des Aufnahmelandes und des Wandernden zusammenhängt.[5] Darauf kann jedoch in dieser Arbeit nicht näher eingegangen werden.

In der vorliegenden Arbeit werden „Migrantinnen" und „Migranten" unter dem Aspekt der Zugehörigkeit zu einer (ethnischen) Minderheit in der deutschen Mehrheitsgesellschaft hinsichtlich politischer, sozialer, juristischer und kultureller Aspekte verstanden. Diese Zugehörigkeit begründet quasi ein unterschiedliches demographisches Verhalten von Migrantinnen und Migranten im Vergleich zu den „Nicht-Migranten". In den theoretischen Ausführungen dieser Arbeit (Kap. 2 bis 5) kann die Unterscheidung in Migranten und Nicht-Migranten problemlos durchgehalten werden. Bei den empirischen Analysen (Kap. 7, 8) zeigt sich allerdings schnell, dass die definitionsbedingte Differenzierung aufgrund fehlender geeigneter Datengrundlagen nicht mehr gewährleistet werden kann. Daher werden aus forschungspragmatischen Gründen zumeist ausländische Personen betrachtet. Allerdings werden zusätzliche Datengrundlagen hinzugezogen, die eine Analyse der Fertilität von eingebürgerten Personen teilweise ermögli-

5 Zur Integration von Migranten in Deutschland, als Überblick siehe Bundesregierung (2007), Esser (2008), Heckmann/Krobisch (2008).

chen. Migrantinnen und Migranten werden in der vorliegenden Arbeit somit durch das Merkmal der Staatsangehörigkeit bzw. des Migrationshintergrundes differenziert.

## 2.1.2 Vergleichsdimensionen

Vergleichsdimensionen müssen bei jeder quantitativ-orientierten Analyse vor dem Hintergrund der wissenschaftlichen Thematik und den verfügbaren Daten bestimmt werden. Auf der Grundlage von Schenk (2007) lassen sich für die vorliegende Fragestellung folgende Vergleichsdimensionen ableiten:

Zunächst werden häufig die Fertilitäts- und Mortalitätsmuster der Migranten und Nicht-Migranten im Zielland der Migration auf Ähnlichkeiten und Abweichungen sowie auf erklärende Faktoren der eventuellen Ungleichheit hin überprüft.

Komparative Analysen des demographischen Verhaltens der Migrantenbevölkerung mit der gesamten Bevölkerung (im Zielland der Migration) sind insofern methodisch kritisch, weil diese einen Teil der Population des Aufnahmelandes ausmacht. Je höher der Anteil der Migranten, desto stärker der Einfluss auf die Ausprägung der Gesamtbevölkerung (Jones/Swerdlow 1998). Diese Vorgehensweise ist nur bei kleinen Subpopulationen zu befürworten, weil dann die Fehlschätzungen marginal sind.

In der Regel gibt es nicht nur eine Migrantenpopulation, sondern verschiedene Migrantengruppen. Diese zeigen häufig unterschiedliche Muster des demographischen Verhaltens. Hierbei ist zu klären, welche Faktoren die Unterschiede innerhalb der verschiedenen Migrantinnengruppen in welcher Form und in welchem Ausmaß beeinflussen. In der konkreten Untersuchung offenbart sich häufig, dass einzelne Migrantengruppen nur wenige Beobachtungsfälle aufweisen und daher die statistische Unsicherheit zunimmt. Daher werden häufig kleinere Gruppen zu größeren zusammengefasst oder der Beobachtungszeitraum ausgeweitet.

Weiterhin ist es möglich, im Zielland der Migration zwischen Personen mit eigener Wanderungsgeschichte (Zuwanderergeneration) und im Aufnahmeland geborenen Personen (Nachfolgegenerationen) zu differenzieren. Damit lassen sich z.B. Angleichungsprozesse nachweisen.

Darüber hinaus kann die Gruppe der Migranten im Zielland der Migration mit der im Herkunftsland verbleibenden Population verglichen werden. Daran lassen sich Differenzen im demographischen Verhalten gegenüber der Bevölkerung im Herkunftsland ablesen. Hierbei ist häufig zu beobachten, dass die für die Analyse benötigten Daten im Herkunftskontext oft nicht in ausreichender Qualität und Schichtung bereitstehen.

In der vorliegenden Arbeit wird zum einen ein Vergleich des generativen Verhaltens und der Sterblichkeit zwischen Migranten und Nichtmigranten angestrebt. Zum anderem ist es mit Hilfe ausgewählter Datengrundlagen (vgl. Kap. 6) ebenfalls möglich, einzelne Migrantengruppen gegenüberzustellen bzw. einzelne Migrantenpopulationen jeweils separat mit der Bevölkerung des Ziellandes zu vergleichen.

## 2.2 Migration in Deutschland – Geschichte und Migrantengruppen

In Deutschland bzw. auf dem Gebiet der heutigen Bundesrepublik fanden bereits seit Jahrhunderten Zu- und Abwanderungsprozesse statt (Bade 1980, Castles/Miller 1998, Massey et al. 1993, 1998). Diese Wanderungsbewegungen wurden allerdings bis Mitte des 19. Jahrhunderts in der Regel nicht bzw. unvollständig registriert, wodurch eine den heutigen Ansprüchen an die Bevölkerungsstatistik gewährleistende Quantifizierung kaum möglich war. Die mit der Industrialisierung Mitte des 19. Jahrhunderts einsetzenden Massenauswanderungen in die „neuen Staaten" Amerikas, aber auch innerhalb des damaligen Deutschen Reiches wurden dagegen besser registriert und erforscht (Bade 1980, Bade/Oltmer 2004). Nach den kriegsbedingten Vertriebenenströmen aus den Ostgebieten des ehemaligen Deutschen Reiches kurz nach dem Zweiten Weltkrieg war Deutschland seit Mitte der 1950er Jahre durch ein hohes Maß an Zuzügen von verschiedenen Zuwanderergruppen geprägt (Münz et al. 1997, Herbert 2001, Meier-Braun 2002, Bade/Oltmer 2004). Grob lassen sich Gastarbeiter, (Spät-)Aussiedler und Flüchtlinge sowie neue Arbeitsmigranten unterscheiden.

*Gastarbeiter*

Der Großteil der Zuziehenden zwischen 1955 und 1973 stellten Gastarbeiter aus den sogenannten Anwerbeländern dar.[6] 1955 wurde ein erstes bilaterales Abkommen zur Anwerbung ausländischer Arbeitskräfte für den deutschen Arbeitsmarkt zwischen der deutschen und der italienischen Regierung geschlossen.

6 Arbeitnehmer, die aufgrund von Freizügigkeitsregelungen der Europäischen Wirtschaftsgemeinschaft (EWG) in der BRD arbeiteten oder ohne besondere Vertragsgrundlage beschäftigt waren, wurden allgemein nicht als „Gastarbeiter" bezeichnet (Heckmann 1981, Bade/Oltmer 2004).

Es kamen weitere Abkommen mit Spanien (1960), Griechenland (1960), der Türkei (1961), Marokko (1963), Portugal (1964), Tunesien (1965) und Jugoslawien (1968) hinzu. Hauptsächlich ausschlaggebend war ein Arbeitskräftemangel in der Bundesrepublik, der sich durch den Mauerbau 1961 und dem zum Erliegen gekommenen Wanderungszustrom aus der ehemaligen DDR noch verschärfte (Heckmann 1981, Fassmann/Münz 1994, Münz et al. 1997).

Der starke Anstieg des Ölpreises von 1973, der mit einem vorläufigen Ende des Wirtschaftswachstums einherging, beendete die Phase der Gastarbeiteranwerbung (Heckmann 1981, Bade/Oltmer 2004). Danach war es Angehörigen aus Nicht-EU-Staaten nur noch in sehr geringem Umfang möglich, als Arbeitsmigrant nach Deutschland zuzuziehen. Zwischen 1955 und 1973 kamen ca. 9,5 Mio. ausländische Migrantinnen und Migranten nach Deutschland, wovon etwa 5,7 Mio. auch wieder fortzogen (Statistisches Bundesamt 2011).

Anfänglich waren die Arbeitsverhältnisse für einen befristeten Zeitraum und einen einzelnen Arbeitgeber ausgelegt. Danach sollten die Beschäftigten durch neu Angeworbene ersetzt werden (Heckmann 1981, Bade 1994, Herbert 2001). Dieses „Rotationsprinzip“ wurde unter dem Druck der Arbeitgeber allerdings zügig aufgegeben, um die Kosten für Einarbeitung und Eingliederung zu vermeiden (Meier-Braun 2002). Bereits Beschäftigte konnten an den Arbeitgeber auch Empfehlungen zur Anwerbung bekannter Personen abgeben, womit Kettenmigration begünstigt wurde (Haug 2005).

### *Familiennachzug*

Nach der Phase der Arbeitsmigration kam es zunächst zu einer Phase der Konsolidierung der ausländischen Wohnbevölkerung in Westdeutschland (Herbert 2001, Meier-Braun 2002). Seit dem Anwerbestopp war die Zuwanderung aus den Anwerbeländern praktisch nur noch im Rahmen des Familiennachzuges möglich und somit beschränkt auf Ehegatten und Kinder der bereits in Deutschland lebenden Ausländer bzw. Zugewanderten.[7] Allerdings wurde auch versucht, den Arbeitsmarkt von ausländischen Erwerbspersonen verstärkt zu „entlasten“, weshalb 1983 das „Gesetz zur Förderung der Rückkehrbereitschaft ausländi-

7 Eine Ausnahme stellten die EWG- bzw. EU-Mitgliedstaaten dar. Für Italien, Gründungsmitglied der EU im Jahr 1957, galt die Personenfreizügigkeit innerhalb der EU seit 1961. Griechenland trat 1981 der EU bei und erlangte die uneingeschränkte Freizügigkeit nach einer siebenjährigen Frist 1988. Portugal und Spanien traten 1986 der EU bei und erhielten nach einer Übergangsfrist 1993 die vollständige Freizügigkeit. Seit Ende der 1990er Jahre weist die Türkei unter den Nicht-EU-Staaten den stärksten Ehegatten- und Familiennachzug nach Deutschland auf (Heckmann/Tomei 1996, BAMF 2011).

scher Arbeitnehmer“ in Kraft trat. In der Folge kam es zu verstärkten Rückwanderungstendenzen, die allerdings nur kurzfristig wirksam waren.

Seit Ende der 1980er Jahre wird die Zuwanderung in die Bundesrepublik durch neue Migrantengruppen geprägt. Dies sind einerseits deutschstämmige Aussiedler bzw. Spätaussiedler sowie jüdische Kontingentflüchtlinge aus den ehemaligen Ostblockstaaten und andererseits Flüchtlinge und Asylsuchende.

*(Spät-)Aussiedler*

Nach dem Bundesvertriebenengesetz sind Spätaussiedler deutsche Volkszugehörige, die unter einem Kriegsfolgenschicksal gelitten haben und nach dem 31.12.1992 aus einem Aussiedlungsgebiet ausgereist sind (Bade 1994, Bade/Oltmer 1999). Von 1990 bis 2009 zogen etwa 2,5 Mio. Menschen im Rahmen des (Spät-)Aussiedlerzuzugs nach Deutschland zu. Nach dem Höhepunkt der Zuwanderungen im Jahr 1990 mit knapp 400.000 Personen sind die Zuwanderungszahlen aufgrund der Implementierung von Sprachtests und Kontingentierungen stetig zurückgegangen. So wanderten 2009 nur noch rund 3.400 Personen zu (BAMF 2011).

Neben dem Ausmaß änderte sich auch die Zusammensetzung des (Spät-) Aussiedlerzuzuges seit Beginn der 1990er Jahre deutlich. Herkunftsländer sind neben Polen, Rumänien und den Baltischen Staaten vor allem Russland, Kasachstan, Ukraine und andere GUS-Staaten. Seit Anfang der 1990er Jahre stellen Menschen aus den Gebieten der ehemaligen Sowjetunion die quantitativ bedeutendste Gruppe (BBMFI 2007b, BAMF 2011). Die Zahl der insgesamt in Deutschland lebenden (Spät-)Aussiedler und ihrer Familienangehörigen lässt sich nur abschätzen, da sie als deutsche Staatsangehörige nicht zusätzlich in der Bevölkerungsstatistik ausgewiesen und auch im Mikrozensus nicht eindeutig erfasst werden. Derzeit dürften etwa 4,1 Mio. (Spät-) Aussiedler und deren Angehörige in Deutschland leben, wovon knapp ein Fünftel bereits in Deutschland geboren wurde (BAMF 2011).

*Jüdische Kontingentflüchtlinge*

Seit 1991 wurden jüdische Zuwanderer und ihre Familienangehörigen aus den Nachfolgestaaten der ehemaligen Sowjetunion aufgenommen (Dietz 2000, Herbert 2001). Herkunftsländer sind hauptsächlich die Ukraine und die Russische Föderation. Zwischen 1993 und 2009 sind über 200.000 jüdische Zuwanderer einschließlich ihrer Familienangehörigen nach Deutschland zugezogen. Nachdem der Zuzug in den Jahren bis 2004 jährlich zwischen 9.000 und 20.000 Personen betrug, ging dieser ab 2005 deutlich zurück. Im Jahr 2009 wurden noch knapp 1.000 jüdische Zuwanderer registriert. Dieser Rückgang ist zum einen durch die Neuregelung der Rechtsgrundlage der jüdischen Zuwanderung und zum anderem durch die weniger werdenden Personen begründet, die die Aufnahmebedingungen erfüllen (BAMF 2011).

Eine 2005 vorgenommene Auswertung von Antragsakten jüdischer Zuwanderer in Bayern ergab, dass sich die Alters- und Geschlechtszusammensetzung deutlich von denen der Arbeitsmigranten unterscheidet (Haug/Schimany 2005, Haug 2007). Jüdische Zuwanderer weisen demnach eine vergleichsweise ausgewogene Geschlechtsstruktur auf, weil die Zuwanderung in der Regel im Familienverband erfolgte. Insofern sind jüdische Zuwanderer im Hinblick auf die Altersstruktur vergleichbar mit (Spät-)Aussiedlern.

*Flüchtlinge, Asylantragsteller*

Von 1990 bis 2009 haben in Deutschland mehr als 2,3 Mio. Menschen um politisches Asyl nachgesucht (BAMF 2011). Der überwiegende Teil davon stammt aus Europa einschließlich der Türkei (Wendt 2003). Seit dem Jahr 1992 mit etwa 440.000 Personen lässt sich ein Absinken der Asylerstantragsteller bis 2007 auf etwa 19.000 Personen beobachten. Bis 2009 war wieder ein leichter Anstieg auf etwa 28.000 Personen zu konstatieren. Der Rückgang ist eine Folge der Asylrechtsreform von 1992/1993, der Beendigung der Kriegshandlungen in den Staaten des einstigen Jugoslawiens, der politischen und wirtschaftlichen Stabilisierung in den Ländern Osteuropas sowie deren überwiegende Aufnahme in die EU 2004 und 2007 (BAMF 2011).

Die häufigsten Herkunftsländer in den letzten Jahren waren Serbien und Montenegro, Türkei, Irak, Russische Föderation und Vietnam. Für manche Herkunftsländer wird auch die ethnische Zugehörigkeit der Asylantragsteller erfasst, wenn diese Länder durch hohe Anteile von Asylsuchenden einer bestimmten ethnischen Gruppe charakterisiert sind (Wendt 2003). Für Serbien und Montenegro sind dies beispielsweise Albaner und Roma sowie für die Türkei und den Irak die Kurden (BAMF 2011).

*Neue Arbeitsmigranten*

Während (Spät-)Aussiedler und jüdische Zuwanderer in der Regel einen dauerhaften Aufenthalt in Deutschland beabsichtigen, ist bei neuen Arbeitsmigranten aus Mittel- und Osteuropa die temporäre und zirkuläre Migration weit verbreitet (Herbert 2001, Bade/Oltmer 2004). Seit dem Fall des Eisernen Vorhangs 1989 waren aus mittel- und osteuropäischen EU-Beitrittsländern bis auf die Jahre 1993, 1994 und 1997 deutlich mehr Zu- als Fortzüge zu verzeichnen. Seit 2004, der ersten Runde der EU-Osterweiterung, hat sich das Wanderungsvolumen mit den Beitrittsstaaten deutlich erhöht. Es zeigt sich allerdings, dass vor allem zwischen Deutschland und Polen eine lebhafte Pendelmigration vorherrscht, die durch eine zumeist temporäre Beschäftigung polnischer Staatsangehöriger gekennzeichnet ist (BAMF 2011).

*Binnenmigranten innerhalb der Europäischen Union*

Seit der Freizügigkeitsverordnung von 1997 genießen Bürger der Europäischen Union und deren Familien das Recht auf Freizügigkeit innerhalb der Europäischen Union, auch wenn ihr Aufenthalt in einem anderen EU-Land in erster Linie keinem wirtschaftlichen Zweck dient (Heckmann/Tomei 1996). Mit den neuen EU-Beitrittsstaaten wurden Übergangsregelungen vereinbart, die spätestens im Jahr 2013 (Rumänien, Bulgarien) auslaufen. Personen aus den neuen EU-Ländern besitzen bis zu dem Zeitpunkt eine eingeschränkte Freizügigkeit innerhalb der Europäischen Union.

*Irreguläre Migration*

Neben den rechtskräftigen Formen des Zuzugs nach Deutschland gibt es die irreguläre bzw. „illegale" Migration. Deren Zahlen sind aufgrund der „Illegalität" allerdings kaum verfügbar und nur teilweise valide (Lederer 1999, 2004, Sinn et. 2006). Die Zahlen der in Deutschland lebenden irregulären Migranten schwanken je nach Untersuchung und Herangehensweise zwischen 300.000 und 1.500.000 (Alt 2003, Vogel 2009). Alle Studien sind sich indes einig, dass die Zahl der irregulären Migranten nach der EU-Osterweiterung erheblich gesunken ist, weil vorherige „Irreguläre" durch den EU-Beitritt legalisiert wurden. In der vorliegenden Arbeit kann eine empirische Analyse der irregulären Migranten nicht geleistet werden.

*Zusammenfassung*

Insgesamt wurden von 1955 bis 2009 rund 31,3 Mio. Zuzüge und ca. 23,8 Mio. Fortzüge ausländischer Personen registriert, so dass der Wanderungssaldo für diesen Zeitraum etwa 7,5 Mio. Wanderungsfälle beträgt (Statistisches Bundesamt 2011). Die Zuwanderung nach Deutschland der vergangenen Jahrzehnte war hinsichtlich der Herkunftsländer selektiv. So kamen zunächst überwiegend Gastarbeiter, später deren Familienangehörige, dann vermehrt (Spät-)Aussiedler, Bürgerkriegsflüchtlinge und Asylbewerber und aktuell hauptsächlich temporäre

Arbeitsmigranten sowie EU-Binnenmigranten. Von einer gleichmäßig verteilten Zu- und auch Abwanderung kann nicht gesprochen werden.

Die Zuwanderung nach Deutschland ist allerdings hinsichtlich weiterer Faktoren selektiv gewesen. So sind vor allem alters- und geschlechtsspezifische Besonderheiten der Zuwandererpopulation zu beobachten. Im weiteren Sinne sind eine Vielzahl zusätzlicher Unterschiede zwischen den Einheimischen und der Zuwandererbevölkerung zu Tage getreten, die vor allem hinsichtlich Bildung und Ausbildung, Erwerbstätigkeit, Religion und Religiosität in der Literatur diskutiert werden. Diese strukturellen Differenzen werden häufig herangezogen, um Integrationsdefizite verschiedener Herkunftsgruppen zu beschreiben, zu erklären und gegebenenfalls zu beheben (vgl. u.a. Zuwanderungskommission 2001, Bundesregierung 2007, BBMFI 2007b, Wöllert et al. 2009). Diese Diskussion kann in der vorliegenden Arbeit nicht geleistet werden.

## 2.3 Migranten in Deutschland – Struktur, Demographie und Projektion

Die Zahl und Struktur der Migrantenbevölkerung veränderte sich seit 1950 kontinuierlich. So verschob sich „...das Verhältnis von Arbeitskräften und nicht erwerbstätigen Familienangehörigen innerhalb der Ausländerbevölkerung... In Erwerbsquote, Geschlechts- und Altersstruktur näherte sich die Ausländerbevölkerung der Aufnahmegesellschaft an." (Bade/Oltmer 2004:78).

Die Zahl und Struktur der aktuell im Bundesgebiet wohnhaften Migranten bzw. Ausländer sind auch ein Spiegelbild der Wanderungen der vergangenen Dekaden (Münz/Ulrich 1998, 2000). Darüber hinaus bedingen auch die demographischen Verhaltensparameter Fertilität und Mortalität, sowie Einbürgerungsbestimmungen und -verhalten Struktur und Anzahl dieser Personengesamtheit (BAMF 2011). Aufgrund der bis 2005 fehlenden Feindifferenzierung von Personen mit Migrationshintergrund wird zunächst die Entwicklung der ausländischen Bevölkerung nachgezeichnet. Diese werden anschließend um die seit 2005 verfügbaren Zahlen zu Personen mit Migrationshintergrund ergänzt.[8]

8 Weitere detaillierte Analysen können dem jährlich erscheinenden Migrationsbericht des Bundesamts für Migration und Flüchtlinge entnommen werden (www.bamf.de).

## 2.3.1 Bevölkerung mit ausländischer Staatsangehörigkeit

Die langfristige Entwicklung der ausländischen Bevölkerung ab 1961 in Bezug auf Zahl sowie Anteil an der Gesamtbevölkerung Deutschlands zeigt einen annähernd kontinuierlichen Anstieg. Betrug der Anteil zu Beginn der 1960er Jahre noch ca. 1,2%, nahm dieser im Zuge der Anwerbeabkommen bis 1975 auf 6,3% zu (Tab. 2-1, A-1). In den Folgejahren nahm die Rate geringfügig ab, was hauptsächlich rechtlichen Regelungen, wie dem Anwerbestopp von 1973 oder dem Rückkehrförderungsgesetz (Kap. 2.2.), zuzuschreiben ist, die erhöhte Fortzugszahlen zur Folge hatten.

*Tab. 2-1: Bevölkerungsentwicklung von Personen mit Migrationshintergrund sowie deutscher und ausländischer Staatsangehörigkeit, 1961-2010*

| Jahr | Deutsche | Ausländer | Anteil an Gesamtbevölkerung | Personen mit Migrationshintergrund | Anteil an Gesamtbevölkerung |
|---|---|---|---|---|---|
| | *in 1.000* | *in 1.000* | *in %* | *in 1.000* | *in %* |
| 1961 | 55.489 | 686 | 1,2 | / | / |
| 1970 | 58.263 | 2.738 | 4,5 | / | / |
| 1975 | 57.744 | 3.900 | 6,3 | / | / |
| 1980 | 57.092 | 4.566 | 7,4 | / | / |
| 1985 | 56.539 | 4.482 | 7,3 | / | / |
| 1990 | 58.278 | 5.447 | 8,6 | / | / |
| 1995 | 74.475 | 7.174 | 8,8 | / | / |
| 2000 | 74.992 | 7.297 | 8,9 | / | / |
| 2001 | 75.122 | 7.319 | 8,9 | / | / |
| 2002 | 75.189 | 7.336 | 8,9 | / | / |
| 2003 | 75.190 | 7.335 | 8,9 | / | / |
| 2004 | 75.213 | 6.717 | 8,2 | / | / |
| 2005 | 75.149 | 6.756 | 8,2 | 15.057 | 18,3 |
| 2006 | 75.059 | 6.751 | 8,3 | 15.143 | 18,4 |
| 2007 | 74.961 | 6.745 | 8,3 | 15.411 | 18,7 |
| 2008 | 74.817 | 6.728 | 8,3 | 15.566 | 19,0 |
| 2009 | 74.671 | 6.695 | 8,2 | 15.703 | 19,2 |
| 2010 | 74.572 | 6.754 | 8,3 | / | / |

*1961: Volkszählung.*
*1970-2010: Deutsche: Bevölkerungsfortschreibung.*
*1970-2003: Ausländer: Bevölkerungsfortschreibung.*
*2004-2010: Ausländer: Ausländerzentralregister.*
*2005-2009: Personen mit Migrationshintergrund: Mikrozensus.*
*(/) : nicht verfügbar*

*Quelle: Eigene Berechnung mit Daten des Statistischen Bundesamts, verschiedene Jahrgänge.*

Dagegen ist der Rückgang im Jahr 1987 ein Resultat der im gleichen Jahr stattgefundenen Volkszählung, in deren Zusammenhang die bundesamtlichen Zahlen der Ausländer um etwa 10% korrigiert wurden (Kap. 2.4.). Seit der Wiedervereinigung hat sich nach Angaben in der Bevölkerungsfortschreibung die Zahl der ausländischen Personen von 1990 bis 2003 von etwa 5,4 Mio. auf 7,3 Mio. erhöht (Tab. 2-1). Ab 2004 sind die Daten des Ausländerzentralregisters verlässlicher, weil zuvor eine Bereinigung des Registers stattfand (Opfermann et al. 2006). So beläuft sich die Zahl ausländischer Personen zum Jahresende 2004 auf insgesamt 6,7 Mio. Bis 2010 veränderte sich diese Zahl nur geringfügig auf 6,75 Mio. (Anteil: 8,3%). Im Vergleich dazu stieg die Zahl der Bevölkerung mit Migrationshintergrund von 2005 bis 2009 um mehr als 4% an (Tab. 2-1).

### 2.3.2 Alters- und Geschlechtsstruktur

Zwischen der Altersstruktur der ausländischen und deutschen Population sind erhebliche Diskrepanzen festzustellen (Münz/Ulrich 1998, 2000, Schimany 2003, 2007, Bade/Oltmer 2004, BBMFI 2007b, Rühl 2009, BAMF 2011). So verteilt sich die ausländische Bevölkerung stärker auf jüngere und mittlere Altersgruppen, mehr als drei Viertel waren im Jahr 2009 jünger als 50 Jahre. Bei Deutschen betrug dieser Anteil lediglich 60% (Frauen) bzw. 67% (Männer) (Abb. 2-1). Eine Ausnahme bildet die Altersgruppe der unter 20-Jährigen, in der der Anteil der ausländischen niedriger als bei deutschen Staatsangehörigen ist (Tab. 2-2).[9] In den Altersklassen ab 65 Jahren sind entgegengesetzte Verhältnisse zu beobachten. Rund 7% der ausländischen Personen sind in der Altersklasse der über 65-Jährigen zu finden, bei deutschen Staatsangehörigen beträgt dieser Anteil ca. 20%.

Die Entwicklung der Altersstruktur der Ausländer zeigt allerdings, dass auch die ausländische Bevölkerung von demographischer Alterung gekennzeichnet ist. War bis 1980 noch eine Abnahme des durchschnittlichen Alters zu verzeichnen, ist vor allem ab Anfang der 1990er Jahre ein deutlicher Anstieg sichtbar. Allerdings ist das Durchschnittsalter von Ausländerinnen im Jahr 2009 von 38,4 Jahren immer noch ca. 7 Jahre geringer als bei deutschen Frauen (45,4 Jahre). Bei den Männern beträgt die Differenz ca. 4 Jahre (Ausländer: 38,8 Jahre; Deut-

---

9 Dies ist vornehmlich der im Jahr 2000 vorgenommenen Änderung des Staatsangehörigkeitsgesetzes geschuldet (vgl. Fußnote 4). Dadurch wurde der Erhalt der deutschen Staatsbürgerschaft bei Geburt erleichtert.

sche: 42,4 Jahre). Kontrollierende Analysen mittels Median-Alter und Billeter-Maß[10] zeigen gleiche Ergebnisse (Tab. 2-2).

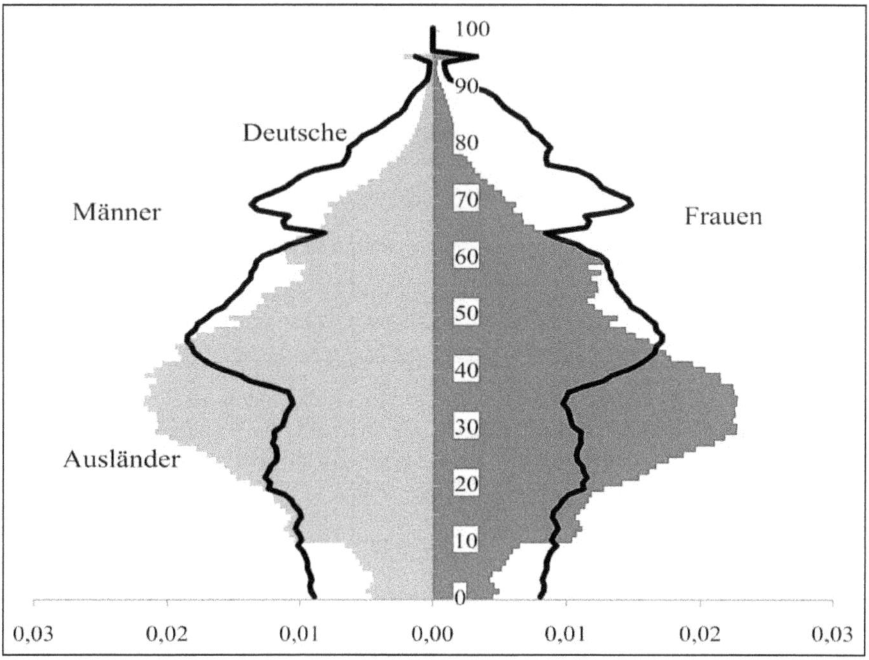


*Quelle: Eigene Berechnung mit Daten des Statistischen Bundesamts, verschiedene Jahrgänge.*

*Abb. 2-1: Altersstruktur von Ausländern und Deutschen (Anteile), amtliche Statistik, 2009*

Ein Blick auf bestimmte Altersgruppen offenbart, dass der Seniorenanteil bei beiden Personengruppen seit den 1960er Jahren deutlich anstieg und im Jahr 2009 ca. 18,8% (deutsche Männer) bzw. 9,8% (ausländische Männer) sowie 24,6% (deutsche Frauen) bzw. 8,9% (ausländische Frauen) betrug. Der Zuwachs bei ausländischen Personen ist dabei vor allem seit 1990 zu verzeichnen gewesen (Tab. 2-2).

10 Das Billeter-Maß bezieht die vorreproduktive (0-14) und nachreproduktive (50+) Bevölkerung auf die reproduktive (15-49) Population (Dinkel 1989, 2008).

*Tab. 2-2: Kennziffern der Altersstruktur, Deutsche und Ausländer, 1961 – 2009*

| Frauen | 1961 | 1970 | 1975 | 1980 | 1985 | 1990 | 1995 | 2000 | 2005 | 2009 |
|---|---|---|---|---|---|---|---|---|---|---|
| *Durchschnittsalter (arithmetisches Mittel, in Jahren)* | | | | | | | | | | |
| Deutsche | 37,7 | 38,6 | 39,9 | 41,2 | 42,3 | 42,2 | 42,9 | 43,7 | 44,6 | 45,4 |
| Ausländer | 31,0 | 26,3 | 25,4 | 26,5 | 29,1 | 29,3 | 30,3 | 32,7 | 35,9 | 38,4 |
| *Medianalter (in Jahren)* | | | | | | | | | | |
| Deutsche | 36,5 | 32,4 | 35,2 | 36,4 | 37,0 | 36,0 | 36,6 | 37,7 | 39,6 | 41,3 |
| Ausländer | 27,6 | 18,8 | 20,2 | 21,0 | 23,2 | 23,1 | 23,5 | 26,1 | 28,8 | 31,7 |
| *P(0-19)/P(ges.)* | | | | | | | | | | |
| Deutsche | 0,256 | 0,275 | 0,262 | 0,237 | 0,204 | 0,196 | 0,196 | 0,196 | 0,190 | 0,181 |
| Ausländer | 0,329 | 0,330 | 0,363 | 0,387 | 0,347 | 0,328 | 0,299 | 0,259 | 0,202 | 0,165 |
| *P(20-64)/P(ges.)* | | | | | | | | | | |
| Deutsche | 0,614 | 0,565 | 0,555 | 0,562 | 0,597 | 0,602 | 0,596 | 0,591 | 0,575 | 0,574 |
| Ausländer | 0,597 | 0,642 | 0,611 | 0,583 | 0,616 | 0,642 | 0,663 | 0,690 | 0,727 | 0,746 |
| *P(65+)/P(ges.) - Seniorenanteil* | | | | | | | | | | |
| Deutsche | 0,126 | 0,160 | 0,183 | 0,201 | 0,199 | 0,202 | 0,207 | 0,213 | 0,235 | 0,246 |
| Ausländer | 0,071 | 0,028 | 0,026 | 0,030 | 0,037 | 0,030 | 0,038 | 0,051 | 0,071 | 0,089 |
| *Billeter-Maß* | | | | | | | | | | |
| Deutsche | -0,289 | -0,300 | -0,391 | -0,473 | -0,528 | -0,538 | -0,556 | -0,571 | -0,633 | -0,711 |
| Ausländer | 0,108 | 0,242 | 0,348 | 0,353 | 0,224 | 0,175 | 0,123 | 0,006 | -0,148 | -0,248 |
| **Männer** | **1961** | **1970** | **1975** | **1980** | **1985** | **1990** | **1995** | **2000** | **2005** | **2009** |
| *Durchschnittsalter (arithmetisches Mittel, in Jahren)* | | | | | | | | | | |
| Deutsche | 34,3 | 34,3 | 35,3 | 36,4 | 37,5 | 37,6 | 38,7 | 39,9 | 41,2 | 42,4 |
| Ausländer | 31,0 | 29,5 | 28,3 | 28,3 | 30,4 | 30,9 | 31,3 | 33,5 | 36,5 | 38,8 |
| *Medianalter (in Jahren)* | | | | | | | | | | |
| Deutsche | 30,7 | 27,4 | 28,9 | 30,0 | 30,9 | 31,2 | 32,8 | 34,6 | 36,8 | 38,6 |
| Ausländer | 28,1 | 25,0 | 24,5 | 23,7 | 24,9 | 24,9 | 25,3 | 27,4 | 30,2 | 32,6 |
| *P(0-19)/P(ges.)* | | | | | | | | | | |
| Deutsche | 0,310 | 0,326 | 0,309 | 0,279 | 0,238 | 0,226 | 0,223 | 0,220 | 0,211 | 0,199 |
| Ausländer | 0,177 | 0,211 | 0,293 | 0,333 | 0,305 | 0,287 | 0,265 | 0,242 | 0,199 | 0,167 |
| *P(20-64)/P(ges.)* | | | | | | | | | | |
| Deutsche | 0,594 | 0,560 | 0,568 | 0,596 | 0,647 | 0,663 | 0,652 | 0,639 | 0,618 | 0,613 |
| Ausländer | 0,792 | 0,776 | 0,692 | 0,647 | 0,669 | 0,690 | 0,706 | 0,712 | 0,726 | 0,735 |
| *P(65+)/P(ges.) - Seniorenanteil* | | | | | | | | | | |
| Deutsche | 0,095 | 0,114 | 0,122 | 0,125 | 0,114 | 0,111 | 0,125 | 0,141 | 0,171 | 0,188 |
| Ausländer | 0,027 | 0,014 | 0,016 | 0,020 | 0,027 | 0,023 | 0,029 | 0,047 | 0,076 | 0,098 |
| *Billeter-Maß* | | | | | | | | | | |
| Deutsche | -0,097 | -0,016 | -0,072 | -0,172 | -0,249 | -0,273 | -0,311 | -0,352 | -0,432 | -0,515 |
| Ausländer | 0,013 | 0,116 | 0,235 | 0,245 | 0,141 | 0,085 | 0,055 | -0,035 | -0,156 | -0,255 |

*1961-1989: alte Bundesländer, 1990-2009: alte und neue Bundesländer.*
*1961: Volkszählung.*
*1970-2009: Bevölkerungsfortschreibung.*

*Quelle: Eigene Berechnung mit Daten des Statistischen Bundesamts, verschiedene Jahrgänge.*

Die Gegenüberstellung der Geschlechterverhältnisse ausländischer Personen der Jahre 1970 und 2009 offenbart einen charakteristischen Geschlechterüberhang zugunsten der ausländischen Männer im Jahr 1970 (Abb. 2-2). Dies ist vor allem auf die eher männlich dominierte Gastarbeiteranwerbung zurückzuführen. Bei Deutschen ist für 1970 und 2009 ein eher „normales" Muster der Sexualproportion festzustellen. Auch im Jahr 2009 sind bei ausländischen Personen noch Besonderheiten zu beobachten. So ist bei Jüngeren ein Frauenüberhang zu konstatieren, der eine Folge der überproportional hohen Migration jüngerer ausländischer Frauen in den Jahren von 2000 bis 2009 ist. In höheren Altersklassen gibt es dagegen Männerüberschüsse, die noch eine langfristige Folge der männlich ausgerichteten Migration der „Gastarbeiter" der 1950er bis 1970er Jahre darstellen (Abb. 2-2).

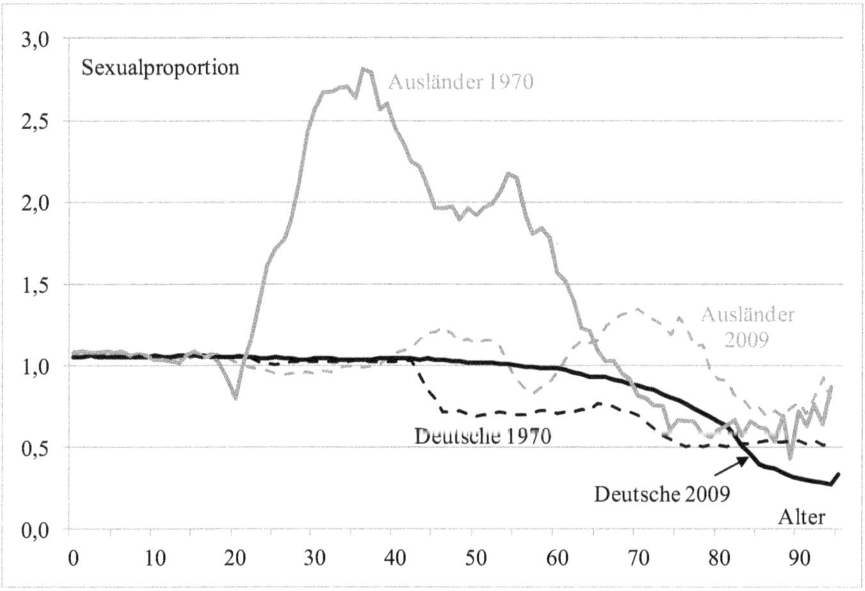


*Quelle: Eigene Berechnung mit Daten des Statistischen Bundesamts, verschiedene Jahrgänge.*

*Abb. 2-2: Sexualproportion von Ausländern und Deutschen, alte Bundesländer, 1970, 2009*

## 2.3.3 Entwicklung nach Staatsangehörigkeit

Von den 6,75 Mio. ausländischen Staatsangehörigen stellen im Jahr 2010 Türken mit fast 1,7 Mio. Personen die größte Gruppe dar (Abb. 2-3, Abb. 2-4). Dies entspricht etwa einem Viertel (24,1%) aller ausländischen Personen. Die zweitgrößte Gruppe bilden italienische Staatsangehörige mit 7,7%, vor polnischen (6,2%) und griechischen (4,1%) Personen. Fast drei Viertel (72,2%) der ausländischen Personen besitzen eine europäische Staatsangehörigkeit (inklusive Türkei). 7,4% stammen aus Gebieten der ehemaligen Sowjetunion. Insgesamt weisen lediglich ca. 20% eine außereuropäische Staatsbürgerschaft auf.

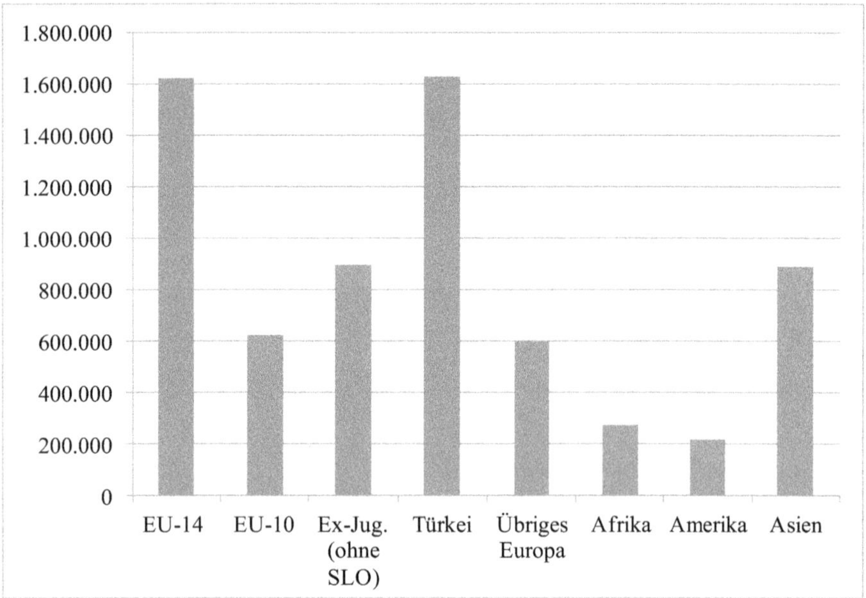


*Ergebnisse des Ausländerzentralregisters; EU-14: Alte EU-Länder ohne Deutschland. EU-10: Neue EU-Mitgliedsländer ohne Rumänien und Bulgarien.*

*Quelle: Eigene Berechnungen mit Daten des Statistischen Bundesamtes.*

*Abb. 2-3: Personen mit ausländischer Staatsangehörigkeit, 2010*

Der prozentuale Anteil der Personen mit türkischer Staatsangehörigkeit in Deutschland nahm seit dem Jahr 1991 annähernd kontinuierlich ab (Abb. 2-4). Allerdings ist die absolute Zahl der Türkinnen und Türken erst einmal bis 1998 gestiegen und anschließend zurückgegangen. Der Anteil von Staatsangehörigen aus ehemals jugoslawischen Staatsgebieten stieg aufgrund des Balkan-Konfliktes bis zum Jahr 1995 erheblich an, um danach wieder auf das Niveau vor den kriegerischen Auseinandersetzungen abzusinken. Des Weiteren nahm die Rate von ausländischen Personen aus den EU-14 Mitgliedsstaaten bis 2010 stetig ab, wohingegen Personen aus den EU-10 Staaten (Beitrittsländer von 2004) vor allem seit 2005 zunehmend stärker vertreten sind (Abb. 2-4). Die Zahl der Personen aus den übrigen Ländern Europas (darunter: Bulgarien, Rumänien) nahm von 1991 bis 2010 relativ betrachtet am stärksten zu (+169%). Die Bedeutung von Personen aus Asien stieg vor allem bis 2003 an und verharrt seitdem bei ca. 12%, während die Anteile von Personen mit amerikanischer und afrikanischer Staatsangehörigkeit annähernd identisch bleiben.

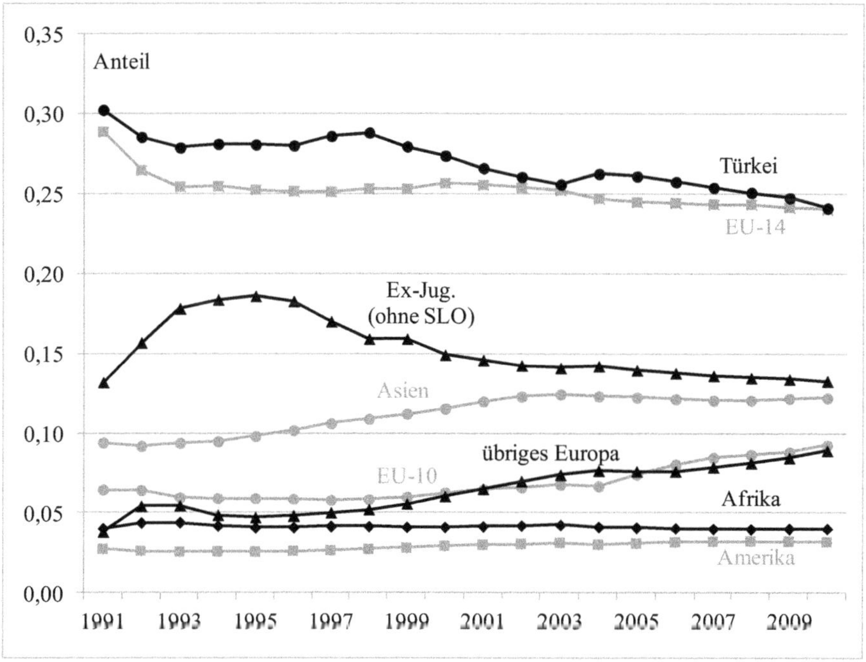


*Quelle: Eigene Berechnung mit Daten des Statistischen Bundesamts, verschiedene Jahrgänge.*

*Abb. 2-4: Verteilung von Staatsangehörigkeitsgruppen, 1991 – 2010*

## 2.3.4 Bevölkerung mit Migrationshintergrund

Die Bevölkerung mit Migrationshintergrund kann seit 2005 mittels Mikrozensus detailliert ermittelt werden.[11] Somit können auch (Spät-)Aussiedler und Einge-

11 Laut Mikrozensusgesetz 2005 wird nach der ehemaligen Staatsbürgerschaft und dem Einbürgerungsjahr gefragt. Zusätzlich wird alle vier Jahre die (vormalige) elterliche Staatsbürgerschaft, deren Jahr des Zuzugs und eventuell auch das Jahr der Einbürgerung erfragt. Dadurch ergibt sich eine vom Statistischen Bundesamt vorgenommene Unterscheidung von Personen mit Migrationshintergrund im Weiteren (alle vier Jahre) und engeren (jährlich) Sinne. Nachfolgend werden nur Personen mit Migrationshintergrund im engeren Sinne berücksichtigt, um durchgehende Analysen zu gewährleisten.

bürgerte (mit deutscher Staatsangehörigkeit) berücksichtigt werden (Statistisches Bundesamt 2007, 2010a).

Von rund 81,9 Mio. Einwohnern in Deutschland waren im Jahr 2009 etwa 15,7 Mio. Personen mit Migrationshintergrund (Tab. 2-3). Der Anteil der Deutschen mit Migrationshintergrund beträgt 10,4%, der Anteil der Ausländer 8,8% (Bevölkerungsfortschreibung). Somit beläuft sich der Anteil der Personen mit Migrationshintergrund auf insgesamt 19,2%. 2005 betrug der Anteil noch 18,3%, seitdem ist ein Anstieg um ca. 650.000 Personen festzustellen. Der stärkste Zuwachs war dabei bei Deutschen mit Migrationshintergrund (ohne Migrationserfahrung) zu verzeichnen, also bei in Deutschland geborenen Kindern von Zuwanderern. Weitergehende Differenzierungen zeigen (Tab. 2-3), dass von allen Personen mit Migrationshintergrund rund zwei Drittel (10,6 Mio.) selbst Migranten (erste Generation) sowie ca. ein Drittel (5,1 Mio.) in Deutschland zur Welt kamen (zweite, dritte Generation).

Eine altersbezogene Analyse der Population mit und ohne Migrationshintergrund offenbart, dass sich Migrantinnen und Migranten deutlich stärker auf jüngere Altersklassen verteilen (Abb. A-2). Bei unter Fünfjährigen besitzen bereits ca. ein Drittel einen Migrationshintergrund, wohingegen bei Älteren (65+) der Anteil nur 9,0% beträgt. Insofern ist auch das durchschnittliche Alter der Bevölkerung mit Migrationshintergrund (34,4 Jahre) höher als bei der Bevölkerung ohne Migrationshintergrund (45,3 Jahre). Weiterhin zeigt bereits die Entwicklung seit 2005, dass auch die ausländische Bevölkerung von demographischer Alterung gekennzeichnet ist (Tab. 2-3).

Die Unterscheidung der Bevölkerung mit Migrationshintergrund nach Herkunftsstaaten offenbart, dass – wie bei der ausländischen Population – die größte Gruppe mit ca. 2,5 Mio. Personen türkischer Herkunft ist (Tab. 2-3). Dies entspricht einem Anteil von fast 16%. Danach folgen Personen italienischer (4,9%), polnischer (4,5%) und russischer (3,0%) Herkunft. Unter Einbeziehung von (Spät-)Aussiedlern haben 8,3% eine polnische und 6,8% eine russische Herkunft.

*Tab. 2-3: Bevölkerung mit und ohne Migrationshintergrund, Mikrozensus 2005 – 2009*

| | 2005 | | 2006 | | 2007 | | 2008 | | 2009 | |
|---|---|---|---|---|---|---|---|---|---|---|
| | Gesamt | Männer | Gesamt | Männer | Gesamt | Männer | Gesamt | Männer | Gesamt | Männer |
| Gesamtbevölkerung (in 1.000) | 82.465 | 40.339 | 82.369 | 40.306 | 82.257 | 40.271 | 82.135 | 40.231 | 81.904 | 40.135 |
| Personen ohne Migrationshintergrund (in 1.000) | 67.132 | 32.543 | 67.225 | 32.612 | 66.846 | 32.462 | 66.569 | 32.381 | 65.856 | 32.065 |
| Personen mit Migrationshintergrund (im engeren Sinne) (in 1.000) | 15.057 | 7.665 | 15.143 | 7.694 | 15.411 | 7.809 | 15.566 | 7.851 | 15.703 | 7.900 |
| Anteil an der Gesamtbevölkerung (in %) | 18,3 | 19,0 | 18,4 | 19,1 | 18,7 | 19,4 | 19,0 | 19,5 | 19,2 | 19,7 |
| *Mit bzw. ohne Migrationserfahrung (in 1.000)* | | | | | | | | | | |
| Ausländer mit Migrationserfahrung | 5.571 | 2.853 | 5.584 | 2.840 | 5.592 | 2.835 | 5.609 | 2.825 | 5.594 | 2.796 |
| Deutsche mit Migrationserfahrung | 4.828 | 2.354 | 4.847 | 2.368 | 4.942 | 2.407 | 5.014 | 2.419 | 5.007 | 2.413 |
| Ausländer ohne Migrationserfahrung | 1.749 | 955 | 1.716 | 934 | 1.688 | 915 | 1.661 | 911 | 1.630 | 904 |
| Deutsche ohne Migrationserfahrung | 2.908 | 1.502 | 2.997 | 1.552 | 3.189 | 1.652 | 3.282 | 1.695 | 3.472 | 1.788 |
| *Mit derzeitiger bzw. früherer Staatsangehörigkeit (in 1.000)*[1] | | | | | | | | | | |
| Italien | 781 | 458 | 761 | 446 | 761 | 447 | 776 | 454 | 771 | 455 |
| Polen | 855 | 388 | 852 | 386 | 638 | 276 | 687 | 301 | 713 | 315 |
| Russische Föderation | 1.070 | 497 | 942 | 441 | 561 | 259 | 519 | 228 | 471 | 204 |
| Türkei | 2.493 | 1.306 | 2.495 | 1.319 | 2.527 | 1.323 | 2.520 | 1.318 | 2.502 | 1.310 |
| *Kennziffern der demographischen Alterung (Personen mit Migrationshintergrund)* | | | | | | | | | | |
| Durchschnittsalter (in Jahren) | 33,4 | 33,1 | 33,8 | 33,4 | 34,3 | 34,0 | 34,4 | 34,1 | 34,8 | 34,3 |
| Seniorenanteil | 0,079 | 0,074 | 0,082 | 0,078 | 0,090 | 0,086 | 0,092 | 0,089 | 0,093 | 0,089 |
| Gesamtlastquote | 0,613 | 0,613 | 0,611 | 0,614 | 0,623 | 0,628 | 0,629 | 0,638 | 0,617 | 0,625 |
| Billeter-Maß | -0,011 | 0,003 | -0,029 | -0,016 | -0,051 | -0,037 | -0,057 | -0,039 | -0,073 | -0,063 |

[1] *2007 ohne (Spät-)Aussiedler (Polen, Russische Föderation).*

*Quelle: Eigene Berechnung mit Daten des Statistischen Bundesamts, verschiedene Jahrgänge.*

## 2.3.5 Projektionen

Im Folgenden wird anhand einer Modellrechnung die mögliche demographische Entwicklung der ausländischen Bevölkerung und der Population mit Migrationshintergrund bis zum Jahr 2032 aufgezeigt. Die Berechnungen zu ausländischen Personen und Personen mit Migrationshintergrund erfolgten getrennt, wobei zusätzlich die Wanderungsannahmen variiert wurden (Gesamtwanderungssaldo: Null, 100.000 und 200.000). Insgesamt ergaben sich sechs verschiedene Vorausberechnungen.

*Tab. 2-4: Bestandszahlen in den Modellrechnungen und Abweichung zur 12. koordinierten Vorausberechnung des Statistischen Bundesamtes, 2007 – 2032*

| 2007 | 2012 | 2017 | 2022 | 2027 | 2032 |
|---|---|---|---|---|---|
| | | *Wanderungssaldo = NULL* | | | |
| *Statistisches Bundesamt (Status-Quo, in 1.000)* | | | | | |
| 82.257 | 81.099 | 79.813 | 78.260 | 76.353 | 74.136 |
| *Modellrechnungen (in 1.000) und Abweichung (in %)* | | | | | |
| *Ausländische Bevölkerung* | | | | | |
| 82.257 | 81.669 | 80.751 | 79.464 | 77.822 | 75.930 |
| (0,0) | (0,7) | (1,2) | (1,5) | (1,9) | (2,4) |
| *Bevölkerung mit Migrationshintergrund* | | | | | |
| 82.257 | 81.584 | 80.630 | 79.367 | 77.763 | 75.926 |
| (0,0) | (0,6) | (1,0) | (1,4) | (1,8) | (2,4) |
| | | *Wanderungssaldo = 100.000* | | | |
| *Statistisches Bundesamt (1-W1)* | | | | | |
| 82.257 | 81.214 | 80.453 | 79.503 | 78.247 | 76.706 |
| *Modellrechnungen (in 1.000) und Abweichung (in %)* | | | | | |
| *Ausländische Bevölkerung* | | | | | |
| 82.257 | 81.812 | 81.274 | 80.530 | 79.473 | 78.196 |
| (0,0) | (0,7) | (1,0) | (1,3) | (1,6) | (1,9) |
| *Bevölkerung mit Migrationshintergrund* | | | | | |
| 82.257 | 81.726 | 81.153 | 80.434 | 79.419 | 78.200 |
| (0,0) | (0,6) | (0,9) | (1,2) | (1,5) | (1,9) |
| | | *Wanderungssaldo = 200.000* | | | |
| *Statistisches Bundesamt (1-W2)* | | | | | |
| 82.257 | 81.233 | 80.690 | 80.241 | 79.563 | 78.630 |
| *Modellrechnungen (in 1.000) und Abweichung (in %)* | | | | | |
| *Ausländische Bevölkerung* | | | | | |
| 82.257 | 81.818 | 81.511 | 81.299 | 80.830 | 80.187 |
| (0,0) | (0,7) | (1,0) | (1,3) | (1,6) | (2,0) |
| *Bevölkerung mit Migrationshintergrund* | | | | | |
| 82.257 | 81.732 | 81.390 | 81.204 | 80.766 | 80.194 |
| (0,0) | (0,6) | (0,9) | (1,2) | (1,5) | (2,0) |

*Quelle: Eigene Berechnung.*

Ausgehend von der Ausgangsbevölkerung des Mikrozensus 2007 (Statistisches Bundesamt 2009b) wurden im verwendeten Prognosemodell die grundlegenden Annahmen der Basisvariante der 12. koordinierten Bevölkerungsvorausberechnung hinsichtlich Geburtenverhalten, Sterblichkeit und Wanderungen (Statistisches Bundesamt 2009d) berücksichtigt. Hierbei wurden für Deutsche und ausländische Personen unterschiedliche Annahmen verwendet, die auf Erkenntnissen vorliegender Publikationen beruhen (Kohls 2008b, 2009a, 2009b, 2010b, Schmid/Kohls 2009, 2010, Acker 2010). Zusätzlich wurde hinsichtlich des Einbürgerungsverhaltens in Anlehnung an Acker (2010) unterstellt, dass die altersspezifischen Einbürgerungsquoten der Jahre 2005 bis 2008 für den gesamten Vorausberechnungszeitraum von 2007 bis 2032 gelten.

Aufgrund der im Jahr 2000 vorgenommenen Änderung des Staatsangehörigkeitsgesetzes verringerte sich die Zahl von Geburten mit ausländischer Staatsangehörigkeit im Vergleich zur Zeit vor der Jahrtausendwende erheblich (BAMF 2011). Seitdem beträgt der Anteil von Lebendgeburten mit ausschließlich ausländischer Staatsbürgerschaft an sämtlichen von ausländischen Eltern Geborenen etwa 30% (BAMF 2011). Dementsprechend sind im Prognosemodell 30% der von ausländischen Eltern Geborenen als ausländische Personen einbezogen und 70% als deutsche Personen.[12] Die Abweichungen der Bestandszahlen der Gesamtbevölkerung in den berechneten Modellrechnungen zur 12. koordinierten Bevölkerungsvorausberechnung des Statistischen Bundesamts werden mit fortschreitendem Vorausberechnungszeitraum größer (Tab. 2-4), was vor allem durch die Unterschiede der verwendeten Prognosemodelle bedingt ist.[13]

12 Vgl. Fußnote 4. Dieser Aspekt ist nur für die Modellrechnungen ausländischer Personen von Bedeutung. Grundsätzlich kann nach Erreichen der Volljährigkeit auch die Option der Annahme der ausländischen Staatsangehörigkeit gewählt werden, was wiederum die Zahl der ausländischen Personen erhöhen würde. Aufgrund fehlender fundierter Erkenntnisse wurde dies in der vorliegenden Modellrechnung nicht berücksichtigt. Bei den Modellrechnungen zu Personen mit Migrationshintergrund gehen diese Personen als Personen ohne Migrationserfahrung, aber mit Migrationshintergrund (durch die Eltern) in die Modellrechnungen ein. Lebendgeburten von deutschen Personen mit Migrationshintergrund (durch die Eltern) und ohne Migrationserfahrung gehen als Deutsche ohne Migrationshintergrund in die Modellrechnungen zu Personen mit Migrationshintergrund ein.

13 So wurden im verwendeten Prognosemodell im Gegensatz zum Modell des Statistisches Bundesamts beide Geschlechter zusammen betrachtet, mit Fünfer-Altersgruppen gerechnet und hinsichtlich der Abfolge der möglichen demographischen Ereignisse (Geburten, Sterbefall, Zu- bzw. Fortzug) vereinfachende Annahmen getroffen.

### 2.3.5.1 Ausländische Bevölkerung

Ausgehend von 7,281 Mio. ausländischen Personen[14] im Mikrozensus 2007 geht die Zahl der Ausländer in den Varianten mit einem Wanderungssaldo von Null bzw. 100.000 bis 2032 zurück (Tab. 2-5). Bei einem ausgeglichenen Saldo ist dabei ein Rückgang von 2007 bis 2032 um 15% zu beobachten, während bei höherem Wanderungssaldo von 100.000 Personen lediglich mit einem Rückgang um 3% gerechnet werden muss. Im Falle eines Wanderungsüberschusses von 200.000 Personen ist dagegen ein Anstieg der Zahl der Ausländer um 20% zu erwarten.

Der Rückgang der Gesamtzahl der Ausländerinnen und Ausländer ist vor allem dem Absinken der Zahlen in den jüngeren Altersstufen geschuldet, der durch die Optionsregelung bedingt ist. Infolge dieser Regelung geht ein zunehmender Teil der von ausländischen Eltern geborenen Kinder als Deutsche in die Statistik ein (Kap. 2.3.5.). Dieser Rückgang ist auch in der Variante mit einem Wanderungsüberschuss von 200.000 Personen zu beobachten. Im Gegensatz dazu steigt in allen Varianten die Zahl der Ausländer, die älter als 45 Jahre sind. In der Altersgruppe der 65-Jährigen und Älteren ist hierbei sogar eine Zunahme von 2007 bis 2032 um annähernd das Dreifache festzustellen (Tab. 2-5).

Der Anteil der gesamten ausländischen Personen entwickelt sich in den Varianten recht unterschiedlich. So geht der Ausländeranteil in der Variante mit ausgeglichenem Wanderungssaldo zwischen 2007 und 2032 von 8,9% auf 8,1% zurück, während dieser Anteil bei einem Wanderungsüberschuss von 100.000 Personen annähernd konstant bleibt. Bei einem positiven Wanderungssaldo von 200.000 Personen steigt dagegen der Anteil der Ausländer bis 2032 auf ca. 11%. Die Betrachtung nach Altersgruppen zeigt, dass in sämtlichen Varianten die Anteile in den jüngeren Altersstufen bis Alter 35 zurückgehen, während in höheren Altersgruppen ein deutlicher Anstieg der jeweiligen Anteile zu beobachten ist (Tab. 2-5).

---

14 Die Zahl von 7,281 Mio. Ausländern entspricht dem Wert aus der Bevölkerungsfortschreibung zum Jahresende 2007, an dem die Zahl der Ausländer im Mikrozensus 2007 angepasst wurde. Im Vergleich dazu waren im AZR ca. 540.000 Ausländer weniger registriert, was im Wesentlichen auf die Bereinigung von Unstimmigkeiten im AZR in den Jahren 2000 bis 2004 zurückzuführen ist (Kap. 2.4.).

*Tab. 2-5:* *Zahl ausländischer Personen (in 1.000) und Anteile an der Gesamtbevölkerung nach Alter (in %), 2007 – 2032*

| Alter | 2007 | | 2012 | | 2017 | | 2022 | | 2027 | | 2032 | |
|---|---|---|---|---|---|---|---|---|---|---|---|---|
| | in 1.000 | in % | in 1.000 | in % | in 1.000 | in % | in 1.000 | in % | in 1.000 | in % | in 1.000 | in % |
| | | | | | *Wanderungssaldo = NULL* | | | | | | | |
| 0 - 5 | 205 | 6,0 | 197 | 5,7 | 188 | 5,4 | 189 | 5,0 | 179 | 4,8 | 169 | 4,7 |
| 5 - 15 | 779 | 10,2 | 489 | 6,8 | 383 | 5,3 | 369 | 5,2 | 355 | 4,9 | 348 | 4,7 |
| 15 - 25 | 964 | 9,9 | 934 | 10,7 | 831 | 9,9 | 608 | 7,3 | 530 | 6,5 | 527 | 6,6 |
| 25 - 35 | 1.573 | 16,4 | 1.367 | 13,7 | 1.289 | 11,6 | 1.334 | 12,7 | 1.217 | 12,4 | 1.028 | 10,6 |
| 35 - 45 | 1.438 | 10,7 | 1.291 | 12,1 | 1.444 | 14,4 | 1.301 | 11,9 | 1.179 | 10,1 | 1.231 | 11,2 |
| 45 - 55 | 946 | 7,8 | 1.205 | 8,9 | 1.284 | 9,4 | 1.197 | 10,5 | 1.304 | 12,7 | 1.170 | 10,3 |
| 55 - 65 | 863 | 8,9 | 841 | 7,9 | 830 | 7,0 | 1.108 | 8,1 | 1.172 | 8,5 | 1.096 | 9,5 |
| 65+ | 513 | 3,1 | 739 | 4,3 | 995 | 5,3 | 1.153 | 5,7 | 1.322 | 5,9 | 1.662 | 6,6 |
| Gesamt | 7.281 | 8,9 | 7.062 | 8,6 | 6.848 | 8,5 | 6.634 | 8,3 | 6.416 | 8,2 | 6.182 | 8,1 |
| | | | | | *Wanderungssaldo = 100.000* | | | | | | | |
| 0 - 5 | 205 | 6,0 | 197 | 5,7 | 190 | 5,5 | 180 | 5,3 | 173 | 5,3 | 166 | 5,4 |
| 5 - 15 | 779 | 10,2 | 491 | 6,8 | 362 | 5,3 | 364 | 5,3 | 350 | 5,1 | 334 | 5,0 |
| 15 - 25 | 964 | 9,9 | 942 | 10,7 | 817 | 10,4 | 594 | 8,0 | 513 | 7,2 | 525 | 7,3 |
| 25 - 35 | 1.573 | 16,4 | 1.384 | 13,8 | 1.216 | 12,0 | 1.296 | 13,9 | 1.208 | 14,3 | 1.016 | 12,7 |
| 35 - 45 | 1.438 | 10,7 | 1.302 | 12,1 | 1.383 | 14,5 | 1.233 | 12,3 | 1.120 | 11,0 | 1.201 | 12,8 |
| 45 - 55 | 946 | 7,8 | 1.211 | 8,9 | 1.262 | 9,5 | 1.156 | 10,9 | 1.250 | 13,2 | 1.111 | 11,2 |
| 55 - 65 | 863 | 8,9 | 843 | 7,9 | 831 | 7,2 | 1.103 | 8,4 | 1.151 | 9,1 | 1.059 | 10,4 |
| 65+ | 513 | 3,1 | 740 | 4,3 | 995 | 5,3 | 1.153 | 5,8 | 1.323 | 6,2 | 1.657 | 7,0 |
| Gesamt | 7.281 | 8,9 | 7.110 | 8,7 | 7.056 | 8,7 | 7.079 | 8,8 | 7.087 | 8,9 | 7.070 | 9,0 |
| | | | | | *Wanderungssaldo = 200.000* | | | | | | | |
| 0 - 5 | 205 | 6,0 | 198 | 5,7 | 193 | 5,6 | 203 | 5,9 | 211 | 6,2 | 216 | 6,7 |
| 5 - 15 | 779 | 10,2 | 493 | 6,9 | 389 | 5,6 | 404 | 5,8 | 415 | 6,0 | 432 | 6,3 |
| 15 - 25 | 964 | 9,9 | 950 | 10,8 | 845 | 10,7 | 696 | 9,3 | 643 | 8,9 | 664 | 9,1 |
| 25 - 35 | 1.573 | 16,4 | 1.402 | 14,0 | 1.336 | 13,1 | 1.531 | 16,0 | 1.537 | 17,5 | 1.401 | 16,7 |
| 35 - 45 | 1.438 | 10,7 | 1.312 | 12,2 | 1.479 | 15,4 | 1.447 | 14,2 | 1.446 | 13,8 | 1.623 | 16,5 |
| 45 - 55 | 946 | 7,8 | 1.217 | 8,9 | 1.305 | 9,9 | 1.287 | 12,0 | 1.477 | 15,3 | 1.441 | 14,0 |
| 55 - 65 | 863 | 8,9 | 846 | 7,9 | 841 | 7,3 | 1.151 | 8,8 | 1.261 | 9,8 | 1.249 | 12,0 |
| 65+ | 513 | 3,1 | 741 | 4,3 | 999 | 5,3 | 1.173 | 5,9 | 1.368 | 6,4 | 1.749 | 7,3 |
| Gesamt | 7.281 | 8,9 | 7.160 | 8,8 | 7.387 | 9,1 | 7.893 | 9,7 | 8.359 | 10,3 | 8.777 | 10,9 |

*Quelle: Eigene Berechnung.*

### 2.3.5.2 Bevölkerung mit Migrationshintergrund

Die Modellrechnungen für Personen mit Migrationshintergrund zeigen, dass in sämtlichen Varianten die Zahl der Personen mit Migrationshintergrund sowie der Anteil an der Gesamtbevölkerung bis 2032 steigen werden. So ist auch bei ausgeglichenem Wanderungssaldo ein Anstieg der Bevölkerung mit Migrationshintergrund von 2007 bis 2032 um 21,3% festzustellen, bei einer gleichzeitigen Zunahme des Anteils der Personengruppe an der Gesamtbevölkerung von 18,7% auf 24,6% (Tab. 2-6). Die Erhöhung der Bedeutung der Personen mit Migrationshintergrund kommt auch bei ausgeglichenem Wanderungssaldo zum einen durch die erhöhte Geburtenhäufigkeit vor allem bei Frauen mit ausländischer Staatsangehörigkeit sowie zum anderem infolge der weiterhin deutlich jüngeren Altersstruktur der Zuzüge im Vergleich zu den Fortzügen bei Ausländern zustande.

*Tab. 2-6: Zahl von Personen mit Migrationshintergrund (in 1.000) und Anteile an der Gesamtbevölkerung nach Alter (in %), 2007 – 2032*

| Alter | 2007 | | 2012 | | 2017 | | 2022 | | 2027 | | 2032 | |
|---|---|---|---|---|---|---|---|---|---|---|---|---|
| | in 1.000 | in % | in 1.000 | in % | in 1.000 | in % | in 1.000 | in % | in 1.000 | in % | in 1.000 | in % |
| | | | | | *Wanderungssaldo = NULL* | | | | | | | |
| 0 - 5 | 1.157 | 33,8 | 1.101 | 32,5 | 1.044 | 30,8 | 1.013 | 30,0 | 994 | 31,0 | 967 | 32,6 |
| 5 - 15 | 2.228 | 29,0 | 2.290 | 32,0 | 2.252 | 33,3 | 2.140 | 31,8 | 2.053 | 30,6 | 2.005 | 30,6 |
| 15 - 25 | 2.292 | 23,6 | 2.367 | 27,0 | 2.394 | 30,7 | 2.457 | 33,6 | 2.419 | 35,1 | 2.307 | 33,6 |
| 25 - 35 | 2.530 | 26,3 | 2.581 | 25,9 | 2.637 | 26,5 | 2.712 | 30,1 | 2.740 | 33,9 | 2.803 | 37,0 |
| 35 - 45 | 2.430 | 18,0 | 2.289 | 21,4 | 2.475 | 26,3 | 2.526 | 25,8 | 2.583 | 26,4 | 2.659 | 30,0 |
| 45 - 55 | 1.928 | 16,0 | 2.303 | 16,9 | 2.323 | 17,7 | 2.187 | 21,0 | 2.373 | 25,9 | 2.426 | 25,4 |
| 55 - 65 | 1.452 | 14,9 | 1.621 | 15,2 | 1.795 | 15,7 | 2.161 | 16,6 | 2.182 | 17,4 | 2.062 | 20,6 |
| 65+ | 1.393 | 8,4 | 1.715 | 9,9 | 2.087 | 11,2 | 2.449 | 12,4 | 2.863 | 13,4 | 3.462 | 14,7 |
| Gesamt | 15.410 | 18,7 | 16.268 | 19,9 | 17.005 | 21,1 | 17.645 | 22,2 | 18.206 | 23,4 | 18.693 | 24,6 |
| | | | | | *Wanderungssaldo = 100.000* | | | | | | | |
| 0 - 5 | 1.157 | 33,8 | 1.103 | 32,5 | 1.059 | 31,1 | 1.058 | 30,8 | 1.078 | 32,4 | 1.081 | 34,7 |
| 5 - 15 | 2.228 | 29,0 | 2.299 | 32,0 | 2.266 | 33,4 | 2.177 | 32,1 | 2.137 | 31,2 | 2.156 | 31,9 |
| 15 - 25 | 2.292 | 23,6 | 2.380 | 27,1 | 2.449 | 31,1 | 2.543 | 34,3 | 2.517 | 35,8 | 2.429 | 34,5 |
| 25 - 35 | 2.530 | 26,3 | 2.609 | 26,1 | 2.747 | 27,2 | 2.934 | 31,5 | 3.035 | 36,0 | 3.129 | 39,2 |
| 35 - 45 | 2.430 | 18,0 | 2.310 | 21,5 | 2.549 | 26,7 | 2.690 | 26,8 | 2.857 | 28,1 | 3.044 | 32,4 |
| 45 - 55 | 1.928 | 16,0 | 2.316 | 17,0 | 2.377 | 18,0 | 2.300 | 21,7 | 2.556 | 27,0 | 2.698 | 27,1 |
| 55 - 65 | 1.452 | 14,9 | 1.627 | 15,3 | 1.824 | 15,9 | 2.229 | 17,1 | 2.300 | 18,1 | 2.237 | 21,9 |
| 65+ | 1.393 | 8,4 | 1.719 | 9,9 | 2.104 | 11,2 | 2.489 | 12,6 | 2.940 | 13,7 | 3.595 | 15,1 |
| Gesamt | 15.410 | 18,7 | 16.363 | 20,0 | 17.375 | 21,4 | 18.420 | 22,9 | 19.421 | 24,5 | 20.369 | 26,0 |
| | | | | | *Wanderungssaldo = 200.000* | | | | | | | |
| 0 - 5 | 1.157 | 33,8 | 1.103 | 32,5 | 1.067 | 31,2 | 1.110 | 31,8 | 1.188 | 34,6 | 1.238 | 37,8 |
| 5 - 15 | 2.228 | 29,0 | 2.298 | 32,0 | 2.288 | 33,6 | 2.224 | 32,5 | 2.241 | 32,3 | 2.362 | 33,9 |
| 15 - 25 | 2.292 | 23,6 | 2.387 | 27,2 | 2.481 | 31,4 | 2.644 | 35,2 | 2.654 | 37,1 | 2.591 | 36,0 |
| 25 - 35 | 2.530 | 26,3 | 2.622 | 26,2 | 2.848 | 28,0 | 3.174 | 33,3 | 3.390 | 38,5 | 3.553 | 42,3 |
| 35 - 45 | 2.430 | 18,0 | 2.315 | 21,6 | 2.623 | 27,3 | 2.887 | 28,3 | 3.195 | 30,4 | 3.521 | 35,7 |
| 45 - 55 | 1.928 | 16,0 | 2.319 | 17,0 | 2.413 | 18,2 | 2.418 | 22,6 | 2.774 | 28,8 | 3.038 | 29,6 |
| 55 - 65 | 1.452 | 14,9 | 1.628 | 15,3 | 1.836 | 15,9 | 2.278 | 17,4 | 2.407 | 18,8 | 2.424 | 23,3 |
| 65+ | 1.393 | 8,4 | 1.719 | 9,9 | 2.110 | 11,3 | 2.512 | 12,7 | 2.990 | 13,9 | 3.691 | 15,5 |
| Gesamt | 15.410 | 18,7 | 16.391 | 20,1 | 17.664 | 21,7 | 19.247 | 23,7 | 20.838 | 25,8 | 22.419 | 28,0 |

*Quelle: Eigene Berechnung.*

Bei einem Wanderungsüberschuss von 100.000 Personen fällt der Anstieg der Zahl der Personen mit Migrationshintergrund vor allem ab 2017 deutlich höher aus als in der Variante mit ausgeglichenem Saldo. Die Zahl der Personen mit Migrationshintergrund steigt demzufolge von 2007 bis 2032 von 15,4 Mio. auf 20,4 Mio., ein relativer Zuwachs um 32,2%. Der Anteil der Personen mit

Migrationshintergrund nimmt in diesem Szenario um 7,3%-Punkte auf 26,0% zu. Im Falle eines noch höheren Wanderungsüberschusses von 200.000 Personen (ab 2020) ist ein Zuwachs bis 2032 um 45,5% zu erwarten, der Bevölkerungsanteil würde im selben Jahr 28% betragen (Tab. 2-6).

In der altersbezogenen Analyse offenbart sich, dass zwar die absolute Zahl der jüngeren Personen mit Migrationshintergrund bis 15 Jahre in den Varianten Saldo Null bzw. 100.000 leicht zurückgeht, die jeweiligen Anteile aber dennoch steigen, weil bei den Personen ohne Migrationshintergrund ein noch stärkeres Absinken der absoluten Zahl der Jüngeren festzustellen ist. Dagegen steigen in sämtlichen Varianten die Zahlen der Personen mit Migrationshintergrund ab dem Alter 15 an. Im mittleren Szenario (Saldo 100.000) ist in der Altersgruppe der 25- bis unter 35-Jährigen und der 35- bis unter 45-Jährigen ein Anstieg der absoluten Zahlen um ca. 25% zu erwarten (Abb. 2-5). In der Altersstufe der 65-Jährigen und Älteren ist sogar ein Zuwachs um ca. 150% vorausberechnet. Die Variante mit hohem Wanderungsüberschuss (+200.000) zeigt, dass in einzelnen Altersgruppen der jeweilige Anteil über 40% steigen könnte (Tab. 2-6).

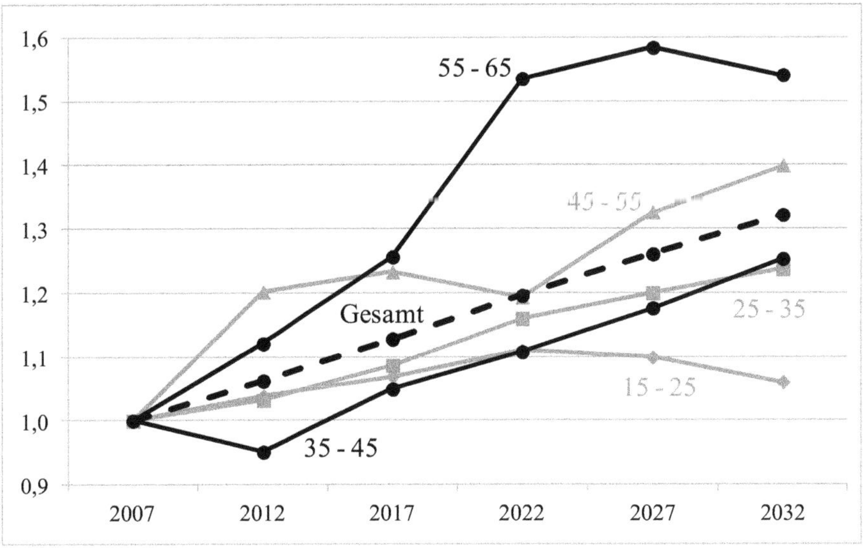


*Quelle: Eigene Berechnung.*

*Abb. 2-5: Relative Entwicklung der Zahl von Personen mit Migrationshintergrund in ausgewählten Altersgruppen, Wanderungssaldo = 100.000, 2007 – 2032*

#### 2.3.5.3 Ausblick

Die als wahrscheinlich erachteten Modellrechnungen mit mittlerem Wanderungsüberschuss von 100.000 Personen zeigen, dass zwar die absolute Zahl und der Anteil der ausländischen Personen von 2007 bis 2032 in etwa konstant bzw. leicht sinken dürfte, aber bei der Zahl und dem Anteil der Personen mit Migrationshintergrund ein kontinuierlicher Anstieg zu erwarten ist. Der Ausländeranteil liegt demzufolge im Jahr 2032 bei ca. 9%, während der Anteil der Personen mit Migrationshintergrund von derzeit 18,7 auf 26% zunehmen dürfte. Bei höherem Wanderungsüberschuss sind höhere Anteile, bei niedrigerem Wanderungsüberschuss geringere Anteile zu erwarten. Die altersspezifischen Analysen zeigen darüber hinaus, dass in einzelnen Altersstufen Anteile der Personen mit Migrationshintergrund von bis zu 40% durchaus wahrscheinlich sind, die in kleinräumiger Perspektive (z.B. alte Bundesländer, Großstädte) noch höher liegen dürften.

## 2.4 Statistische Erfassung von Migranten

Im vorhergehenden Kapitel zeigte sich, dass die ausländische Bevölkerung sowie die Bevölkerung mit Migrationshintergrund sehr heterogen zusammengesetzt ist und dabei jeweils auch unterschiedliche demographische Charakteristika (u.a. nach Geschlecht, Alter) aufweist. Dabei wurden auch je nach Untersuchungsgegenstand unterschiedliche Datengrundlagen zu Rate gezogen, weil es in Deutschland nicht die eine statistische Datenquelle gibt, in der sämtliche demographischen Merkmale, zusätzliche sozio-ökonomische Parameter oder gar Verhaltensweisen und Einstellungen von Deutschen und ausländischen Personen sowie der Bevölkerung mit Migrationshintergrund gespeichert sind. Vielmehr existieren eine Vielzahl von Statistiken, in der mitunter dieselben, aber in der Regel andere Personen und auch unterschiedliche Merkmale der betreffenden Individuen gespeichert sind.

### 2.4.1 Bevölkerung

So werden zur Bestimmung des Bevölkerungsbestandes allein vier amtliche Datengrundlagen herangezogen: Volkszählung, Bevölkerungsfortschreibung, Ausländerzentralregister und Mikrozensus (Kohls 2008a, 2011). Der Vorteil des Zensus ist die (annähernd) gleichbleibende Erhebungsmethodik und die Konstanz der erfragten demographischen Merkmale über einen langen Zeitraum (seit

1950). In Bezug auf Migrationsrelevanz wurde dabei jeweils die Staatsbürgerschaft erfasst, wodurch zumindest komparative Analysen von Personen mit deutscher und ausländischer Staatsangehörigkeit durchführbar waren (Statistisches Bundesamt 1988). Im Rahmen des Zensus 2011 sollen darüber hinaus zusätzliche Parameter erfasst werden, wie etwa der Ort/Staat der Geburt sowie die Wohnregion vor einem Zuzug nach Deutschland, das die Ermittlung eines detaillierten Migrationshintergrundes ermöglicht.[15]

Im Gegensatz dazu liefert der Mikrozensus bereits seit 2005 tief strukturierte Zahlen zum Migrationsstatus und -hintergrund einer Person, die jedoch geringfügig von der Definition im Zensus 2011 abweichen. So zählen im Mikrozensus „alle nach 1949 auf das heutige Gebiet der Bundesrepublik Deutschland Zugewanderten, sowie alle in Deutschland geborenen Ausländer und alle in Deutschland als Deutsche Geborenen mit zumindest einem zugewanderten oder als Ausländer in Deutschland geborenen Elternteil“ (Statistisches Bundesamt 2007: 6) zu den Personen mit Migrationshintergrund.

Um Bevölkerungszahlen auch zwischen den Zeitpunkten der unregelmäßig stattfindenden Volkszählungen zu erhalten, wurde 1957 die Bevölkerungsfortschreibung eingeführt. Damit wird jährlich anhand der gemeldeten Geburten, Sterbefälle, Zu- und Fortzüge eines Jahres die Bevölkerung nach Alter und Geschlecht bestimmt (Statistisches Bundesamt 2008b). Seit 1970 wird darin auch eine Unterscheidung nach der Staatsangehörigkeit vorgenommen (deutsch, nicht-deutsch). Hierin existieren jedoch erhebliche Unschärfen, weil eine Vielzahl von Fortzügen ausländischer Personen in den Melderegistern nicht verzeichnet wurden (Kohls 2008a, Kohls 2011a). Dies zeigte sich z.B. kurz nach dem Zensus 1987 und in einem Melderegistertest 2001, in deren Folge jeweils erhebliche Fehlbestände vor allem bei der älteren ausländischen Bevölkerung zu verzeichnen waren (Fleischer 1989, Statistische Ämter des Bundes und der Länder 2004).[16]

Des Weiteren existiert noch das Ausländerzentralregister, worin grundlegende Daten (Geschlecht, Alter, Einreise-, Ausreise-, Sterbedatum) aller Personen mit einer oder mehrerer nicht-deutscher Staatsbürgerschaften gespeichert sind (Statistisches Bundesamt 2010b).[17] Auch die Verlässlichkeit dieses Regis-

---

15 Grundlage ist das Gesetz über den registergestützten Zensus im Jahre 2011 (ZensG 2011). Detaillierte Ergebnisse werden Ende 2012/Anfang 2013 erwartet.

16 Aufgrund der fehlerhaften Zahlen für die ausländische Personengesamtheit dürfte der aktuelle Jahresendbestand der Gesamtbevölkerung um etwa 1,3 Mio. Personen überhöht sein (Statistisches Bundesamt 2008a).

17 In der Regel sind nur Ausländerinnen und Ausländer enthalten, die sich mindestens drei Monate im Bundesgebiet aufhalten. Unabhängig davon bedingen auch andere (auslän-

ters wurde nach Abgleich mit den Zensusdaten in Frage gestellt (Fleischer 1989), weshalb Ende der 1980er Jahre sowie Anfang des Jahrtausends umfangreiche Datenbereinigungen vorgenommen wurden (Statistisches Bundesamt 2010b, Opfermann et al. 2006).

### 2.4.2 Geburten, Sterbefälle, Wanderungen

Für die statistische Erfassung der demographischen Parameter Geburten, Sterbefälle und Wanderungen werden aufgrund der faktischen Vollständigkeit in der Regel die jeweiligen gleichnamigen amtlichen Statistiken verwendet (Geburten-, Todesursachen-, Wanderungsstatistik). Allen gemein ist, dass annähernd dieselben Merkmale zur betrachteten Person erfasst werden (Geschlecht, Geburtstag, Staatsangehörigkeit), zu denen in Abhängigkeit von der jeweiligen Statistik noch typische Erhebungsmerkmale hinzukommen, wie Angaben zu den Eltern in der Geburtenstatistik, das Sterbedatum und die Todesursache in der Todesursachenstatistik sowie Ein- bzw. Ausreisedaten in der Wanderungsstatistik. Der detaillierte Migrationshintergrund wird dagegen in keiner der Statistiken erfasst, lediglich in der Geburtenstatistik ist durch Verlinkung mit den elterlichen Daten ein eingeschränkter Migrationshintergrund ableitbar.

Allerdings sind teilweise demographische Ereignisse von ausländischen Frauen und Männern in den Statistiken nicht verzeichnet, weil bestimmte vorgeschriebene (Melde-)Voraussetzungen nicht erfüllt sind. Diese können zu teils erheblichen Fehleinschätzungen führen (Kohls 2008a, Kohls 2011a). So ist auch der aktuelle Meldestatus und Aufenthaltsort relevant. Dies führt dazu, dass in der Geburtsstatistik nur die Fälle einbezogen werden, die von in Deutschland registrierten Frauen in Deutschland vollzogen wurden (Richter 2006). Auslandsgeburten fallen in der Regel nicht darunter (Kohls 2008a). Auch in der Todesursachenstatistik werden die Fälle ausgeklammert, die im Ausland versterben, jedoch zur Wohnbevölkerung Deutschlands gehören (Richter 2006, Kohls 2008a). Daraus folgt eine Fehlschätzung der Geburten und Sterbefälle von in Deutschland registrierten Personen (Neumann 1991). Diese fällt für Personen mit ausländischer Staatsbürgerschaft höher aus, weil diese in der Regel häufiger außerhalb Deutschlands mobil sind (Kohls 2008a).

Auch bei der Wanderungsstatistik gibt es Fehlschätzungen, weil vor allem bei den Fortzügen eine Abmeldung bei den örtlichen Meldeämtern häufig versäumt wird. Die Motive dafür sind vielfältig. Zum einen spielt Unkenntnis der

---

derrechtliche) Gründe eine Aufnahme ins Register, wie z.B. eine Asylantragstellung (§ 2 Abs. AZR-G).

gesetzlichen Vorschriften eine Rolle. Zum anderen sind bewusste Nichtabmeldungen vermutlich relevanter, vor allem dann, wenn ein Fortziehen aufenthaltsrechtliche Konsequenzen nach sich zieht und zudem Rückkehroptionen verlustig gehen würden (BAMF 2011). Diese faktische melderechtliche Praxis bedingt, dass in Deutschland gemeldete Personen außerhalb Deutschlands versterben, ohne Registrierung in den örtlichen Meldesystemen. Deshalb nehmen vor allem beim Ausländerbestand „Karteileichen" zu und verzerren darauf aufbauende Analysen des demographischen Verhaltens von Migranten (Kohls 2008a, Kohls 2011a).

# 3 Migration und Fertilität – Das generative Verhalten von Migranten

Im Zuge von Industrialisierung und Modernisierung änderte sich in vielen Staaten das demographische Verhalten[18] und somit auch die Rolle von Familie und Kindern, auch weil deren Bedeutung für die Existenzsicherung im Alter abnahm. So stehen Familiengründung und -erweiterung heute mit zahlreichen anderen Optionen, aber auch Zwängen (z.B. erhöhte Flexibilität) in Konkurrenz (Mackenroth 1953, Höpflinger 1997, Hill/Kopp 2004, Nave-Herz 2004, Huinink/Konietzka 2007). Die Entscheidung zur Familienerweiterung wird in der Regel individuell bzw. mit dem jeweiligen Partner bestimmt. Sie ist allerdings auch von lokalen bzw. überregionalen Rahmenbedingungen determiniert. Diese können sich im Falle einer internationalen Migration in kürzester Zeit erheblich verändern, weshalb Migration und generatives Verhalten auch eine hohe Forschungsrelevanz aufweist.

Internationale Wanderungsbewegungen finden überwiegend in den Altersstufen von 18 bis 35 Jahren statt (vgl. Kap. 2.3.2.). Bei Frauen ist dies in der Regel auch das reproduktive Alter, sodass Migrantinnen im Falle einer gewünschten Familienerweiterung den Normen, Werten und Einstellungen hinsichtlich des generativen Verhaltens des Ziellandes der Migration gegenüberstehen. Diese stellen in der Regel nicht dieselben wie im Herkunftsland dar. In der gemeinsamen Betrachtung der demographischen Parameter Migration und Fertilität sind daher Forschungsfragen bedeutsam, die den Einfluss der Migration auf das generative Verhalten sowie Beibehaltungs- bzw. Angleichungstendenzen gegenüber der Allgemeinbevölkerung im Fokus haben. Diese Fragen wurden national und international bereits vielfach diskutiert, woraus erklärende Hypothesen zum generativen Verhalten von internationalen Migrantinnen abgeleitet wurden (u.a. Carlson 1985, Kahn 1988, 1994, Young 1991, Stephen/Bean 1992, Lee/Pol 1993, Brockeroff/Yang 1994, Kulu 2005, Genereux 2007, Milewski 2007, Sobotka 2008).[19]

---

18 Das oft verwendete Modell des „demographischen Übergangs“ (vgl. Thompson 1929) bietet hierbei eine treffende Beschreibung der beobachteten Veränderung der Bevölkerungsstrukturen infolge industrieller Entwicklung. Eine weitere Veränderung in der Zeit der „Postmoderne“ mit einhergehendem Absinken der Geburten- unter die Sterbefallzahlen wird als „2. Demographischer Übergang“ bezeichnet (vgl. van de Kaa 1987, 2003).

19 In der vorliegenden Arbeit liegt der Fokus auf der Analyse der internationalen Migrantinnen und Migranten. Zwar gibt es auch eine bedeutende Forschungstradition hinsichtlich der Fertilität von Binnenmigrantinnen (vgl. Goldberg 1959, Freedman/Slesinger

Nachfolgend werden zunächst Forschungsergebnisse zum generativen Verhalten von Migrantinnen in Deutschland präsentiert (Kap. 3.1.). Im Anschluss daran werden Erklärungsansätze unter besonderer Berücksichtigung der Selektionshypothese vorgestellt und diskutiert (Kap. 3.2.).

## 3.1 Erkenntnisse aus Deutschland

Insgesamt gab es im Jahr 2010 ca. 3,3 Mio. Frauen mit ausländischer Staatsangehörigkeit (Ausländerzentralregister) bzw. 7,8 Mio. Frauen mit Migrationshintergrund in Deutschland (Kap. 2.3.). Ungeachtet dessen sind umfassende Studien zum generativen Verhalten von Migrantinnen jedoch nur vereinzelt durchgeführt worden. Dies ist hauptsächlich auf die geringe Zahl von Datengrundlagen zurückzuführen, die quantitative Untersuchungen der Fertilität von Migrantinnen ermöglichen (vgl. Kap. 6.1.).

### 3.1.1 Migrantinnen insgesamt

Zunächst wurden aufgrund mangelnder Alternativen ausschließlich Zahlen der Geburtenstatistik verwendet, um Aussagen zur Fertilität von Migrantinnen zu gewinnen. Demnach sind Differenzen zwischen Migrantinnen und der Allgemeinbevölkerung schon seit den 1960er Jahren existent (Statistisches Bundesamt 1951, 1966, 1971, 1974a, 1974b). In der Rückschau zeigt sich, dass seit 1970 die zusammengefasste Geburtenziffer (TFR)[20] von Frauen mit ausländischer Staatsangehörigkeit fortwährend höhere Werte als bei Deutschen aufwies. Seit etwa 1975 war auch bei Ausländerinnen ein deutliches Abfallen der TFR zu beobachten. Weiterhin gebaren jedoch Ausländerinnen durchschnittlich früher als Deutsche, wobei bei beiden ein kontinuierlicher Geburtenaufschub in spätere Lebensphasen ersichtlich war (Schulz 1978, Schwarz 1980, 1996, Kane 1986, Nauck 1987, 1988, 2007, Höhn et al. 1990, Mammey 1990, Schoorl 1995, Roloff 1997, Mammey/Schwarz 2002).

Auch in Studien auf der Grundlage des Sozioökonomischen Panels (SOEP) wurde ein erhebliches Absinken der TFR von Frauen mit ausländischer Staatsangehörigkeit in Abhängigkeit vom Bildungsstand festgestellt (Nauck 1987,

---

1961, Duncan 1965, Farber/Lee 1984, Goldstein 1973, Goldstein/Goldstein 1981, Hervitz 1985, Courgeau 1989, White et. al 1995, Brockeroff 1995, Michielin 2004). Diese wird in der vorliegenden Arbeit jedoch nicht näher behandelt.

20 Zur Berechnung und Interpretation, siehe Kap. 6.2.1.

1988, 1993, Mayer/Riphahn 2000, Milewski 2007). Hierbei spielt auch die Zugehörigkeit zur entsprechenden Migrantinnengeneration eine bedeutende Rolle (Nauck 2007, Milewski 2007, 2010). Eine Migrantin der sogenannten 2. Generation (im Zielland der Migration geboren) weist eine deutlich geringere soziale Entfernung zur Aufnahmebevölkerung auf als eine Migrantin der 1. Generation, die einen nicht zu vernachlässigenden Teil ihrer Lebenszeit im Herkunftsland verbracht hat. Infolgedessen nehmen auch Rückwanderungsabsichten ab (Nauck 2001). Ferner konnte mittels Daten der gesetzlichen Rentenversicherung (GRV) nachgewiesen werden, dass unter Verwendung der Zahlen der amtlichen Fortschreibung unterschätzte Geburtenhäufigkeiten berechnet wurden, die nicht dem tatsächlichen Verhalten entsprechen (Kreyenfeld/Mika 2006, Schmid/Kohls 2008).[21]

Alle Untersuchungen weisen übereinstimmend darauf hin, dass Zugewanderte in Deutschland ihre oftmals höhere Fertilität des Herkunftskontextes nicht aufrechterhalten. Dies ist in der Regel durch Angleichungstendenzen an Lebens- und Arbeitsbedingungen des Ziellandes bedingt. Es sind jedoch aufgrund äußerst unterschiedlicher Herkunftsbedingungen Differenzen bei verschiedenen Migrantinnengruppen zu vermuten, die allerdings bei Analysen der gesamten Migrantinnenpopulation häufig unerkannt bleiben.

### 3.1.2 Migrantinnengruppen

Das Geburtenverhalten von Migrantinnengruppen wurde aufgrund geringer Beobachtungszahlen bisher nur selten analysiert. Lediglich für Frauen aus Italien, Türkei sowie für (Spät-)Aussiedlerinnen sind Erkenntnisse vorhanden.

So zeigte Schulz (1978) für italienische Frauen, dass ihre anfängliche höhere Geburtenhäufigkeit in Deutschland mit herkunftsspezifischen Normen, Einstellungen und Werten korreliert, wobei Differenzen zur Allgemeinpopulation bei längerem Aufenthalt verschwinden. Die Fertilität von Frauen türkischer Herkunft sinkt bei zunehmender Aufenthaltsdauer ebenso, ist aber im Vergleich mit anderen Migrantengruppen auf deutlich höherem Niveau. Auch bei diesen Frauen ist ein stetiger Rückgang der TFR zu beobachten, der jedoch vermutlich vor allem mit der erlebten Modernisierung und Urbanisierung in der Türkei in Be-

21 Diese Fehlschätzung kommt zustande, weil einerseits Frauen einbezogen wurden, die nicht „at risk" sind. Diese Frauen besitzen gar nicht die Chance in Deutschland Kinder zu gebären, weil sie bereits aus Deutschland fortgezogen sind. Andererseits sind die Bestandszahlen von Ausländerinnen in der Bevölkerungsfortschreibung teilweise überschätzt, was automatisch eine geringere Geburtenhäufigkeit zur Folge hat (Schmid/Kohls 2008).

ziehung steht. Insgesamt sind jedoch eindeutige Angleichungsprozesse an die Allgemeinpopulation festzustellen (Schwarz 1980, 1996, Kane 1986, Nauck 1987, 1988, Höhn et. al 1990, Schoorl 1995, Haug 2002, Milewski 2007, 2010, Schmid/Kohls 2008, 2009, 2010, Statistisches Bundesamt 2009b, BZGA 2010). Bei (Spät-) Aussiedlerinnen aus den Staaten der einstigen Sowjetunion ist dagegen nach der Migration die Geburtenhäufigkeit rasant unter dem geringen Level der deutschen Frauen abgefallen (Dinkel/Lebok 1997). Dahinter stehen vermutlich die Lebens- und Arbeitsbedingungen des Zielkontextes, die von dieser Gruppe überdurchschnittlich schnell übernommen wurden.

Infolge verstärkt sichtbarer Untererfassungen durch Einbürgerungen und Optionskinder (Kap. 2.4.) sind Erkenntnisse zum generativen Verhalten von Frauen mit Migrationshintergrund von hoher Relevanz. Hier bietet sich der Mikrozensus 2008 an (Statistisches Bundesamt 2009b), der jedoch eine hohe Anzahl von fehlenden Angaben zu Geburten aufweist (Statistisches Bundesamt 2009a) und somit auf systematische Fehlschätzungen hindeutet. Die Analysen ergaben aber ebenfalls, dass sich die Geburtenzahlen von Frauen mit Migrationshintergrund mit längerer Aufenthaltszeit an die der Allgemeinbevölkerung angleichen (Statistisches Bundesamt 2009b, BMFSFJ 2009, 2010a, 2010b, BBMFI 2010b, BZGA 2010, SVR 2010). Gleichzeitig sind aber herkunfts-, bildungs- und lebensformspezifische Unterschiede im generativen Verhalten von Migrantinnen zu beobachten (Dorbritz 2011).

## 3.2 Erklärungsansätze

Die demographischen Parameter Fertilität und Migration wurden national und international vielfach analysiert. Daraus lassen sich nachfolgend aufgeführte Erklärungsansätze ableiten, die für sich betrachtet allerdings keinen ausreichenden Erklärungsgehalt bieten.[22]

### 3.2.1 Selektion/Auswahlprozesse

Migrantinnen sind im Vergleich zur einheimischen Population in der Regel eine selektive Gruppe, wobei herkunftsländer-, alters-, geschlechts-, lebensform-, religions- und bildungsspezifische Besonderheiten für Deutschland beobachtet werden konnten (Kap. 2.3.). In Bezug auf die Fertilität von Migrantinnen wurde

22 Hier soll lediglich eine kurze Einführung zentraler Erklärungsansätze gegeben werden. Eine ausführliche Beschreibung gibt z.B. Milewski (2010).

in verschiedenen Studien festgestellt, dass diese häufig nicht von räumlichen, sondern überwiegend von anderen Faktoren, wie z.B. Alter, Ausbildung, Karriere-, Familienorientierung, abhängig ist (Macisco et al. 1970, Jaffe/Cullen 1975, Hoem 1975, Rumbaut/Weeks 1986, Kahn 1988, 1994, Stephen/Bean 1992, Coleman 1994, Ng/Nault 1997, Kreyenfeld/Konietzka 2002).

So bedingen z.B. steigende Ausbildungsstände in vielen Industriestaaten zurückgehende Geburtenhäufigkeiten. Auch gibt es in individualisierten Milieus häufig eine Konkurrenzsituation zwischen der Realisierung von Kinderwünschen und individueller Selbstverwirklichung. Die erweiterte Familie hat indessen kaum noch Mitspracherecht in Bezug auf Familiengründung und -erweiterung (Schmid 2008, 2010). Des Weiteren sind z.B. Arbeitsmigrantinnen in der Regel durch hohe Karriereansprüche und Aufstiegsorientierung charakterisiert. Diese realisieren in der Regel weniger Kinder als die Allgemeinpopulation des Herkunftslandes und zumeist auch weniger als die des Ziellandes. Falls eine Selektion nach anderen Gesichtspunkten erfolgte, kann sich dies allerdings auch fertilitätserhöhend auswirken. So gilt z.B. die Gruppe der Heiratsmigrantinnen als besonders familien- und kinderorientiert, in deren Folge höhere durchschnittliche Kinderzahlen realisiert werden.

Die Selektionshypothese muss stets auch in Verbindung mit anderen Erklärungsansätzen zum generativen Verhalten von Migranten betrachtet werden. So sind vor allem im Vergleich mit der Anpassungshypothese (Kap. 3.2.5.) zahlreiche Berührungspunkte festzustellen (Myers/Morris 1966, Macisco et al. 1970, Hiday 1978, Sabagh/Yim 1980, Bach 1981, Massey 1981, Kahn 1988, Schoorl 1990, Frank/Heuveline 2005, Kulu 2005). Aber auch die anderen nachfolgend dargestellten Ansätze müssen in der Regel stets zusammen mit der Selektionshypothese betrachtet werden. Unberücksichtigte Selektionsaspekte (oft auch als unbeobachtete Heterogenität bezeichnet) verfälschen in der Regel die empirischen Analysen. Eine Kontrolle wesentlicher Selektionsfaktoren wie Alter und Bildung sollte hierbei zumindest sichergestellt werden.

### 3.2.2 Sozialisation

Dieser Ansatz besagt, dass die in der Adoleszenz erlebten Umstände des Herkunftskontextes (unter anderem in Bezug auf Kultur, Wirtschaft, Politik, Familie) das spätere Geburtenverhalten bedingen. Migrantinnen aus unterschiedlichen Herkunftsländern mit differierenden Fertilitätsmustern zeigen diese Unterschiede demnach auch im Zielland der Migration (Schoorl 1990, Alders 2000, Andersson 2004).

Kulturbezogene Werte differieren zwischen Ländern und drücken sich unter anderem in spezifischen Vorstellungen und Normen hinsichtlich generativen Verhalten aus. Im Falle eines internationalen Migrationsprozesses werden diese dann häufig zunächst als Diskrepanz zwischen Herkunfts- und Zielkontext wahrgenommen (z.B. Religion). Auch gibt es zumeist Unterschiede hinsichtlich ökonomischer Entwicklung zwischen Herkunfts- und Zielland, die mittels volkswirtschaftlicher Messgrößen (z.B. Bruttosozialprodukt, Einkommen) charakterisiert werden.

Des Weiteren sind Differenzen im politischen System oft zu beobachten, wobei Gegensätze z.B. in der Regierungsform, beim Eigentum, in der politischen Mitbestimmung oder in der Selbstbestimmung von Frauen möglich sind. Politische Gründe sind häufig bei der Flucht- und Asylmigration von Bedeutung und wirken sich in der Regel auf den Aufenthaltsstatus im Zielland aus. Weiterhin ist gerade bei Migrantinnen aus weniger entwickelten Ländern zusätzlich die Rolle der Großfamilie auf das generative Verhalten zu beachten (Caldwell/Caldwell 1987).

Dieser Erklärungsansatz scheint sich besonders bei der vergleichenden Analyse der ersten und zweiten Migrantinnengeneration zu bestätigen (Rosenwaike 1973, Kahn 1988, 1994, Stephen/Bean 1992, Landale/Hauan 1996, Alders 2000, Milewski 2010). So gleicht das generative Verhalten der ersten Generation häufig noch dem herkunftsspezifischen. Eine weitgehende Annäherung an die Allgemeinbevölkerung wird dagegen erst in der Nachfolgegeneration vorgenommen, weil erst dann eine weitreichende Übernahme der Normen und Werte des Ziellandes erfolgte.

Es kann jedoch davon ausgegangen werden, dass die Art und Weise, in der die Erfahrungen des Herkunftslandes mit den Normen des Ziellandes kollidieren und zu einem Kompromiss zwingen, zugleich auch den Weg der Fertilitätsanpassung beschleunigen, verzögern oder blockieren. Der Ansatz kann allerdings nicht ohne einen Blick auf die Anpassungshypothese betrachtet werden (vgl. Kap. 3.2.5.). So verändert sich mit zunehmender Aufenthaltsdauer die Relevanz der Einflussfaktoren auf das Geburtenverhalten dahingehend, dass der Anpassungsgrad an die Werte und Normen des Ziellandes steigt und sozialisationsbedingte Aspekte an Bedeutung verlieren. Hierbei sind vor allem Angleichungstendenzen hinsichtlich Arbeits- und Lebensverhältnissen sowie daraus hervorgehende generative und gesundheitliche Verhaltensweisen bedeutsam.

### 3.2.3 Aufschub/Stress

Aus stresstheoretischer Sicht erzeugt eine Migrationsentscheidung einen Bruch im Lebensverlauf und wird daher als Aufschub- bzw. Stresshypothese charakterisiert (Carlson 1985, White et al. 1995, Brockeroff 1995). So bedingen die Umstände im Vorfeld, während und nach einer internationalen Migration in der Regel eine Neuorganisation hinsichtlich Familiengründung und -erweiterung. Es muss sich mit einer ungewohnten Sprache, abweichenden gesetzlichen Regelungen sowie neuen Erwartungen und Einstellungen in Bezug auf das generative Verhalten auseinandergesetzt werden. In der Summe führt dies häufig zum Hinauszögern einer Kindesgeburt, weil die neuen Bedingungen im Zielland (klimatisch, sozial, kulturell) Anpassungsreaktionen erfordern.

In vielen Studien wurde dieser Effekt festgestellt. Jedoch beeinflusst wanderungsbezogener Stress nur temporär die Geburtenhäufigkeit, die Gesamtzahl gewünschter Kindesgeburten wird in der Regel beibehalten (vgl. Carlson 1985, White et al. 1995, Brockeroff 1995, Abbasi-Shavazi/McDonald 2000, 2002, Bean/Swicegood 1985, Stephen/Bean 1992, Ram/George 1990, Ng/Nault 1997). Aufschiebende Effekte migrationsspezifischer Belastung treten jedoch in den Hintergrund, wenn z.B. im Falle einer Kindesgeburt monetäre Leistungen gezahlt werden oder damit ein Statuszugewinn erreicht werden kann. Auch kann eine unerwartet schnelle Geburt nach der Migration häufig mit dem vollzogenen Zusammenleben bisher getrennter Paare erklärt werden (Milewski 2007).

### 3.2.4 Familiengründung/Interrelation

Durch Verknüpfung mit dem Zuwanderungsmotiv wird in der Interrelations- bzw. Familiengründungshypothese das generative Verhalten erklärt. Wanderungsbewegungen werden dabei vor allem im jüngeren Lebensalter vorgenommen und finden oft annähernd zeitgleich mit der Familiengründungsphase statt (Mulder/Wagner 1993). Das generative Verhalten ist dann mit neuartigen Anpassungsfeldern konfrontiert. So müssen Migrantinnen ihre Sozialisationserfahrungen im Herkunftsland mit neuen Lebens- und Sozialverhältnissen im Zielland abstimmen.

Studien konnten zeigen, dass bei typischen Heiratsmigrantinnen die Geburtenhäufigkeit direkt nach der Wanderung zugenommen hat (Singley/Landale 1998, Andersson 2004, Milewski 2007). Insgesamt gesehen wird nach der Hypothese zwar die Fertilität durch Migration bedingt, der bestimmende Faktor stellt aber die Entscheidung zur Familiengründung dar (Mulder/Wagner 1993, Singley/Landale 1998, Kulu 2005).

### 3.2.5 Anpassung

Während die Stress- und Interrelationshypothese eher kurzfristige Änderungen im generativen Verhalten von Migranten erklären, stehen bei der Anpassungshypothese längerfristige Wirkungen im Fokus.

Aufenthaltsrechtliche Bestimmungen im Zielland der Migration sollen in der Regel die Zuwanderung steuern, können jedoch indirekt auch das generative Verhalten von Migrantinnen bedingen. So wurde nach dem Ende der Anwerbung von Arbeitskräften aus den sogenannten Anwerbeländern ab Mitte der 1970er Jahre vor allem Zuwanderung im Rahmen von Familien- und Ehegattennachzug registriert (vgl. Kap. 2.2.). Kamen diese Personen aus Drittstaaten, war in den ersten Jahren nach der Zuwanderung die Aufnahme einer Beschäftigung nicht erlaubt. Dies hatte zur Folge, dass in der Zeit der Beschäftigungslosigkeit häufig Kinderwünsche verwirklicht wurden (Milewski 2010). Überdies war z.B. der Empfang von Kindergeld nur möglich, wenn die Geburt in Deutschland stattfand und die ersten Lebensjahre ebenfalls im Inland verbracht wurden. Folglich wurde häufig eine geplante Kindesgeburt in die Zeit nach der Migration verschoben (Milewski 2007).

Auch wenn die Geburt mit dem Empfang der Staatsangehörigkeit des Ziellandes einhergeht (z.B. Frankreich, USA), wird häufig mit der Kindesgeburt bis nach der Migrationsentscheidung gewartet. Dagegen ist anzunehmen, dass ein ungesicherter Aufenthalt (z.B. infolge irregulärer Migration) mit den damit verbundenen Belastungen zumeist ein Hinauszögern einer Kindesgeburt bedingt. Weitere bedeutende Einflussfaktoren ergeben sich aus der Familien- und Sozialpolitik des Aufnahmelandes. Hier sind monetäre und nicht-monetäre Leistungen, wie Kindergeld, Quantität und Qualität von Betreuungseinrichtungen, Vereinbarkeit von Beruf und Familie zu nennen. Auch müssen Migranten sich im Aufnahmekontext mit neuen sozialen Begebenheiten auseinandersetzen.

Insgesamt betrachtet zieht die Anpassungshypothese Bedingungen und sozio-kulturelle Normen des Aufnahmelandes zur Erklärung heran. Diese sorgen mit zunehmender Aufenthaltsdauer dafür, dass das Muster des generativen Verhaltens der Mehrheitsbevölkerung nach und nach übernommen wird. Dies konnte vor allem in westeuropäischen Zuwanderungsgesellschaften beobachtet werden (Nauck 1987, Ford 1990, Ram/George 1990, Brockeroff/Yang 1994, Schoorl 1995, Strassburger 1998, 2003, Mayer/Riphahn 2000, Kulu 2005, Lindstrom/Saucedo 2007, Milewski 2007).

# 4 Migration und Mortalität – Die Sterblichkeit von Migranten

Migranten erleben vor, während und nach der Migrationsentscheidung andere Bedingungen hinsichtlich Ernährung, Arbeit und Gesundheit und erfahren abweichende physische und psychische Belastungen als Nicht-Migranten. Daher sind Ungleichheiten hinsichtlich Gesundheits- und daraus hervorgehender Sterberisiken typisch, die sowohl in klassischen Zuwanderungsländern als auch in vielen europäischen Staaten analysiert wurden (Krueger/Moriyama 1967, Coleman 1982, Marmot et al. 1984, Trovato 1985, Young 1987, Courbage/Khlat 1996, Sundquist/Johansson 1997, Uitenbroek/Verhoff 2002, Anson 2002, Kouris-Blazos 2002). Hierbei offenbarte sich überwiegend, dass Migrantinnen und Migranten ungeachtet häufiger sozio-ökonomischer Risiken eine niedrigere Sterblichkeit als die nicht-migrierte Allgemeinbevölkerung aufweisen. Diese Erkenntnisse stehen im Gegensatz zu der bekannten Korrelation von sozioökonomischer Belastung und erhöhten Sterberisiken, weswegen diese vielfach als „Paradox" bezeichnet werden.

Diese statistische „Merkwürdigkeit" wurde auch für Deutschland teilweise beobachtet, was in der Vorstellung von Studien zur Mortalität von Migrantinnen und Migranten in Deutschland deutlich wird (Kap. 4.1.). Die Mortalität (Sterblichkeit) einer Person ist eng verbunden mit deren Morbidität (Gesundheits- bzw. Krankheitsstatus). Je öfter und gravierender ein Individuum von Erkrankungen betroffen ist, desto höher ist auch das Sterblichkeitsrisiko. Der Fokus der vorliegenden Arbeit liegt zwar bei der Mortalität von Migranten und deren Einflussfaktoren, allerdings sind durch die engen Zusammenhänge zwischen Mortalität und Morbidität auch morbiditätsbedingte Aspekte auf die Sterblichkeit von Migranten wirksam. Diese werden für Deutschland daher in einem Exkurs behandelt (Kap. 4.2.). Daran schließt sich eine umfassende Diskussion verbreiteter Erklärungsansätze zur Mortalität von Migranten an (Kap. 4.3.).

## 4.1 Erkenntnisse aus Deutschland

Studien zur Sterblichkeit von Migrantinnen und Migranten in Deutschland sind ebenso wie Analysen zum generativen Verhalten eher selten (Kap. 3.1.). Auch hier stellte die amtliche Sterbefallstatistik lange die einzige Datengrundlage dar, woraus in regelmäßigen Abständen bevölkerungsstatistische Bestandsaufnahmen angefertigt wurden (Statistisches Bundesamt 1951, 1966, 1971, 1974a, 1974b).

Im Rahmen sozialwissenschaftlicher Forschung wurde die Sterblichkeit von Migranten lediglich sporadisch erforscht. Der Indikator „Gesamtsterblichkeit" erschien geeignet, eine Benachteiligung dieser Bevölkerungsgruppe im Gesundheitswesen zu beschreiben. Allerdings beschränkte sich die sozialwissenschaftliche Forschung aufgrund widersprüchlicher Erkenntnisse und fehlenden verlässlichen Daten in der jüngeren Vergangenheit zunehmend auf die Analyse der Morbidität von Migranten in Deutschland. Der Großteil neuerer Untersuchungen zur Mortalität von Migranten wurde im Rahmen gesundheitswissenschaftlicher Forschung durchgeführt. Dabei war überwiegend die Erforschung des Paradoxes der niedrigen Sterblichkeit von Migranten im Vergleich zu Nichtmigranten trotz geringeren sozialen Status im Fokus.

### 4.1.1 Migranten insgesamt

In Analysen amtlicher Daten wurde übereinstimmend festgestellt, dass bei ausländischen Personen die Sterblichkeit im Säuglings-, Kindes- und jungen Erwachsenenalter stets höher als bei Deutschen war (Weber et al. 1990, Korporal 1990, Mammey 1990, Linke 1995, Roloff 1997, Mammey/Schwarz 2002, RKI 2008, Kohls 2008b, Kohls 2008c). Die Differenzen im Säuglingsalter werden durch ein verstärktes Auftreten angeborener Fehlbildungen und infektiöser Krankheiten, einer tendenziell verminderten Schwangerschaftsdauer sowie einer erhöhten Wahrscheinlichkeit von Unfällen und Verletzungen mit Todesfolge verursacht. Im höheren Alter bis 16 Jahren erzeugt dagegen das für Migranten erhöhte Risiko, den Folgen eines (Verkehrs-)Unfalls zu erliegen, die Diskrepanzen zwischen Migranten und Nicht-Migranten.

Hingegen ist die Mortalität junger Erwachsener im Alter von 16 bis 24 Jahren bei Deutschen geringfügig höher als bei Ausländern, während die Sterblichkeit in der Altersgruppe der 25 bis 64-Jährigen bei Deutschen deutlich höher liegt (Weber et al. 1990, Mammey 1990, Altenhofen/Weber 1993, Linke 1995, Roloff 1997). Diese Tendenz ließ sich auch bei der Sterblichkeit nach Todesursachen feststellen, mit der Ausnahme Mütter- und Verkehrsunfallsterblichkeit (Weber et al. 1990, Kohls 2008c). Auch mittels Datenanalysen der gesetzlichen Krankenversicherung und des Sozioökonomischen Panels konnten geringere Sterberisiken der Migranten im Vergleich zur deutschen Bevölkerung aufgezeigt werden (Helmert et al. 2002, Razum/Rohrmann 2002). Als Gründe werden die Auswahlprozesse bei der Zuwanderung und eventuellen Remigration sowie Erfassungsprobleme beim Bestand der Migranten gesehen (vgl. Kap. 4.3.).

Die Mortalität von Migranten in höheren Altersstufen ist bislang nicht umfassend analysiert worden, weil die Bestands- und Sterbefallzahlen älterer

Migrantinnen und Migranten bisher nur gering waren und so der Notwendigkeit einer derartigen Analyse entgegenstanden. In amtlichen Daten wurden äußerst niedrige Sterblichkeitswerte für ältere Migranten ermittelt (Roloff 1997), die allerdings durch erhebliche Unschärfen in den Bestandszahlen hochaltriger Migranten bedingt wurden (Kap. 2.4.). Anhand von ersten Untersuchungen der Daten der gesetzlichen Rentenversicherung wurde dagegen nur eine geringe Untersterblichkeit ausländischer im Vergleich zu deutschen Rentenempfängern beobachtet (Scholz 2005, Salzmann/Kohls 2006). In weiterführenden Analysen waren die Sterberisiken ausländischer Rentner mit inländischem Wohnsitz sogar höher als bei Deutschen, wobei ausländische Rentenbezieher mit niedrigem Sozialstatus eine besonders geringe Lebenserwartung aufwiesen (Kibele et al. 2008, Kohls 2009a).

Im Kontext der Sterblichkeit von Migrantinnen steht vielfach auch die „*Müttersterblichkeit*“ dieser Personengruppe im Fokus. Darin sind verschiedene Todesursachen subsumiert, die unmittelbar auf Schwangerschaft und Geburt zurückzuführen sind (ICD 10: O00-O99). Die „Müttersterblichkeit“ war noch im 19. Jahrhundert die häufigste Todesursache bei Frauen, spielt heutzutage allerdings nur noch eine untergeordnete Rolle (Kohls 2011a). Dieser Indikator wird vielfach verwendet, wenn nationalstaatliche Gesundheitssysteme miteinander oder (soziale Gruppen-)Unterschiede innerhalb eines Gesundheitssystems verglichen werden (Weber et. al 1990, Ibison et al. 1996).

Mittels amtlicher Statistik der Todesursachen stellten Razum et al. (1999) fest, dass Müttersterblichkeit bei Frauen mit ausländischer Staatsangehörigkeit im relativen Vergleich häufiger auftritt als bei Deutschen. Diese Übersterblichkeit ist seit den 1980er Jahren geringer geworden, was vor allem eine Folge der erhöhten Sensibilisierung hinsichtlich Schwangerenbetreuung gerade bei Migrantinnen ist (Razum et al. 1999).[23] Die weiterhin festzustellende (geringe) Übersterblichkeit dürfte durch andere Faktoren (z.B. Parität, Sozialstatus) bedingt sein.

### 4.1.2 Migrantengruppen

Differenziertere Sterblichkeitsanalysen nach einzelnen Staatsangehörigkeiten bzw. Geburtsland sind in der Regel nur mittels Sonderauswertungen der amtlichen Sterbefallstatistik oder durch Erhebung zusätzlicher Daten möglich (Kohls

23 So verstarben im Zeitraum von 2000 bis 2009 an derartigen Todesursachen jahresdurchschnittlich 30 Frauen, darunter fünf Frauen mit ausländischer Staatsangehörigkeit, was damit lediglich 0,006 % aller weiblichen Sterbefälle ausmachte.

2008a). Daher liegen nur für die zahlenmäßig bedeutenden Gruppen aus der Türkei sowie der (Spät-)Aussiedler Detailerkenntnisse vor.

So wurde in einer Detailauswertung der amtlichen Statistik festgestellt, dass die Bevölkerungsgruppe mit türkischer Staatsangehörigkeit in den 1980er und Anfang der 1990er Jahre geringere Sterberisiken als die Population mit deutscher Staatsbürgerschaft aufweist (Razum et al. 1998). Die türkischen Migranten der ersten Zuwanderergeneration in Deutschland wiesen demnach ca. 50% geringere Sterberisiken als in der deutschen Population auf, während in der zweiten Generation der Abstand nur noch 20% ausmachte. Im Vergleich zur Bevölkerung in der türkischen Herkunftsgesellschaft waren ebenfalls niedrigere Sterblichkeitsrisiken zu beobachten (Razum et al. 1998).

Auch bei den großen Todesursachengruppen der Herz-Kreislauf- und Krebserkrankungen waren die Unterschiede zugunsten der türkischen Personen zu beobachten (Porsch-Oezcueruemez et al. 1999, Zeeb et al. 2002, Spallek 2009). Die häufigste Todesursache unter sämtlichen Krebsvarianten bei türkischen und deutschen Männern waren dabei gleichermaßen Lungen-, gefolgt von Magen- und Darmkrebs. Frauen starben am häufigsten infolge Brustkrebs, gefolgt von Magen- und Darm- sowie Lungenkrebs. Auch eine zusätzliche Analyse der Suizidsterblichkeit erbrachte insgesamt geringere Mortalitätsrisiken bei Türkinnen und Türken im Vergleich zu Deutschen (Razum/Zeeb 2004). Einzig bei jugendlichen Mädchen (Altersklasse der 10 bis 17-Jährigen) wurden erhöhte Risiken festgestellt, die vermutlich eine Folge des vielfach auftretenden Zwiespalts zwischen traditionellen Rollenerwartungen des Herkunftskontextes und modernen Lebenssituationen im Aufnahmeland sind.

Bei Analysen zu (Spät-)Aussiedlern wurden ebenfalls geringere Sterberisiken gegenüber der deutschen Bevölkerung, sowohl bei der Gesamt- als auch bei der Herz-Kreislauf-Sterblichkeit, beobachtet. Besonders niedrig waren diese in höherem Alter sowie mit fortschreitender Aufenthaltszeit (Klug et al. 2003, Kyobutungi et al. 2006, Ronellenfitsch et al. 2006, Becher et al. 2007). Diese Ergebnisse stellen vor dem Hintergrund einer vielfach festgestellten hohen Sterblichkeit in den Nachfolgeländern der ehemaligen Sowjetunion eine Überraschung dar. Vermutlich stellen (Spät-)Aussiedler in diesen Staaten eine Subpopulation mit besonderem gesundheitlichen und sozialen Verhalten dar, wie es auch für die jüdische Bevölkerung beobachtet wurde (Shkolnikov et al. 2004).

## 4.2 Exkurs: Morbidität von Migranten in Deutschland

Sterberisiken sind im erheblichen Maße von vorhergehenden Gesundheits- bzw. Krankheitsrisiken abhängig. Daher ist die Kenntnis dieser Risiken für die Analyse der Sterblichkeit von Migranten von hoher Relevanz.

Schon mit dem Beginn der Anwerbung von Gastarbeitern wurden Fragen der gesundheitlichen Situation von Migranten in Deutschland thematisiert (vgl. Mehle 1981). Hierbei ging es hauptsächlich um die Verbreitung von Infektionskrankheiten (Mehle 1981, Kentenich et al. 1984), offensichtlichen Differenzen bei der Inanspruchnahme von Gesundheitsleistungen (Collatz 1989, Krämer/Prüfer-Krämer 2004) sowie Unterschieden im Ernährungs- und Gesundheitsverhalten (Schenk 2002, Zeeb et al. 2002). Des Weiteren befassten sich auch Analysen mit den zunehmend festgestellten Folgen einer hohen Arbeitsintensität bei Migranten, wobei der höhere Krankenstand sowie höhere Frühberentungsquoten im Vergleich zu deutschen Erwerbstätigen dazu Anlass gaben (Altenhofen/Weber 1993, Elkeles/Seifert 1993, Becher et al. 1997). In diesem Zusammenhang wurden auch soziale Ungleichheitsaspekte in der Gesundheitsversorgung von Migranten und Nicht-Migranten diskutiert (Mehle 1981, Kentenich et al. 1984, Collatz 1989, Lechner/Mielck 1998, Schenk 2007).

Es lassen sich Gesundheitsrisiken aber auch -vorteile zusammenfassen. Diese werden nachfolgend erläutert.

### 4.2.1 Gesundheitliche Risiken

Bei Migrantinnen und Migranten sind Infektionskrankheiten im Vergleich zu Nichtmigranten überproportional zu verzeichnen (Mehle 1981, Marmot et al. 1984, Korporal 1990). Dies ist vermutlich dadurch begründet, dass Zuwanderer sich häufig bereits im Herkunftskontext mit bestimmten Krankheiten infiziert haben, wie es hinsichtlich Tuberkulose (Haas et al. 2006) oder „Helicobacter pylori“[24] (Rothenbacher et. al. 1998, Suerbaum/Michetti 2002) festgestellt werden konnte. Infolgedessen werden auf der Basis des Infektionsschutzgesetzes „Risikogruppen“ (Spätaussiedler, Asylbewerber und Flüchtlinge) bei der Einrei-

24 Häufig vorkommendes Bakterium in Zusammenhang mit Magen-Krebserkrankungen. In Deutschland vor allem bei Zuwanderern und deren Nachkommen aus der Türkei sowie aus Ost-Europa festgestellt Rothenbacher et al. 1998), wobei die Aussagen auf regionalen Studien ausgewählter Personengruppen beruhen.

se nach Deutschland präventiv einem Tuberkulose-Screening unterworfen (Bales et al. 2003).[25]

Hinsichtlich Lebensstil bzw. Lebensgewohnheiten sind ebenfalls Unterschiede zur deutschen Allgemeinbevölkerung zu beobachten (Settertobulte 2005). Hierbei sind vor allem die Art und Menge des durchschnittlichen Alkoholkonsums bei Aussiedlern (Aparicio et al. 2005) oder das Rauchverhalten von türkischen „Gastarbeitern" (Zeeb et al. 2002) und Migranten aus weiteren Ländern (RKI 2008) relevant, die vermutlich auch mit der vergleichsweise ungünstigen sozialen Lage in Beziehung stehen (Lampert 2010).

Auch bei der Nutzung des öffentlichen Gesundheitswesens zeigen sich Differenzen. So werden von Migranten überproportional klinische Notfallambulanzen aufgesucht (Borde et al. 2005), wohingegen Vorsorgedienste (Impfschutz, Zahngesundheit) und ambulante Pflegebetreuung unterdurchschnittlich in Anspruch genommen werden (Gesundheitsamt Nürnberg 1997, Zeeb et al. 2004, Poethko-Müller et al. 2007, Schenk/Knopf 2007, RKI 2008, Butler 2009). Hier ist einerseits zu vermuten, dass präventive Arztbesuche im Herkunftsland unüblich waren (Schenk 2002) sowie kulturelle Unterschiede (Krankheitsverständnis, Schamgefühle) existieren (BBMFI 2003, BBMFI 2007a, Schenk 2007, RKI 2008, BBMFI 2010a). Andererseits erscheint der Zugang zum Gesundheitswesen beeinträchtigt (Borde et al. 2005, BBMFI 2007a, Knipper/Bilgin 2009, Schenk et al. 2009), dabei vor allem für Migranten mit unsicherem Aufenthaltsstatus, geringer Aufenthaltszeit und Sprachdefiziten (Duncan/Simmons 1996, Zeeb et al. 2004, Aparicio et al. 2005).

Ausländische Arbeitnehmer sind überproportional in Berufszweigen beschäftigt, die aufgrund von Tätigkeiten mit beweglichen Arbeitsgeräten, z.B. im Bau- oder verarbeitenden Gewerbe bzw. in der Landwirtschaft, erhöhte Unfallrisiken aufweisen (BBKK 2007). Daher haben ausländische und vor allem türkische Erwerbstätige häufiger krankheitsbedingte Fehltage infolge Arbeitsunfähigkeit bzw. -unfälle (RKI 2008, Brzoska et al. 2010, BBKK 2007). Arbeitsunfälle mit tödlichem Ausgang finden sich dagegen bei ausländischen und türkischen Beschäftigten nicht in signifikant erhöhtem Maße (RKI 2008, Brzoska et al. 2010). Weiterhin ist ersichtlich, dass die Anteile der Personen in Frühberentung und Erwerbsminderung bei ausländischen und wiederum hauptsächlich türkischen Berufstätigen im Vergleich zu Deutschen erhöht sind (Höhne/Schubert 2007, RKI 2008, Brzoska et al. 2010). Neben der angesprochenen hohen Prävalenz an Arbeitsunfähigkeit und -unfällen ist dies vermutlich auch eine langfristige Folge dauerhaft gesundheitlich belastender Arbeitsbedingungen sowie einer unterdurchschnittliche Nutzung von Reha-Leistungen (Razum et al. 2004, Höh-

25 Dessen Nutzen allerdings umstritten ist (Coker 2004).

ne/Schubert 2007, RKI 2008, Knipper/Bilgin 2009, Brzoska et al. 2010, Kohls 2010a).

Migrantinnen und Migranten müssen sich zumeist auch mit sozialbedingten Belastungen infolge unzureichender Arbeits- und Wohnbedingungen und sozialen bzw. beruflichen Mobilitätsprozessen auseinandersetzen (Weber et al. 1990, Collatz 1994, Bollini/Siem 1995, Siahpush/Singh 1999, RKI 2008).[26] In Deutschland ist zu beobachten, dass als Folge eines beibehaltenen Minoritätenstatus mit verbundener sozialbedingter Belastung die Sterberisiken von Migranten im Vergleich zur deutschen Allgemeinbevölkerung mit fortschreitender Aufenthaltszeit wieder zunehmen (Elkeles/Mielck 1997, Harding 2000, Razum/Rohrmann 2002, Berkman et al. 2004, Razum/Twardella 2004).

Des Weiteren wirken auf Zuwanderer gesteigerte Herausforderungen, weil diese nach der Migrationsentscheidung mit ungewohnten klimatischen, aber vor allem sozialen und kulturellen Begebenheiten konfrontiert sind (Hull 1979, Shuval 1982, Kasl/Berkman 1985, King/Locke 1987, Kliewer 1992). Aus stresstheoretischer Perspektive kann dies höhere Risiken von Suizid und Unfällen zur Folge haben (Young 1987, Trovato/Clogg 1992), was für Deutschland bisher jedoch nicht belegt werden konnte (RKI 2008).

Neben Lebens- und Sozialbedingungen können auch Umwelt- und genetische Bedingungen die Gesundheit beeinflussen. So erscheinen bei Migranten aus weniger entwickelten Ursprungsländern Belastungen durch umweltbezogene bzw. industrielle Schadstoffe wahrscheinlich (Zeeb/Razum 2006). Diese sind jedoch bisher nicht eindeutig nachgewiesen worden (Kohls 2008a). Auch die grundsätzlich möglichen Auswirkungen genetischer Besonderheiten, die zumeist Ausdruck der genetischen Anpassung an die Bedingungen der Herkunftsregion sind (Zeeb/Razum 2006, Schenk 2007)[27], auf die Gesundheit im Zielland der Migration konnten bis zum jetzigen Zeitpunkt nicht explizit belegt werden (Kohls 2008a).

---

26 Soziale und/oder ökonomische Benachteiligungen führen in der Regel zu höheren Gesundheits- und Sterberisiken im Vergleich zu nicht-benachteiligten Gruppen (u.a. Fox/Goldblatt 1982, Oppolzer 1986, Thomas/Caragas 1987, Marmot et al. 1991, Swerdlow 1991, Elkeles/Seifert 1993, 1996, Klein 1993a, 1993b, Steinkamp 1993, Voges 1996, Elkeles/Mielck 1997, Helmert et al. 2002).

27 So gibt es bei Personen aus Afrika vielfach Mutationen, die einerseits zu einer Resistenz gegenüber Malaria führt, andererseits jedoch die Erkrankungswahrscheinlichkeit an Sichelzellen-Anämie erhöht (Dickerhoff et al. 1998, Trovato 2003). Des Weiteren ist bei Personen aus Vorderasien und Nordafrika ein erhöhtes Auftreten angeborener Stoffwechselerkrankungen ersichtlich (Hergenc et al. 1999, Schenk 2007).

### 4.2.2 Gesundheitliche Vorteile

Erkrankungen des Herz-Kreislauf-Systems sind bei Migranten weniger verbreitet als in der deutschen Allgemeinbevölkerung (Weber et al. 1990, Korporal 1990, Razum et al. 2000, Kohls 2008c). Dies wird mit einem vergleichsweise gesunden „mediterranen" Ernährungsstil (Courbage/Khlat 1996, Kouris-Blazos 2002)[28] und zunächst beibehaltenen Ernährungs-, Lebens- und Verhaltensweisen des Herkunftskontextes (Abraido-Lanza et al. 1999, Palloni/Arias 2004) begründet.

Positiv auf die Gesundheit von Migranten wirkt sich auch der Umstand aus, dass überwiegend junge und gesunde Personen migrieren. Nach der Selektionshypothese (vgl. Kap. 4.3.1.) riskieren zumeist nur junge und gesunde Personen eine dauerhafte internationale Migrationsentscheidung. Ältere und gesundheitlich beeinträchtigte Personen wagen diesen Schritt eher nicht (Kohls 2008a).

## 4.3 Erklärungsansätze zur Sterblichkeit von Migranten

Zur Begründung bestehender Unterschiede hinsichtlich der Mortalität und der damit im Zusammenhang stehenden Morbidität werden in der Forschungsliteratur verschiedene Erklärungsansätze angeführt, die allein betrachtet jedoch keinen vollständigen Erklärungsgehalt bieten. Gängige Erklärungsansätze werden nachfolgend erörtert.

### 4.3.1 Selektionsprozesse bei der Migration

Zur Erklärung von Morbiditäts- und Mortalitätsdifferenzen zwischen Migranten und Nicht-Migranten werden häufig die Auswahlprozesse bei der Migration herangezogen, die bereits der Migrationsforscher Ernest G. Ravenstein im 19. Jahrhundert zumindest für den Vorgang der Zuwanderung implizit beschrieb (Kap. 4.3.1.1.). In Abhängigkeit von der jeweiligen Herkunftsregion bzw. des Herkunftslandes und damit einhergehender unterschiedlicher Wanderungsmotive werden für Deutschland allerdings erhebliche Unterschiede in der Wirksamkeit des Selektionsprozesses vermutet (Kap. 4.3.1.2.). Im internationalen Vergleich werden dabei gleichförmige Tendenzen beobachtet (Kap. 4.3.1.3.). Wei-

---

28 Zur Komplexität mediterraner Ernährung und Gesundheit/Sterblichkeit, vgl. Danesh et al. (2007).

terhin können auch bei der Ab- bzw. Rückwanderung selektive Auswahlprozesse auftreten (Kap. 4.3.1.4.). Die verschiedenen Selektionsprozesse bei der Zu- und Abwanderung sind dabei äußerst komplex und wirken sich auch auf Analyse und Interpretation von Sterblichkeitskennziffern aus (Kap. 4.3.1.5.).

#### 4.3.1.1 „Healthy-Migrant-Effect" als Selektionsprozess bei der Zuwanderung

Nach Ravenstein (1885) und Lee (1966) stellen Migranten eine selektive Personengesamtheit dar, die im Vergleich zur nicht-wandernden Bevölkerung der Herkunftsregion bzw. des Herkunftslandes überdurchschnittlich gesund sind. Dies dürfte auch gegenüber der Bevölkerung im Aufnahmeland gelten, wobei indes andere Aspekte zusätzlich wirken, z.B. Klima, Kriegsfolgen, Diskriminierung (Kohls 2008a).

Der häufig als „Healthy-Migrant-Effect" charakterisierte Selektionsprozess bei der Zuwanderung wird in neueren Studien vielfach mit dem sozioökonomischen Status der Migranten und der Aufenthaltsdauer im Zielland zusammen betrachtet (vgl. Razum/Rohrmann 2002). Demnach wird durch die Migrationsentscheidung und den damit verbundenen (Selbst-)Auswahlprozessen nur vorübergehend ein Sterblichkeitsvorteil erzeugt, der mit zunehmender Aufenthaltsdauer an Bedeutung verliert bzw. sogar verschwindet. Diese Entwicklung wird mit der häufig vorkommenden sozioökonomischen Benachteiligung von Migranten im Aufnahmeland begründet (vgl. Kap. 4.2.1.). Mittels nachgewiesenem Zusammenhang von sozioökonomischer Benachteiligung und erhöhten Morbiditäts- und Mortalitätsrisiken kann abgeleitet werden, dass der anfängliche Morbiditäts- bzw. Mortalitätsvorteil mit zunehmender Aufenthaltsdauer durch erhöhte Gesundheits- und Sterberisiken bei Gruppen mit geringem sozialen Status kompensiert und letztlich nur noch durch die sozioökonomische Lage bedingt wird (Elkeles/Mielck 1997, Razum/Rohrmann 2002).

Selektionsprozesse bei der Zuwanderung dürften hauptsächlich bei der eigentlichen Zuwanderergeneration zutage treten (Williams 1993, Chaturvedi/McKeigue 1994). Akkulturations- bzw. Anpassungsprozesse sollten dagegen bei den Nachkommengenerationen bewirken, dass deren Morbiditäts- und Mortalitätsmuster eher dem der Allgemeinbevölkerung des Aufnahmelandes gleicht. Dann dürften eher soziale Unterschiede auftreten (Razum/Rohrmann 2002, Razum 2006).

Der „Healthy-Migrant-Effect" wird vor allem durch die geographische und ökonomische „Entfernung" zwischen Herkunfts- und Aufnahmeland beeinflusst (Jasso et al. 2004). Im Falle einer Migrationsentscheidung ist die Selektivität demnach besonders hoch, wenn zwischen Herkunfts- und Zielland große räumliche und ökonomische Entfernungen zu bewältigen sind. Die in der Regel vorhandenen politischen, kulturellen und gesellschaftlichen Distanzen zwischen Herkunfts- und Zuwanderungsstaat haben zwar für internationale Wanderungsprozesse eine wesentliche Bedeutung. Für die Mortalität dürfte diese „Distanz" aber eher von untergeordnetem Einfluss und durch die ökonomische und geographische Distanz ausreichend abgebildet sein.

#### 4.3.1.2 Selektionsprozesse bei Migrantengruppen in Deutschland

In die Bundesrepublik wanderten in den letzten Jahrzehnten unterschiedliche Personengesamtheiten zu (Kap. 2.2.). Daher dürften unterschiedliche Auswahlprozesse aufgetreten sein.

Kurz nach Ende des II. Weltkriegs gab es zunächst vorwiegend (innerdeutsche) Migrationsströme in Richtung westdeutsche Gebiete.[29] Die Migrationsmotive waren zumeist politischer oder arbeitsmarktorientierter Natur, weswegen eine bessere Gesundheit im Vergleich zur Population des Herkunftskontexts vermutet wurde (Dinkel 1994, 2003). Nach dem Bau der Mauer waren „normale" Wanderungsbewegungen nicht mehr möglich. Lediglich eine geringe Flucht- und Rentnermigration wurde verzeichnet, bei der gesundheits- und sterblichkeitsrelevante Auswahlprozesse nur eine untergeordnete Rolle gespielt haben dürften (Kohls 2008a).

Im Rahmen der sogenannten „Gastarbeiterzuwanderung" wurden bis 1973 zumeist südeuropäische und nordafrikanische Personen zur Arbeitsaufnahme in Deutschland angeworben (Kap. 2.2.).[30] In im Herkunftskontext vorgenommenen

---

29 Schätzungen gehen von bis zu 3,8 Mio. Personen bis 1961 aus. In entgegengesetzter Richtung migrierten maximal 500.000 Personen (Dinkel 1992, Münz et al. 1997, Stöver 2009).

30 Bis zum Anwerbestopp 1973 gab es für ausländische Arbeitnehmer grundsätzlich vier Möglichkeiten der Arbeitsaufnahme in Deutschland (vgl. Mehle 1981):
1. durch Anwerbung und Vermittlung der Auslandsdienststellen der Bundesanstalt für Arbeit auf der Grundlage bilateraler Vereinbarungen;
2. durch Visum der konsularischen Vertretung in den Heimatländern;
3. durch Freizügigkeit für Angehörige aus EWG-Mitgliedsstaaten;
4. durch Einreise als Tourist und nachträgliche Beantragung von Aufenthalts- und Arbeitserlaubnis.
Bei der Zuwanderung im Rahmen einer Anwerbung und Vermittlung (1.) wurde vorausgesetzt, dass die gesundheitliche Eignung bereits im Herkunftsland festgestellt wurde. Diese Zuwanderungen machten Anfang der 1970er Jahre ca. 70% aller Einreisen aus. Alle anderweitig eingereisten „Gastarbeiter" (2.-4.) benötigten zur Erlangung der Aufenthaltserlaubnis eine ärztliche Unbedenklichkeitsbescheinigung, die in der Regel durch die öffentlichen Gesundheitsdienste ausgegeben wurden (Mehle 1981).

medizinischen Checks wurde dabei bereits der individuelle gesundheitliche Zustand getestet (u.a. Seh- und Hörvermögen, Stütz- und Bewegungsapparat), woraufhin fast 10% der Antragsteller die Einreise nach Deutschland verweigert wurde (Mehle 1981). Dies hatte zur Folge, dass vor allem vergleichsweise gesunde Menschen zuwanderten (Altenhofen/Weber 1993, Elkeles/Seifert 1993). Dadurch ist der bei einer arbeitsmarktorientierten Migration auftretende „normale" Healthy-Migrant-Effect noch intensiviert worden. Nach 1973 wurde die „Gastarbeitermigration" durch gesetzliche Regelungen gestoppt, woran sich eine Phase von Familiennachzugswanderungen anschloss (Kap. 2.2.). Hierbei erfolgten keine medizinischen Checks vor der Einreise, weswegen maximal ein „normaler" Auswahlprozess aufgetreten sein sollte (Kohls 2008a).

Die ab den 1980er Jahren verstärkt einsetzende Migration von (Spät-) Aussiedlern dürfte nicht vom Healthy-Migrant-Effect profitiert haben. So folgt diese Zuwanderung nicht „normalen" Kriterien, sondern wird durch einen Abstammungsnachweis begründet.[31] Jüdischstämmige Personen (sog. Kontingentflüchtlinge) bilden eine zusätzlich relevante Zuwanderergruppe (Kap. 2.2.). Diese Zuwanderung folgt ebenso nicht „normalen" Bedingungen, sondern begründet sich aus der Konfessionszugehörigkeit[32], weshalb der Healthy-Migrant-Effect auch kaum Wirkungen entfalten dürfte. Diese Personengesamtheit stellt hingegen in Bezug auf Bildung und Qualifikation eine besonders ausgewählte Gruppe dar (Haug 2007). Daher wären geringe Sterberisiken zu erwarten, wie es z.B. auch in der Sowjetunion gezeigt wurde (Shkolnikov et al. 2004).

Im Rahmen der Asyl- und Flüchtlingsmigration kann die Wirkung des Healthy-Migrant-Effects nicht eindeutig bewertet werden. Auf der einen Seite sind Personen, die infolge Bedrohung und Vertreibung in die Migrationsentscheidung gedrängt werden, zumeist nicht nach gesundheits- und sterblichkeitsbestimmenden Eigenschaften ausgewählt. Es ist eher davon auszugehen, dass traumatisierende Erlebnisse in diesem Zusammenhang eher erhöhte Sterberisiken bedingen. Auf der anderen Seite ist es durchaus wahrscheinlich, dass hauptsächlich gesundheitlich „fitte" Menschen diese Traumata überwinden und anschließend die „Distanz" zum potentiellen Aufnahmeland bewältigen können.

31 Ein typisches Problem bei Analysen von (Spät-)Aussiedlern ist überdies, dass diese bereits mit Einreise nach Deutschland die deutsche Staatsbürgerschaft besitzen. Analysen mit der amtlichen Todesursachenstatistik sind daher nicht durchführbar, weil eine Unterscheidung zu deutschen Personen mit innerdeutschem Geburtsort aktuell nicht möglich ist. Alternativ wird daher versucht, per Namensalgorithmen einen möglichen (Spät-Aussiedlerstatus zu erkennen (Kyobutungi et al. 2006, Ronellenfitsch et al. 2006, Haug/Sauer 2007).

32 Daneben muss eine Staatsbürgerschaft der Gemeinschaft unabhängiger Staaten (GUS) vorhanden sein (Haug 2007).

Damit wäre dann auch ein (Selbst-)Auswahlprozess im Sinne des Healthy-Migrant-Effects verbunden (Kohls 2008a, Kohls 2009b). Im Rahmen der in den 1990er Jahren beobachteten Migration von Bürgerkriegsflüchtlingen aus den jugoslawischen Ländern dürften indes „normale" Selektionsprozesse kaum relevant gewesen sein. Es ist eher anzunehmen, dass erhöhte Gesundheits- und Sterberisiken infolge von Kriegstraumata zutage treten.

Neue Migrantengruppen wurden in den letzten Jahren in Deutschland verzeichnet (u.a. Hochqualifizierte, Bildungsausländer, Werkvertrags-, Saisonarbeitnehmer, EU-Binnenmigranten), die zumeist arbeitsmarktorientierten Zuwanderungsmotiven zuzurechnen sind (Kap. 2.2.). Auswahlprozesse dürften daher wirksam sein (Kohls 2008a). Irreguläre Zuwanderung folgt neben familialen Gesichtspunkten sowie Flucht und Vertreibung häufig auch arbeitsmarktorientierten Aspekten (Bade 2001, Straubhaar 2007). Daher können auch Auswahlprozesse auftreten, die vor allem kurze Zeit nach der Migrationsentscheidung wirken. Aufgrund fehlender medizinischer Versorgung für irregulär Aufhältige (RKI 2008) dürfte ein etwaiger Gesundheitsvorteil jedoch schnell wieder verloren gehen.[33]

#### 4.3.1.3 Selektion bei der Ab- bzw. Rückwanderung

Ravenstein (1885) zeigte bereits im 19. Jahrhundert, dass auf Zuwanderungswellen stets auch Rückwanderungsströme zu verzeichnen sind. Auch diese Migration ist nach bestimmten Eigenschaften selektiert (Dietzel-Papakyriakou 1987, Weber et al. 1990, Razum et al. 1998) und wird vielfach als „Salmon-Bias-Effect" charakterisiert (Abraido-Lanza et al. 1999, Palloni/Arias 2004, Turra et al. 2005).[34]

Zunächst erscheint es folgerichtig, dass gerade gesundheitlich angeschlagene Migranten sich zur Rückkehr entschließen („Unhealthy-Remigration-Effect"), weil vor allem die psychologische Fürsorge im Herkunftskontext besser gewährleistet werden kann. Bei gesetzlichen Regelungen, die eine Rückkehr erschweren bzw. zum Entzug des Aufenthaltsstatus führen können (z.B. bei sogenannten Drittstaatsangehörigen), dürfte eine Remigration allerdings nicht dem Normalfall entsprechen (Razum 2006). Bei längerer Aufenthaltszeit nimmt indes auch die Wahrscheinlichkeit zu, dass weitere Familienangehörige nachzie-

---

33 Überdies stehen Analysen hier vor der besonderen Herausforderung, dass derartige Personen in der Regel in keiner amtlichen Statistik erfasst sind und zumeist auch nicht im Rahmen von quantitativen Erhebungen befragt werden können (Lederer 2004).

34 Voraussetzung ist, dass eine Migrationsentscheidung ohne Zwang vorgenommen wird und eine Remigration in kriegsgefährdete Gebiete ausgeschlossen ist (Kohls 2011a).

hen, wodurch Bezugspersonen dann auch im Aufnahmeland zur Verfügung stehen (Kohls 2008a). Weiterhin ist fraglich, ob nach einer Rückkehr in weniger entwickelte Länder eine dem aktuellen Forschungsstand und den bekannten Qualitätskriterien entsprechende sowie kostengünstige Gesundheitsversorgung bereitgestellt werden kann (Razum et al. 1998, Sander 2007). Darüber hinaus erhalten Migranten nach längerer Erwerbstätigkeit auch Leistungen aus der gesetzlichen Rentenversicherung, wie z.B. Erwerbsminderungsrente (Rehfeld 1991).

Weiterhin wird mit Überschreiten des Pensions- bzw. Ruhestandsalters bei vielen Migranten die Remigrationsfrage thematisiert (Abraido-Lanza et al. 1999). Es zeigt sich, dass bei parallel auftretenden gesundheitlichen Einschränkungen die Remigrationswahrscheinlichkeit weiter ansteigt (Dietzel-Papakyriakou 1987, Courbage/Khlat 1996). Eine Unzufriedenheit mit der Lebenssituation im Aufnahmeland erhöht ebenfalls die Rückkehrwahrscheinlichkeit. Dies kann eine Folge längerfristiger Arbeitslosigkeit, nicht oder nur teilweise erfüllter Erwartungshaltungen, fehlender sozialer Integration sowie beständiger Benachteiligungen in sozialen, politischen und ökonomischen Gesellschaftsbereichen sein (Fabian/Straka 1993, Abraido-Lanza et al. 1999).

#### 4.3.1.4 „Healthy-Migrant-Effect“ im internationalen Vergleich

Selektionsprozesse bei der Zu- und Abwanderung wurden bereits sowohl in typischen Zuwanderungsländern als auch in vielen europäischen Staaten analysiert (u.a. Krueger/ Moriyama 1967, Coleman 1982, Shuval 1982, Marmot et al. 1984, Trovato 1985, Young 1987, Kliewer 1992, Altenhofen/Weber 1993, Elkeles/Seifert 1993, Fabian/Straka 1993, Courbage/Khlat 1996, Sundquist/Johansson 1997, Razum et al. 1998, Siahpush/Singh 1999, Uitenbroek/Verhoff 2002, Razum/Rohrmann 2002, Anson 2002, Kouris-Blazos 2002). Hierbei zeigt sich übereinstimmend, dass Migranten ungeachtet der vielfach beobachteten sozio-ökonomischen Benachteiligung geringere Gesundheits- und Sterberisiken als die nicht-migrierte Allgemeinbevölkerung aufweisen. Aufgrund des Widerspruchs zu dem aus vielen Studien bekannten Zusammenhang von sozioökonomischer Benachteiligung und erhöhten Gesundheits- und Sterberisiken wird daher wiederholt von einem „Paradox“ gesprochen (z.B. „Hispanic“, „Latino“, „Greek“, „Mediterranean Paradox“).

Abraido-Lanza et al. (1999) zeigen dies am Beispiel mittelamerikanischer Zuwanderer in den USA, die besonders niedrige Gesundheits- und Sterberisiken aufweisen. Dieses „Paradox“ konnte indes durch die angesprochenen Auswahlprozesse bei der Zuwanderung und Abwanderung nur unvollständig begründet werden. Es gibt vermutlich weitere, bisher unberücksichtigte Faktoren, wie sozio-ökonomische Status-Unterschiede, die Wirkungen auf die Sterblichkeit haben können.

#### 4.3.1.5 Exkurs: Methodische Probleme

Die empirische Untersuchung und Interpretation der Selektionsprozesse bei der Zu- und Abwanderung ist durch methodische Probleme zusätzlich erschwert. Diese werden nachfolgend dargestellt.

Die innere Sterblichkeitsselektion bzw. *unbeobachtete innere Heterogenität* beeinflusst Sterblichkeitsstudien erheblich (Sachs et al. 1954, Vaupel et al. 1979, Dinkel/Kohls 2006). Dies soll an einem fiktiven Beispiel skizziert werden. Es wird vorgegeben, dass zwischen den Populationsgruppen des Herkunfts- und Aufnahmelandes sowie zwischen den migrierten und nicht-migrierten Gruppen des Herkunftslandes Sterblichkeitsdifferenzen existieren.[35] Weiterhin soll die Sterblichkeit über den Zeitablauf konstant bleiben sowie die Wanderung komplett am Beginn des Jahres *t* stattfinden. Aufgrund der Mortalität versterben von den Migranten aus dem Herkunftsland $H_1$ im Jahr *t* insgesamt 50 Personen, bei den Migranten aus $H_2$ sind es 120 Personen. Zum Zeitpunkt $t+2$ sind noch 405 Personen aus $H_1$ und 774 Personen aus $H_2$ am Leben (Tab. 4-1). Zur Bestimmung der Sterbewahrscheinlichkeit im Jahr *t* werden alle Sterbefälle *D* des Jahres *t* auf die jeweilige Population *P* zum Anfang des Jahres *t* bezogen.

Die Zuwandererpopulation im Aufnahmeland soll dabei aus Gruppen der fiktiven Herkunftsländer $H_1$ und $H_2$ bestehen. Die Gruppe der Zuwanderer hat nun im Aufnahmeland ein Sterberisiko von 0,1133, die Allgemeinbevölkerung des Aufnahmelandes weist wie vorgegeben einen Wert von 0,12 auf. Der Wert für die Migrantengesamtheit setzt sich dabei aus dem mit der Bevölkerungszahl gewichteten Mittelwert beider vorgegebenen Sterberisiken ($H_{1,M}$ = 0,10; $H_{2,M}$ = 0,12) zusammen. Beim Vergleich Migranten gegenüber Nicht-Migranten wird deutlich, dass die Mortalität der Migranten nur 94,44% des Wertes der Einheimischen aufweist (Tab. 4-2). Ein Jahr später bleibt dieser Wert nicht identisch, sondern vermindert sich leicht auf 94,36%, weil der Anteil der $H_{1,M}$ durch die niedrigeren Sterberisiken größer geworden ist.

---

35 Detailannahmen zur Sterblichkeit (Sterbewahrscheinlichkeit) von Migranten und Nicht-Migranten:
qH1,M = 0,10 -> Migranten aus Herkunftsland 1 (N=500)
qH1,-M = 0,15 ->Nicht-Migranten aus Herkunftsland 1 (N=50.000)
qH2,M = 0,12 -> Migranten aus Herkunftsland 2 (N=1.000)
qH2,-M = 0,17 ->Nicht-Migranten aus Herkunftsland 2 (N=22.000)
qZ= 0,12 -> Einheimische Bevölkerung im Zielland (N=250.000).

*Tab. 4-1: Bevölkerungsbestand und Sterbefälle von Migranten und Nichtmigranten bei gegebener Sterblichkeit*

| | P(t) | q(t) | D(t) | P(t+1) | D(t+1) | P(t+2) | D(t+2) |
|---|---|---|---|---|---|---|---|
| $H_{1,M}$ | 500 | 0,10 | 50 | 450 | 45 | 405 | 41 |
| $H_{1,-M}$ | 50.000 | 0,15 | 7.500 | 42.500 | 6.375 | 36.125 | 5.419 |
| $H_{2,M}$ | 1.000 | 0,12 | 120 | 880 | 106 | 774 | 93 |
| $H_{2,-M}$ | 22.000 | 0,17 | 3.740 | 18.260 | 3.104 | 15.156 | 2.576 |
| Z | 250.000 | 0,12 | 30.000 | 220.000 | 26.400 | 193.600 | 23.232 |

*Quelle: Eigene Berechnung.*

*Tab. 4-2: Sterberisiken von Migranten und Nichtmigranten im Aufnahmeland bei gegebener Sterblichkeit in den Teilbevölkerungen*

| | t | t+1 | t+2 |
|---|---|---|---|
| Migranten (H1+H2) | 0,11333 | 0,11323 | 0,11313 |
| Einheimische des Ziellandes | 0,12 | 0,12 | 0,12 |
| Relation (Migranten / Einheimische) | 0,94444 | 0,94361 | 0,94277 |

*Quelle: Eigene Berechnung.*

In einer tatsächlich beobachtbaren Population mit zahlreichen Altersstufen, der Einbeziehung von Wanderungsvorgängen, unterschiedlichen Zuwandererpopulationen und Migrantengenerationen wirkt die innere Heterogenität bzw. Selektion um ein Vielfaches stärker, was die Aussagefähigkeit von entsprechenden Analysen erheblich beschränken kann. Deren adäquate Kontrolle ist mit aktuellen Daten nicht möglich, weil zum einen Sterbeereignisse bei kleinen Zuwanderergruppen wenig wahrscheinlich sind sowie zum anderen Sterblichkeitserkenntnisse bei Migranten durch den gezeigten Einfluss bereits verfälscht sind.[36] So werden aus forschungspraktischen Erwägungen kleinere Zuwanderergruppen zumeist zusammen betrachtet, damit überhaupt belastbare Aussagen ableitbar sind. Eine Folge ist dann, dass Sterblichkeitsvor- bzw. -nachteile kleiner Zuwandererpopulationen zugunsten größerer überdeckt werden.

Das Vorhandensein *heterogener Sterblichkeitsregimes* im Herkunfts- und Zielland der Migration wirkt sich ebenfalls auf die Messung und Interpretation der Sterberisiken von Migranten aus. Dies kann auch mittels vereinfachender Modellrechnung nachgezeichnet werden. Es wird vorgegeben, dass nur Her-

36 Im vorliegenden Beispiel waren Sterberisiken von Migranten bekannt, was real äußerst selten der Fall ist.

kunfts- und Zielstaat existieren, die (altersspezifischen) Sterberisiken im Herkunftsland 3-fach so hoch sind wie im Aufnahmestaat (analog Sterbetafel 2004/2006) und mit der Migration sogleich die Sterblichkeitsmuster des Aufnahmestaats übernommen werden.[37] Im Aufnahmeland würden bis zum Alter von 25 Jahren von einer fiktiven Ausgangsgesamtheit (100.000 Frauen) 99.257 Frauen überleben, im Herkunftskontext wären aufgrund höherer Sterberisiken 1.473 Frauen zusätzlich verstorben. Zum Zeitpunkt der Wanderung stehen sich dann diese unterschiedlichen Personengesamtheiten gegenüber. Migranten weisen nun einen Selektionsvorteil auf, der sich dahingehend bemerkbar macht, dass Zuwanderer geringere Sterberisiken als die Allgemeinbevölkerung des Aufnahmelandes zeigen.

So war die Migration nach Deutschland aus weniger entwickelten Staaten dadurch charakterisiert, dass in den Herkunftsländern eine höhere Mortalität als in Deutschland festzustellen war. Beispielsweise war eine aktuell 25-jährige Migrantin vor ihrer Wanderung zunächst 25 Jahre den Gesundheits- und Sterberisiken des Herkunftskontextes ausgesetzt. Gerade für wenig entwickelte Länder ist dabei ein fehlender Zugang zu innovativen Methoden der Medizintechnik typisch. Nach der Zuwanderung können dann die günstigeren Gesundheitsrisiken des Ziellandes übernommen werden, da der Zugang zu innovativen Methoden der Medizintechnik dann uneingeschränkt möglich ist. Somit musste im Herkunftskontext eine stärkere (Gesundheits-)Selektion erfahren werden als dies im Aufnahmeland der Fall gewesen wäre.

Eine Kontrolle dieses Selektionskriteriums in Sterblichkeitsanalysen ist ebenfalls nur sehr begrenzt möglich. So sind zum einen die Mortalitätsmuster von Zuwanderergruppen im Aufnahmeland häufig bereits fehlgeschätzt. Zum anderen liegen für weniger entwickelte Ländern zumeist keine bzw. unvollständige Erkenntnisse zu Sterberisiken vor.

Selektive Auswahlprozesse bei der Remigration bedingen den „*Late-Entry-Bias*“ (Linkszensierung) (Clayton/Hills 1993). So werden Migranten vielfach erst Jahre nach dem Wanderungszeitpunkt in empirische Morbiditäts- oder Mortalitätsstudien einbezogen. Zwischen der Migration und der Aufnahme in eine etwaige Studie ist aber ein, zumeist selektiver, Teil der anfänglichen Zuwanderungspopulation wieder (für die Studie unbeobachtet) remigriert. Falls überwiegend gesundheitsbeeinträchtigte Personen sich zur Rückwanderung entschließen, weil sie bessere Versorgung in der „bekannten“ Umgebung des Herkunftslandes erhoffen (Kap. 4.3.1.3.), dann würden mehrheitlich gesündere Personen im Zielland der Migration verbleiben. Dies würde für die Gruppe der Migranten

---

37 Daraus ergibt sich eine Differenz von 11 Jahren bei der durchschnittlichen Lebenserwartung zwischen den betrachteten Staaten.

insgesamt zu vergleichsweise günstigen messbaren Sterberisiken führen. Diese Verzerrung tritt allerdings nur in faktisch geschlossenen Zuwanderergruppen ohne weiteren Zuzug auf, wie es z.B. nach dem Anwerbestopp 1973 der Fall war (Kap. 2.2.). Auch in höheren Altersstufen ist bei der Migrantenpopulation nur mehr wenig Zuwanderung zu verzeichnen. Da jedoch häufiger Rückwanderungen auftreten (Kap. 2.3.2.), ist eine Verzerrung der gemessenen Sterberisiken von Migranten möglich. Razum/Rohrmann (2002) analysierten diese Verzerrung und schlussfolgerten, dass sich der „Late-Entry-Bias" auf höhere Altersgruppen beschränkt.

Durch die Erörterung der methodischen Probleme konnte gezeigt werden, wie vielschichtig die Wirkungsweise der Selektionsprozesse bei der Zu- und Abwanderung, deren Analyse und Interpretation sind. Bei einer Übertragung auf die komplexe Realität mit unzähligen Zuwanderergruppen, differentiellen Sterblichkeitsregimes und heterogenen Sterblichkeitsrisiken ist eine adäquate Interpretation des Healthy-Migrant-Effects nicht mehr zu gewährleisten. Deshalb ist die Wirkungsweise der Selektionsprozesse und deren tatsächliche Auswirkung auf die Mortalität der Population im Zielland der Migration bisher nur ansatzweise empirisch analysiert worden.

## 4.3.2 Struktur der Erkrankungen und Todesursachen

Der Wirkungsweise des „Healthy-Migrant-Effect" folgend sollte der anfängliche Gesundheits- bzw. Sterblichkeitsvorteil bei Migrantinnen und Migranten mit zunehmender Aufenthaltsdauer im Zielland der Migration verschwinden, weil Morbiditäts- und Mortalitätsrisiken infolge einer häufig beobachteten sozioökonomischen Benachteiligung an Bedeutung zunehmen. Daher sollten sich die Gesundheits- und Sterberisiken von Migranten mit längerer Aufenthaltszeit dem der nicht-migrierten Bevölkerung annähern (Kap. 4.3.1.1.).

Allerdings weisen z.B. türkische Migranten auch bei längerer Aufenthaltsdauer mit einhergehender sozialer Benachteiligung günstigere Gesundheits- und Sterberisiken als Nicht-Migranten auf. Diese längerfristig bestehenden Differenzen, z.B. bei Herz-Kreislauf- und Krebssterbefällen, werden von Razum/ Twardella (2002) damit begründet, dass sich Migrantinnen und Migranten im Herkunfts- und Zielland in unterschiedlichen Phasen des gesundheitlichen Übergangs (engl.: epidemiological transition, vgl. Omran 1971) befinden. Der gesundheitliche Übergang beschreibt im Allgemeinen eine Transition von einem Zustand hoher zu niedriger Gesundheits- und Sterblichkeitsrisiken in einer Bevölkerung. Dabei war die Ausgangssituation durch hohe Anteile infektiöser und bakterieller Erkrankungen sowie daraus hervorgehender Todesursachen und hoher Prävalenz an Mütter- und Kindersterblichkeit gekennzeichnet. Diese wurden in der Transition durch vorwiegend chronische, nicht übertragbare Erkrankungen und Todesursachen abgelöst (Omran 1971, Dinkel 1989, Razum/Twardella 2002, Schimany 2003, Kohls 2008a).

Insgesamt ist die Veränderung der Gesundheits- und Sterberisikenstrukturen in den jeweiligen Ländern je nach industrieller, wirtschaftlicher und sozialstaatlicher Rahmenbedingungen unterschiedlich vorangekommen. Die entwickelten Staaten Westeuropas befinden sich bereits in der Endphase des gesundheitlichen Übergangs, mit einem charakteristisch hohen Anteil an nicht übertragbaren degenerativen Erkrankungen und sich daraus ergebenden Todesursachen. Weniger entwickelte Länder sind dagegen zumeist noch in den ersten Phasen der „epidemiologic transition" zu finden.

Drei Aspekte sind beim gesundheitlichen Übergang zu beachten (vgl. Razum/Twardella 2002). In der therapeutischen Komponente sind verbesserte Behandlungs- und Präventionsmöglichkeiten von Infektionskrankheiten infolge medizinisch-technischer Innovationen subsumiert. Demnach sollten sich die Sterberisiken bei Migranten infolge infektiöser Erkrankungen nach der Migrationsentscheidung an die der Allgemeinbevölkerung annähern, weil derartige Erkrankungen in der Regel erfolgreich und schnell behandelt werden können. Präventivmedizinische Behandlungen können in der Regel nicht nachgeholt werden, da sie meist auf die Adoleszenz beschränkt sind. In der Risiko-Faktor-Komponente werden Lebensstilaspekte in Bezug auf Ernährungs- und Risikoverhalten thematisiert. So können die geringen Sterberisiken an Herz-Kreislauf-Folgeerkrankungen bei Migranten durch die lange Latenzzeit zwischen Risikofaktoren und Auftreten einer derartigen Erkrankung erklärt werden (Razum/Twardella 2002). Dagegen ist die Prävalenz an anderen Erkrankungen überproportional, weil die betreffende Person möglicherweise bereits im Herkunftskontext Risikofaktoren ausgesetzt worden ist.

Einen dritten Faktor stellt die demographische Komponente mit veränderten Erkrankungswahrscheinlichkeiten infolge der demographischen Alterung dar. Dieser Aspekt ist für die Erklärung von Morbiditäts- und Mortalitätsunterschieden zwischen Migranten und Nicht-Migranten weniger relevant, weil die einheimische und zugewanderte Population davon gleichermaßen betroffen sind. Zwar weisen z.B. in Deutschland die meisten Migrantenpopulationen eine jüngere Altersstruktur als die Allgemeinbevölkerung auf. Mögliche altersbezogene Verzerrungen können jedoch kontrolliert werden (vgl. Kap. 6.2.2.).

Es kann zusammengefasst werden, dass im Falle einer internationalen Migration Migrantinnen und Migranten gegenüber der Population des Ziellandes etwaige bestehende Morbiditäts- und Mortalitätsrisiken hinsichtlich infektiöser Erkrankungen schnell ausgleichen können (therapeutische Komponente). Darüber hinaus weisen Zuwanderer, in Abhängigkeit vom jeweiligen Herkunftsland, aber Vorteile hinsichtlich degenerativer Erkrankungen auf, die auch zunächst beibehalten werden (Risiko-Faktor-Komponente). In der Summe können dadurch die häufig bei Migranten der ersten Generation auftretenden geringen Sterberisiken erklärt werden (Razum/Twardella 2002).

## 4.3.3 Selektion bei der Erwerbstätigkeit

Ein weiterer Ansatz zur Erklärung differentieller Sterberisiken bei Migranten und Nicht-Migranten bezieht sich auf Auswahlprozesse bei der Erwerbstätigkeit (Razum et al. 1998). Der „Healthy-Worker-Effect" drückt aus, dass Erwerbstätige hinsichtlich ihres gesundheitlichen Zustands durchschnittlich besser gestellt sind als Nichterwerbstätige und infolgedessen auch geringere Sterblichkeitsrisiken zeigen. Dies kann vor allem bei physisch anspruchsvollen Berufen festgestellt werden. Im Rahmen eines „Selbstselektionsprozesses" treten nur die Personen diese Stelle an, die eine überdurchschnittliche Gesundheit und Fitness vorweisen können (McMichael 1976, Fox/Collier 1976).

In der bundesdeutschen Wanderungsgeschichte dürfte der „Healthy-Worker-Effect" vor allem im Rahmen der Gastarbeiteranwerbung von 1955 bis 1973 relevant gewesen sein. Dabei wanderten überwiegend Männer zu, die dann häufig in Beschäftigungsverhältnissen tätig waren, für deren Ausübung eine hohe physische Fitness bzw. Gesundheit vorausgesetzt wurde (Altenhofen/Weber 1993, Elkeles/Seifert 1993). Diese war bei den Zuwanderern im Rahmen des Gastarbeiterzuzugs nahezu sichergestellt, weil sie zunächst im Herkunftsland medizinisch untersucht wurden (Kap. 4.3.1.2.).

Die Auswahlprozesse bei der Zuwanderung und der Erwerbstätigkeit wirken in die gleiche Richtung. Da der „Healthy-Migrant-Effect" allerdings früher im Lebensverlauf eingetreten ist, muss diesem Aspekt bei der Analyse von Gesundheits- und Sterberisiken eine höhere Relevanz beigemessen werden. Der „Healthy-Worker-Effect" kann dann als eine logische Folge vorheriger Selektionsprozesse bei der Zuwanderung gesehen werden.

## 4.3.4 Statistische Erfassungsprobleme

Eine Begründung für auftretende Mortalitätsunterschiede zwischen Migranten und Nicht-Migranten zielt darauf ab, dass diese die Folge einer fehlerbehafteten Erfassung von Sterbefall- und Bestandszahlen von Migrantinnen und Migranten sind (Weitoft et al. 1999, Razum et al. 2000, Palloni/Arias 2004, Kohls 2008a,

Kibele et al. 2008, Kohls 2009a). In Deutschland ist z.B. der Bestand der ausländischen Bevölkerung in der amtlichen Bevölkerungsstatistik überschätzt, woraus sich in Verbindung mit unterschätzten Sterbefallzahlen nicht der Realität entsprechende, zu niedrige Mortalitätsrisiken ergeben (vgl. Kap. 2.4.). Fehlerhafte bzw. lückenhafte Angaben zum Alter oder zur Staatsbürgerschaft, wie z.B. aufgrund fehlender Dokumente vielfach bei Flüchtlingen zu finden (Palloni/Arias 2004) können zusätzlich Fehlschätzungen bedingen.

Unter anderem versuchten Weitoft et al. (1999) das Ausmaß der fehlgeschätzten Mortalität von Migrantinnen und Migranten in Schweden durch Einbeziehung einkommensbezogener Merkmale zu quantifizieren. Es lag die Vermutung zugrunde, dass in Schweden registrierte Migranten ohne steuerlich relevantes Einkommen mit hoher Wahrscheinlichkeit im Herkunftsland wohnhaft sind, was zu einer Verzerrung der gemessenen Sterberisiken führt. Nichterwerbstätige Hausfrauen und Studenten wurden allerdings nicht adäquat berücksichtigt, weshalb eine exakte Bestimmung der Fehlschätzung nicht möglich war. Das Ausmaß der Fehlschätzung infolge von statistischen Erfassungsproblemen bei Sterberisiken von Migranten in Deutschland könnte durch eine derartige Datenverknüpfung ebenfalls quantifiziert werden. Diese Zusammenführung individueller Daten ist aufgrund weitreichender Datenschutzanforderungen allerdings derzeit nicht realisierbar.

# 5 Migration, Fertilität und Mortalität in zusammenfassender Betrachtung

Zum Abschluss des diskursiven Teils der vorliegenden Arbeit wird eine überblicksartige Zusammenstellung der behandelten Theorien und Argumente zum Einfluss der Migration auf Fertilität (Kap. 5.1.) und Sterblichkeit (Kap. 5.2.) präsentiert. Auf dieser Grundlage wird anschließend ein Gesamtmodell zur Beschreibung des demographischen Verhaltens von Migrantinnen und Migranten abgeleitet (Kap. 5.3.).

## 5.1 Fertilität von Migrantinnen

Die demographischen Parameter Fertilität und Migration werden zumeist dahingehend analysiert, ob und in welcher Weise das generative Verhalten von Migrantinnen durch Sozialisationsaspekte des Herkunftslandes, unmittelbare Erfahrungen im neuen sozialen Umfeld, vorhergehenden Selektionsprozessen sowie durch Migrationsvorgang und -motiv beeinflusst wird. Daraus lassen sich Erklärungsansätze ableiten (vgl. Kap. 3), die für sich betrachtet allerdings keinen ausreichenden Erklärungsgehalt bieten.

Migrantinnen stellen in der Regel eine nach bestimmten Eigenschaften selektierte Personengesamtheit (z.B. Alter, Bildung, Beruf, Familien- und Karriereorientierung) dar, worauf sich die Selektionshypothese bezieht. Die Einflüsse des Herkunftslandes spielen dagegen in der Sozialisationshypothese eine bedeutende Rolle. Demzufolge bestimmen die in der Adoleszenz erfahrenen Normen- und Wertekomplexe das generative Verhalten auch im Aufnahmeland. Demgegenüber werden die unmittelbaren Erfahrungen im neuen sozialen Umfeld des Ziellandes in der Anpassungshypothese als relevant angesehen. Demnach beeinflussen Sozial- und Familienpolitik, sozio-kulturelle Rahmenbedingungen sowie wirtschaftliche Bedingungen im Zielland das generative Verhalten von Migrantinnen. Eine Migrationsentscheidung bedeutet stets auch einen „Bruch“ im Lebenslauf, was zumindest zu einem temporären Aufschieben des Kinderwunsches führt. Diese Theorie stützt sich auf den Migrationsvorgang und wird als Aufschub- bzw. Stresshypothese bezeichnet. Die häufig beobachtete Gleichzeitigkeit von Migration und Familiengründung bezieht sich auf ein mögliches Migrationsmotiv und wird darüber hinaus in der Familiengründungshypothese thematisiert.

Die vorgestellten Erklärungsansätze lassen sich in zwei Gruppen klassifizieren. Stabilitätsbezogene Ansätze, wie Selektion und Sozialisation, unterstreichen, dass adoleszente Erfahrungen sowie selektive Merkmale eine große Rolle bei der Bildung und Verwirklichung des eigenen Kinderwunsches spielen. Kinderwunsch und generatives Verhalten bleiben über die Jahre relativ stabil und sind weitgehend unabhängig von gegenwärtigen Bedingungen. Sie spiegeln die prägenden sozio-kulturellen Erfahrungen der Kindheit und des Elternhauses wider und sind verbunden mit bestimmten selektiven (soziodemographischen) Merkmalen. Im Gegensatz dazu wird in ereignisbezogenen Ansätzen (Anpassung, Aufschub, Familiengründung) angenommen, dass sich Kinderwunsch und generatives Verhalten verändern können und eher von momentanen Rahmenbedingungen abhängen. Hierbei spielt die verlebte Zeit im Aufnahmekontext eine hervorgehobene Rolle.

Die vorgestellten Hypothesen zum Einfluss der Migration auf das generative Verhalten lassen sich in einem Erklärungsmodell zusammenführen und können Einflussfaktoren zugeordnet werden (Abb. 5-1). Demnach wird die Fertilität von Migrantinnen beeinflusst durch:

- Selektion -> Individuelle und paarbezogene Familienorientierung bzw. Karriereambitionen, die typischerweise mit sozio-demographischen Merkmalen (Herkunftsland, Alter, Bildung, Religion, Lebensform etc.) einhergehen.
- Sozialisation -> Zumeist in der Kindheit erfahrene Normen- und Wertekomplexe des Herkunftslandes in Bezug auf Kultur, Wirtschaft, Politik und Familien- bzw. Karriereorientierung.
- Aufschub/Stress -> Umstände des Migrationsvorgangs, die es erfordern, eine mögliche Realisierung eines Kinderwunsches familial, sozial, kulturell und lebensperspektivisch neu einzuordnen.
- Familiengründung/Interrelation -> Das Migrationsmotiv, wobei das zeitliche Zusammenfallen der Migration und der Familiengründung (Ehegatten- und Familiennachzug) häufig zu beobachten ist.
- Anpassung -> Rahmenbedingungen und Normen- und Wertekomplexe des Ziellandes in Bezug auf Kultur, Wirtschaft, Politik und Familien- bzw. Karriereorientierung.

Die Einflussfaktoren wirken jedoch in der Regel nicht singulär. Vielmehr sind zeitgleiche Wirkungen zu vermuten. Dabei stehen vor allem die Selektionsprozesse häufig in Wechselwirkung mit anderen Einflussfaktoren (Abb. 5-1). So wirken zumindest die wesentlichen Selektionsfaktoren, wie Alter und Bildung, fast immer auf das generative Verhalten, unabhängig von Herkunfts- oder Zielland sowie dem Migrationsvorgang und dem Wanderungsmotiv.

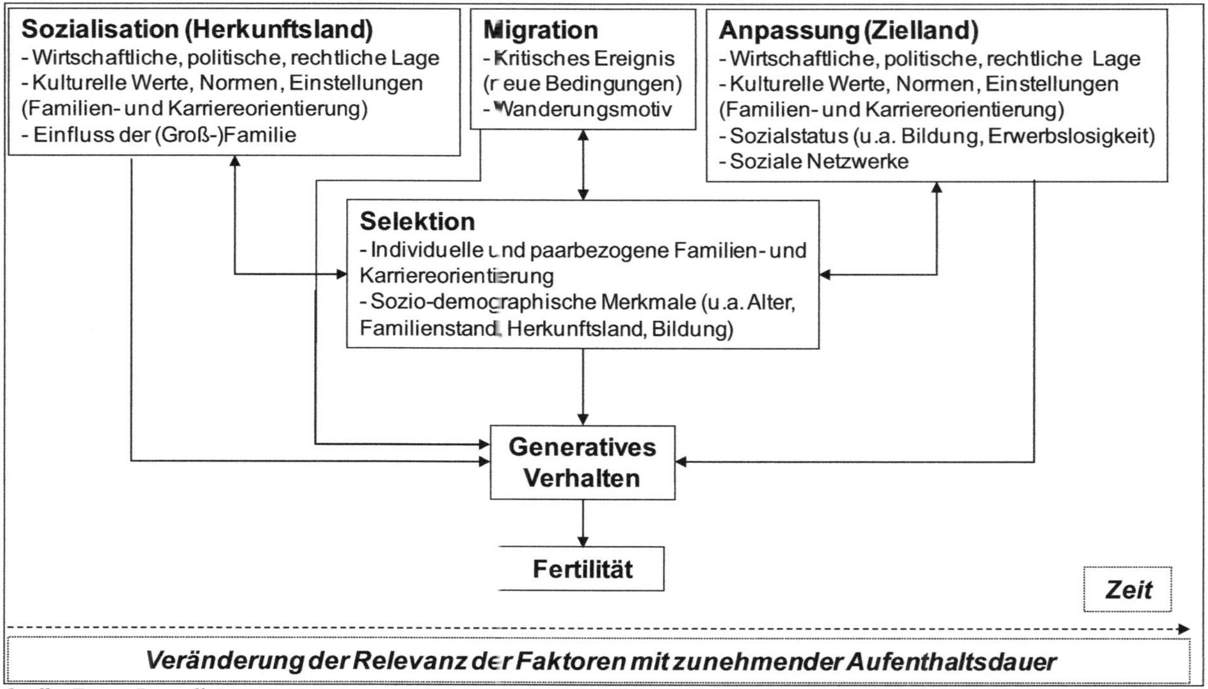


*Quelle: Eigene Darstellung.*

*Abb. 5-1: Zusammenfassende Betrachtung von Erklärungsansätzen und Einflussfaktoren des generativen Verhaltens von Migrantinnen*

## 5.2 Mortalität von Migrantinnen und Migranten

Auch hierbei wird in der Regel unterschieden, ob und inwiefern die Sterblichkeit von Migrantinnen und Migranten durch herkunftslandbezogene Aspekte, vorhergehenden Selektionsprozessen, ziellandbezogenen Faktoren und/oder akuten Migrationsfaktoren beeinflusst wird (vgl. Kap. 4). Allein betrachtet bieten auch diese Erklärungsansätze jeweils keinen vollständigen Erklärungsgehalt.

Ein häufig verwendeter Erklärungsansatz bezieht sich auf die vorhergehenden Selektionsprozesse bei der Migration. Demzufolge stellen wandernde Personen eine selektive Personengesamtheit dar, die im Vergleich zur nichtmigrierten Population des Herkunfts- und Zielgebietes zumeist überdurchschnittlich gesund sind. Dieser Auswahlprozess wird als „Healthy-Migrant-Effect" charakterisiert und erzeugt einen zumindest temporären Sterblichkeitsvorteil. Der Grad des Selektionsprozess wird dabei im Wesentlichen durch räumliche und ökonomische Entfernung bestimmt. Aufgrund des Selektionsprozess weisen Zuwanderer häufig bestimmte Merkmale auf (z.B. Alter, Geschlecht, Familienstand, Herkunftsland, Gesundheit, Risikobereitschaft). Dieser „Healthy-Migrant-Effect" verliert mit zunehmender Zeit im Zielland an Bedeutung, was mit ziellandbezogenen Faktoren begründet wird und häufig zu einem niedrigen sozioökonomischen Status von Migranten führt. Allerdings weisen viele Migrantinnen und Migranten auch bei längerer Aufenthaltsdauer und sozialer Benachteiligung eine günstigere Mortalität als Nicht-Migranten auf. Dies wird mit herkunftslandbezogenen Einflussfaktoren begründet, dass sich Migranten im Herkunfts- und Zielland in unterschiedlichen Phasen des gesundheitlichen Übergangs befinden, die bei einer Zuwanderung nach Deutschland auch längerfristig eine geringere Sterblichkeit bedingen.

Unabhängig davon zielt ein weiterer Ansatz auf die methodischen Probleme bei der statistischen Erfassung ab. So ist der Bestand der ausländischen Bevölkerung in den zugrundeliegenden Daten der Bevölkerungsstatistik fehlgeschätzt, weil Remigrationsfälle unzureichend erfasst werden. Verbunden mit der Unterschätzung von Sterbefällen ergibt sich eine Unterschätzung der gemessenen Sterberisiken von Migranten. Weitere methodische Probleme beeinflussen die gemessene Sterblichkeit und erschweren die Interpretation.

Spallek/Razum (2008) setzten die Einflussfaktoren der Gesundheit von Migranten mit dem zeitlichen Lebensverlauf der Migranten in Beziehung. Hierbei zeigte sich, dass die Determinanten zwar nacheinander im Lebensverlauf einsetzen, zum Zeitpunkt der üblichen Messung der Gesundheitsrisiken (im Zielland der Migration) jedoch sämtliche Einflussfaktoren wirken. Dies ist auf die Analyse der Sterblichkeit von Migranten übertragbar. Basierend auf Modellen von Trovato (2003), Schenk (2007), Spallek/Razum (2008) und Kohls (2008a) lassen sich die Erklärungsansätze zum Einfluss der Migration auf die Sterblichkeit ebenfalls in einem Modell zusammenführen (Abb. 5-2). Demnach wird die Sterblichkeit von Migrantinnen und Migranten beeinflusst durch:

- Selektion -> Individuelle Gesundheit, Wanderungs- bzw. Risikobereitschaft, die typischerweise mit sozio-demographischen Merkmalen (Alter, Geschlecht, Herkunftsland, Bildung etc.) einhergehen.
- Sozialisation -> Zumeist in der Kindheit erfahrene Normen- und Wertekomplexe des Herkunftslandes in Bezug auf Kultur, Wirtschaft, Politik, Gesundheits- und Risikoverhalten.
- Stress -> Umstände des Migrationsvorgangs und ungewohnte Bedingungen im Zielland (kulturell, klimatisch, sozial) erfordern eine Neuordnung der Lebensperspektive.
- Anpassung -> Rahmenbedingungen und Normen- und Wertekomplexe des Ziellandes in Bezug auf Kultur, Wirtschaft, Politik, Gesundheits- und Risikoverhalten.
- Methodische Besonderheiten -> Zusätzlich beeinflussen verschiedene methodische Besonderheiten die gemessene Sterblichkeit von Migrantinnen und Migranten und erschweren die Interpretation.

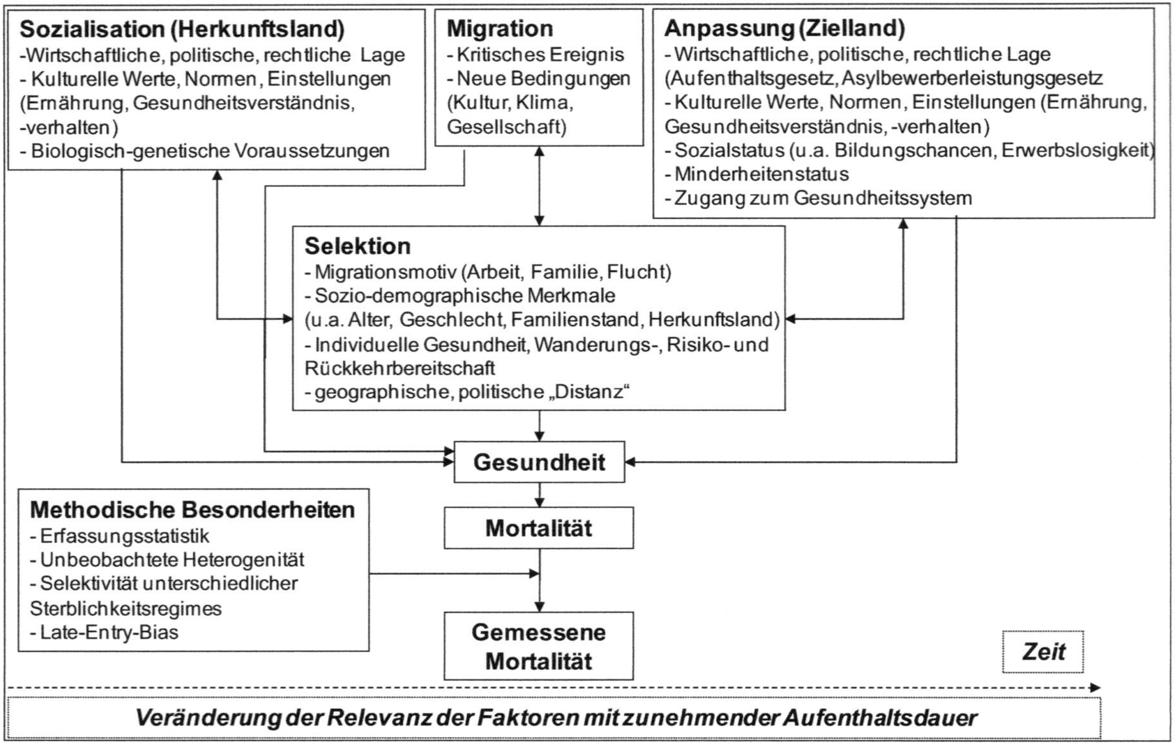


*Quelle: Eigene Darstellung.*

*Abb. 5-2:* *Zusammenfassende Betrachtung von Erklärungsansätzen und Einflussfaktoren der Sterblichkeit von Migrantinnen und Migranten*

## 5.3 Ableitung eines Gesamtmodells

Aufgrund der weitgehend ähnlich gelagerten Einflussfaktoren des generativen Verhaltens und der Sterblichkeit von Migrantinnen und Migranten können in einem weiteren Schritt die determinierenden Aspekte zusammengeführt werden.

Unter Berücksichtigung der in den vorherigen Kapiteln vorgestellten Einflussfaktoren der Fertilität und Mortalität von Migrantinnen und Migranten wird folgendes Modell vorgeschlagen (Abb. 5-3). So wird das demographische Verhalten von Migranten im Zielland der Migration beeinflusst durch herkunfts- und ziellandspezifischen Aspekte, vorangegangene Selektionsprozesse, Migrationsmotive und dem eigentlichen Wanderungsvorgang. Zusätzlich können methodische Besonderheiten die gemessene Mortalität von Migranten verzerren. In abgeschwächter Form tritt dies auch bei der Fertilität auf. In Abhängigkeit von der Aufenthaltsdauer im Zielland ändert sich die Relevanz der herkunfts- und ziellandbezogenen Aspekte, womit ein zeitvariabler Aspekt in das Modell eingefügt wurde.

Mittels vorgelegtem Modell wird eine Analysegrundlage geschaffen, die potentielle Determinanten des demographischen Verhaltens von Migrantinnen und Migranten einschließt. Die Richtung und Stärke des Zusammenhangs zwischen den Einzelfaktoren und des zu erklärenden demographischen Verhaltens sowie auftretende Wechselwirkungen können daraufhin empirisch untersucht werden. Den aufgeführten Aspekten können dann operationalisierbare Indikatoren zugeordnet werden (Tab. 5-1). Diese werden in den nachfolgenden empirischen Analysen mit Hilfe verschiedener Datengrundlagen (Kap. 7, 8) daraufhin untersucht, ob und inwieweit diese das demographische Verhalten von Migrantinnen und Migranten in Deutschland beeinflussen. Die mit (*) gekennzeichnete Indikatoren konnten in der vorliegenden Arbeit nicht operationalisiert werden, sind jedoch aufgeführt, weil diese als erklärende Faktoren herangezogen werden.

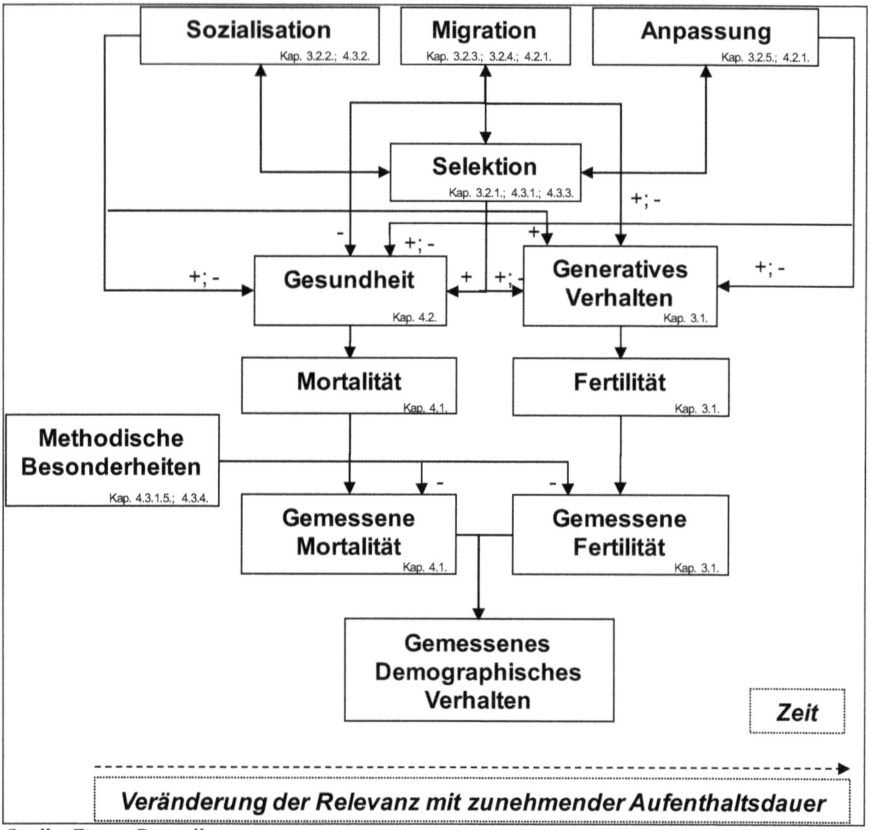


*Quelle: Eigene Darstellung.*

*Abb. 5-3: Modell zur Beschreibung und Erklärung des demographischen Verhaltens von Migrantinnen und Migranten*

*Tab. 5-1:* *Einflussfaktoren und empirisch überprüfbare Indikatoren des demographischen Verhaltens von Migrantinnen und Migranten*

| Einflussfaktoren | Empirisch überprüfbare Indikatoren der… | |
|---|---|---|
| | Fertilität | Mortalität |
| *Selektion*<br>(individuelle Aspekte, Partner) | - (Geburts-)Jahrgang<br>- Nationalität (des Partners)<br>- Familienstand, Lebensform<br>- Bereits realisierte Kinderzahl<br>- Schul- und Berufsausbildung | - (Geburts-)Jahrgang<br>- Nationalität<br>- Schul- und Berufsausbildung (*)<br>- gesundheitliche Belastungen (*)<br>- Arbeitsmigration<br>- Asyl- und Fluchtmigration<br>- Bildungsmigration (*)<br>- Ehegattennachzug (*) |
| *Sozialisation*<br>(Aspekte des Herkunftslandes) | - Religions-/ Glaubens-zugehörigkeit<br>- Religiosität<br>- Sprachkenntnisse<br>- Verbundenheit | - Struktur von Erkrankungen und Todesursachen (*)<br>- Soziale Lage<br>- Umweltbelastungen, Toxine (*)<br>- Biologische, genetische Besonderheiten (*) |
| *Anpassung*<br>(Aspekte des Ziellandes) | - Sprachkenntnisse<br>- Soziale Lage<br>- Verbundenheit zum Zielland<br>- (Nicht-)Erwerbstätigkeit (*) | - Aufenthaltsstatus<br>- Soziale Lage<br>- Zugang Gesundheitswesen (*)<br>- (Nicht-)Erwerbstätigkeit |
| *Migration*<br>(Wanderungsmotiv) | - Arbeitsmigration<br>- Asyl- und Fluchtmigration<br>- Bildungsmigration (*)<br>- Ehegattennachzug (*) | -> *Bei Selektion* |
| *Migration*<br>(Wanderungsvorgang) | - Stressbelastung (*) | - Stressbelastung (*) |
| *Aufenthaltsdauer* | - Aufenthaltsdauer in Jahren | - Aufenthaltsdauer in Jahren |

*Quelle: Eigene Darstellung.*

# 6 Datengrundlagen und Methodik

Ausgehend von grundsätzlichen Überlegungen zum Begriff „Migration", zur Abgrenzung der Untersuchungspopulation und zur Bestimmung von Vergleichsdimensionen (Kap. 2) werden nachfolgend weitere Grundlagen für die empirische Analyse (Kap. 7, 8) gelegt. Zunächst werden Daten dahingehend bewertet, ob diese für eine Analyse des demographischen Verhaltens von Migranten und Migrantinnen geeignet sind (Kap. 6.1.). Aus diesen Datengrundlagen wird eine Auswahl vorgenommen, die themenspezifischen und forschungspragmatischen Gesichtspunkten folgt. Weiterhin werden die in der vorliegenden Arbeit verwendeten Methoden und Messkonzepte erläutert (Kap. 6.2.).

## 6.1 Datenquellen

Das demographische Verhalten von Migrantinnen und Migranten in Deutschland ist aufgrund des Fehlens geeigneter Daten bisher nur wenig analysiert worden. Hierbei sind vor allem Daten der amtlichen Statistik verwendet worden. Diese zeigen aber gerade bei Bestandszahlen von Migranten erhebliche Schwächen (Kap. 2.4.). Daneben gibt es weitere Quellen aus Verwaltung, Registern und Befragungen, die grundsätzlich Analysen des demographischen Verhaltens von Migranten erlauben. Verwaltungsdaten sind zumeist gesetzlich verankert (z.B. Mikrozensusgesetz) und werden nur für einen bestimmten Zweck erfasst. Weiterhin gibt es prozessproduzierte Daten, die entstehen, wenn zur Erfüllung eines vorgegebenen Ziels weitere Aspekte erfragt werden müssen (z.B. in der Rentenversicherung). Derartige Datengrundlagen umfassen in der Regel hohe Fallzahlen und sind dementsprechend aufwendig, weswegen die Variablenvielfalt zumeist begrenzt ist. Weiterhin gibt es etliche Datensätze, die vornehmlich im Rahmen wissenschaftlicher Studien erhoben wurden. Diese weisen jedoch häufig nur wenige Fallzahlen auf und haben zumeist eine studienzielspezifische Faktorenauswahl.

### 6.1.1 Verwaltungs- und Registerdaten

Häufig verwendete Grundlage zur Analyse des demographischen Verhaltens von Migranten stellen die *amtlichen Statistiken* der Geburten bzw. Sterbefälle/Todesursachen dar. Damit lassen sich aufgrund der einheitlichen Methodik zeitvariable Veränderungen erkennen (Kap. 2.4.2.). In der amtlichen Statistik der Geburten werden demographische Angaben des Kindes und der Eltern erhoben, seit 1970 auch die jeweilige Staatsbürgerschaft. Durch Verknüpfung mit den elterlichen Daten ist ein eingeschränkter Migrationshintergrund erfassbar. In der amtlichen Todesursachenstatistik wird neben demographischen Angaben seit 1970 ebenso die Staatsangehörigkeit erhoben, eine Differenzierung nach Migrationshintergrund ist nicht möglich. Zur Verschlüsselung der Todesursachen wird aktuell ICD-10 (International Classification of Diseases, 10. Ausführung) zugrunde gelegt. Im Rahmen der ICD kommt es in unregelmäßigen Abständen zu Neufassungen, weil zusätzliche wissenschaftliche Erkenntnisse hinsichtlich Grund-, Begleitleiden und Todesursachen einbezogen werden. So wurden bis 1997 die einzelnen Todesursachen nach ICD-9 chiffriert. Bei der Umstellung erfolgte hauptsächlich eine Änderung der Verschlüsselung von Zahlenfolgen auf Buchstaben-Zahlen-Kombinationen. Eine Verbindung beider Zeitreihen ist jedoch möglich. Allerdings sind für beide amtlichen Statistiken zusätzlich Meldestatus und Sterbeort relevant. So werden nur die demographischen Ereignisse erfasst, die in Deutschland registrierten Personen innerhalb der Bundesgrenzen widerfahren sind (Kap. 2.4.2.).

Der *Mikrozensus* stellt eine laufende Bestandsstatistik dar, mit dem seit 2005 eine Differenzierung nach tief gegliedertem Migrationshintergrund möglich ist (Kap. 2.4.1.). Unverzerrte Untersuchungen des generativen Verhaltens waren bis 2008 nicht möglich, weil nur nach den insgesamt im Haushalt wohnhaften Kindern gefragt wurde. Ab 2008 soll im Turnus von vier Jahren die Zahl aller lebendgeborenen Kinder für alle befragten Frauen zwischen 15 und 75 Jahren erfasst werden.[38] Damit sind fundierte Untersuchungen des generativen Verhaltens auch für Migrantinnen durchführbar geworden. Aufgrund des teilweisen Paneldesigns des Mikrozensus kann man Personen über einen Vierjahreszeitraum verfolgen, weshalb auch Sterblichkeitsanalysen prinzipiell möglich sind. Allerdings wurde dieses sogenannte „Mikrozensus-Panel" bisher nur für die Jahre 1996 bis 1999 zur Verfügung gestellt, wobei Angaben zu Verstorbenen aufgrund rigider Datenschutzvorgaben nicht analysierbar waren.

Im *Ausländerzentralregister* (AZR) sind alle registrierten Ausländerinnen und Ausländer enthalten, die ausschließlich eine oder mehrere ausländische Staatsangehörigkeit(en) besitzen. Dabei werden unter anderem Geburtsdatum, Geschlecht, Ersteinreisedatum, Meldestatus und Sterbezeitpunkt erfasst (Kap. 2.4.1.). Nach erfolgter Einbürgerung wird der dazugehörige Datensatz jedoch gelöscht. Daher sind keine Analysen von Personen mit Migrationshintergrund durchführbar. Fertilitätsanalysen sind nicht möglich, weil kein Bezug zu den

---

38 § 4 Abs. 5 MZG.

elterlichen Daten hergestellt werden kann. Sterbefälle werden registriert, jedoch fünf Jahren nach Versterben gelöscht, womit längerfristige Analysen nicht gangbar sind.[39]

Im Rahmen des Forschungsdatenzentrums der gesetzlichen Rentenversicherung ist es möglich, *Daten der gesetzlichen Rentenversicherung* (GRV) wissenschaftlich auszuwerten.[40] Es werden unter anderem Alter, Geschlecht, Staatsangehörigkeit und Entgeltpunkte erfasst. Die Daten sind kaum fehleranfällig, weil der aktuelle Status direkt Rentenleistungen bedingt (Scholz 2005). Dadurch sind Migrationsvorgänge, Geburten und/oder Sterbefälle in der Regel gut nachgewiesen. Allerdings sind die Daten nur begrenzt repräsentativ, weil Personengruppen, wie Selbständige, Beamte oder auch Hausfrauen nicht oder nur zeitweise rentenversicherungspflichtig waren und daher unvollständig vertreten sind. Querverbindungen zu den Eltern sind nicht ersichtlich, Einbürgerungen werden nicht verzeichnet. Eine Berücksichtigung des detaillierten Migrationshintergrundes ist daher nicht möglich.

Infolge des Gesetzes zur Reform des Risikostrukturausgleichs in der *gesetzlichen Krankenversicherung* (2001) steht ein umfangreicher Datensatz von gesetzlich Krankenversicherten zur Verfügung[41], der neben Diagnoseschlüsseln demographische Merkmale sowie den Überlebensstatus einer Person, nicht aber Angaben zur Staatsbürgerschaft/Migrationshintergrund beinhaltet. Analysen von Migranten sind nur direkt bei den Krankenkassen durchführbar (Geyer/Peter 1999). Im Rahmen der Krankenhausstatistik bleiben Aspekte des Migrationsstatus ebenso unberücksichtigt. Es wird lediglich eine Unterscheidung nach dem Wohnort (inner- bzw. außerhalb Deutschland) vorgenommen (Razum/Zeeb 1998, Statistisches Bundesamt 2009c).

Die *Berufsgenossenschaften* erheben zur Wahrung des gesetzlichen Unfallversicherungsanspruchs von Arbeitnehmern neben berufsspezifischen Gesundheitsdaten auch demographische Angaben wie die Staatsangehörigkeit (Becher et al. 1997). Es können allerdings lediglich belastbare Aussagen zur Morbidität abgeleitet werden, weil Sterbefälle als Folge von Unfällen bei der Erwerbstätigkeit aufgrund verbesserter Arbeitsschutz-Richtlinien nur noch selten auftreten.

---

39 Vgl. § 36 AZR-G und § 18 AZRG-DV.

40 Weiterführende Informationen: www.fdz-rv.de

41 Detaillierte Information: siehe: www.forschungsdatenzentrum.de

### 6.1.2 Daten aus sozialwissenschaftlichen Umfragen

Eines der bekanntesten Datenquellen der Sozialwissenschaften ist das *Sozioökonomische Panel* (SOEP), das eine seit Anfang der 1980er Jahre fortgeführte Befragung der Bevölkerung über 16 Jahre in privaten Haushalten darstellt. Fertilitäts- und Sterblichkeitsanalysen von Personen mit Migrationshintergrund sind möglich, allerdings sind seit 1985 nur wenige Sterbefälle von Migranten verzeichnet worden. Darüber hinaus ist das Sample aufgrund zu geringer Fallzahlen nicht für alle Migrantinnengruppen repräsentativ.

Der „*Generation and Gender Survey*" (GGS) ist eine international komparative Befragung zu paarbezogenem generativen Verhalten und Generationenbeziehung. Im deutschen Sample weisen dabei von ca. 10.000 Befragten nur etwa 5% eine nicht-deutsche Staatsangehörigkeit auf (Ruckdeschel et al. 2006). In einer Zusatzerhebung wurden daher ca. 4.000 Personen mit türkischer Staatsangehörigkeit befragt (Ette et. al 2007). Sterblichkeitsanalysen sind aufgrund der retrospektiven Befragungen hinsichtlich der Sterbedaten der jeweiligen Eltern nur mittels indirekter Schätzmethoden möglich, wobei eine selektive Verzerrung vor allem bei länger zurückliegend Verstorbenen nicht ausgeschlossen werden kann (Luy 2007).

Die *Repräsentativerhebung ausgewählter Migrantengruppen in Deutschland* (RAM) wurde in den Jahren 2006/2007 im Auftrag des Bundesamts für Migration und Flüchtlinge (BAMF) durchgeführt. Allerdings sind hierbei nicht alle Migrantinnen einbezogen worden, weshalb repräsentative Aussagen des generativen Verhaltens nur für türkische, griechische, italienische, polnische sowie Frauen aus den Ländern des ehemaligen Jugoslawiens möglich sind (Babka von Gostomski 2008, 2010). Sterblichkeitsanalysen sind nicht durchführbar.

Zur Analyse der Fertilität von Migrantinnen in Deutschland sind *weitere Datengrundlagen* prinzipiell geeignet. So weisen z.B. der Integrationssurvey des Bundesinstituts für Bevölkerungsforschung (Haug 2002) und das in den Jahren 2007/2008 im Auftrag des Bundesamtes für Migration und Flüchtlinge (BAMF) durchgeführte Integrationspanel (Rother 2008) auch Angaben zum generativen Verhalten auf. Da die Befragten allerdings nach selektiven Faktoren (Alter, Teilnahme an einem Integrationskurs) ausgewählt wurden, sind repräsentative Aussagen der gesamten Migrantenbevölkerung Deutschlands nicht möglich. Weitere Umfragedaten, wie z.B. der Alterssurvey des Deutschen Zentrums für Altersfragen, oder auch epidemiologische Studien ermöglichen prinzipiell ebenfalls Analysen zur Mortalität. Diese lassen aufgrund der geringen Fallzahlen sowie der selektiven Personenauswahl in Bezug auf Migranten jedoch in der Regel keine belastbaren Aussagen zu.

### 6.1.3 Schlussfolgerungen für die empirische Analyse

Die Datenlage zum demographischen Verhalten von Ausländerinnen und Ausländern bzw. von Personen mit Migrationshintergrund in Deutschland ist insgesamt gesehen unbefriedigend. Einerseits bilden die amtlichen Geburten- und Sterbefallstatistiken breite Datengrundlagen, wobei Untersuchungen einzelner Migrantengruppen nur im engen Rahmen möglich sind. Zusätzlich ist neben einer selektiven Untererfassung von Geburten und Sterbefällen ausländischer Personen vor allem eine systematische Verzerrung des Bevölkerungsbestandes zu beklagen. Davon sind Analysen zur Sterblichkeit noch stärker betroffen als Untersuchungen zur Fertilität. Aus diesem Grund sind vermehrt alternative Datenquellen zu verwenden. So stellt das Ausländerzentralregister quasi eine Vollerhebung des Bestandes und der Sterbefälle der Ausländer in Deutschland dar und kann aufgrund der letzten Bereinigung in den Jahren 2000 bis 2004 durchaus als valide angesehen werden. Allerdings sind Sterblichkeitsanalysen mit dem AZR nur für die jeweils letzten fünf Jahre durchführbar, weil sämtliche Angaben bei ferner zurückliegenden Sterbefällen routinemäßig gelöscht werden. Analysen der Fertilität sind mit diesem Datensatz allerdings nicht leistbar.

Die verfügbaren Daten der gesetzlichen Rentenversicherung gelten aufgrund der Verknüpfung mit einer monetären Rentenauszahlung als vergleichsweise zuverlässig und ermöglichen Sterblichkeitsuntersuchungen und Analysen des generativen Verhaltens zumindest von ausländischen Personengruppen. Nachteilig wirkt sich aus, dass die Bevölkerung nicht repräsentativ abgebildet wird, weil einzelne Personengruppen nur teilweise enthalten sind. Weiterhin haben Umfragedaten den Vorteil einer hohen Variablenauswahl und der zumeist inkludierten Erhebung des Migrationsstatus. Allerdings bestehen aufgrund geringer Fallzahlen und selektiver Auswahlverfahren oft Zweifel an der Aussagekraft. Insgesamt kann geschlussfolgert werden, dass aussagekräftige Analysen der Mortalität von Personen mit Migrationshintergrund derzeit in Deutschland nicht möglich sind. Daher werden hinsichtlich der Sterblichkeit nachfolgend nur Personen mit ausländischer Staatsbürgerschaft betrachtet. Auch die Analyse des generativen Verhaltens konzentriert sich auf die ausländische Personengesamtheit. Zumindest für das Jahr 2008 ist jedoch mit Hilfe des Mikrozensus eine weitergehende Analyse von Frauen mit Migrationshintergrund möglich.

In den nachfolgenden Kapiteln 7 und 8 werden eigene Analysen zur Fertilität und Mortalität von Migranten in Deutschland auf der Grundlage verschiedener amtlicher, prozessproduzierter Quellen und Umfragedaten vorgestellt, erörtert und gegenübergestellt. Es wird zum einen ein Vergleich der Sterblichkeit und Fertilität zwischen Migranten und Nichtmigranten angestrebt. Zum anderem ist es bei ausgewählten Datengrundlagen ebenfalls möglich, einzelne Migrantengruppen gegenüberzustellen.

## 6.2 Messkonzepte und Maßzahlen

Nachfolgend werden die in den späteren empirischen Analysen (Kap. 7, 8) verwendeten Maßzahlen und Messkonzepte erläutert.

### 6.2.1 Analyse der Fertilität

Ein vergleichsweise simples Konzept der Analyse des generativen Verhaltens ist die Kalkulation der „rohen" Gesamtfertilität. Dazu werden alle Geburten in einem Zeitraum ($B_t$) mit der mittleren Population ($\varnothing P_t$) in Beziehung gesetzt (Formel 6-1). Dies kann differenziert nach der Staatsbürgerschaft bzw. dem Migrationshintergrund erfolgen, wird als „rohe Geburtenrate" ($b_t$) benannt und häufig auf 1.000 Personen bzw. Frauen standardisiert (Spiegelman 1955, Flaskämper 1962, Feichtinger 1973, Pollard 1974, Esenwein-Rothe 1982, Preston et al. 2001).

*Formel 6-1:* $$b_t = \frac{B_t}{\varnothing P_t} \quad (*\ 1.000)$$

In der rohen Geburtenrate werden auch Personen berücksichtigt, die von einer „Geburt" nicht betroffen sind (Männer; Mädchen; ältere Frauen). Daher werden weitere Schichtungen nach Geschlecht und Alter vorgenommen (Formel 6-2). So werden in der „allgemeinen Fruchtbarkeitsrate" sämtliche Kindesgeburten auf die mittlere Frauenbevölkerung im reproduktiven Alter (zumeist 15 bis 49 Jahre) bezogen (Spiegelman 1955, Esenwein-Rothe 1982).

*Formel 6-2:* $$g_t = \frac{B_t}{\varnothing_{34} P_{15,t,w}} \quad (*\ 1.000)$$

Zusätzlich wird häufig die altersspezifische[42] Geburtenrate $_nb_{x,t}$ berechnet (Formel 6-3). Dabei werden alle Geburten in einer Altersklasse $x$ bis $x+n$ ($_nB_{x,t}$) mit der mittleren Population ($\varnothing_nP_{x,t}$) in Beziehung gesetzt (Flaskämper 1962).

*Formel 6-3:* $$_nb_{x,t} = \frac{_nB_{x,t}}{\varnothing_nP_{x,t,w}} \quad (* 1.000) \qquad \text{für die Altersgruppe } x \text{ bis } x+n$$

Ein nicht durch Alterseffekte verzerrter Gesamtindikator der Fertilität stellt das Konzept der zusammengefassten Geburtenziffer (TFR - engl. Total Fertility Rate) dar (Feichtinger 1973, Esenwein-Rothe 1982). Hierbei werden die altersbezogenen Geburtenraten (zumeist von 15 bis 49 Jahre) aufsummiert (Formel 6-4).[43]

*Formel 6-4:* $$TFR_t = \sum_{x=15}^{49} {_nb_{x,t}} \quad (* 1.000)$$

Nachteilig wirkt sich die vergleichsweise komplexe Interpretation der TFR aus: Wenn das generative Verhalten eines beobachteten Jahres in sämtlichen Altersgruppen (15 bis 49 Jahre) hinreichend lange unverändert bleibt, so gibt die TFR für dieses Jahr die mittlere Kinderzahl von 1.000 Frauen wieder, die sie zwischen Alter 15 und 49 realisieren würden. Tatsächlich ändert sich das altersspezifische generative Verhalten oft von Jahr zu Jahr, weshalb diese Vorrausetzung zumeist nicht erfüllt ist. Die TFR ist zusätzlich vom durchschnittlichen Geburtenalter (Timing) bedingt. So nimmt die TFR infolge ansteigenden mittleren Geburtenalters ab, obwohl gar keine Verringerung der Geburtenzahlen beobachtet werden konnte und vice versa (Ryder 1964, Bongaarts/Feeney 1998, Kohler/Philippov 2001). Um derartige Fehlschätzungen zu vermeiden, wird die Kalkulation der zusammengefassten Kohortenfertilitätsziffer empfohlen (CFR – engl. Completed Fertility Rate, Formel 6-5). Dabei werden sämtliche altersbezogenen Geburtenhäufigkeiten $_nb_x$ eines Frauenjahrgangs $K$ addiert (Ryder 1964,

42 Altersbezogene Analysen sind für Einzelalter und Altersklassen möglich. Im Interesse der Lesbarkeit wird nachfolgend nur die Analyse nach Altersgruppen betrachtet.

43 Dieses Konzept korrespondiert mit der Altersnormierung in der Sterblichkeitsanalyse (vgl. Kap. 6.2.2.), wobei hier nur die Altersstufen 15 bis 49 Jahre einbezogen werden und jede Altersstufe gleich gewichtet ist. Vereinzelt wurden auch Ansätze aufgeworfen, die eine Gewichtung nach der realen Altersstruktur vornehmen (vgl. Preston et al. 2001). Hierbei würden Kindesgeburten von jungen Müttern allerdings höher bewertet als von älteren Müttern, was objektiv nur schwer nachvollziehbar ist.

Feichtinger 1973), wobei sämtliche Beobachtungswerte der betrachteten Kohorte bekannt sein müssen.

*Formel 6-5:* $CFR_K = \sum_{x=15}^{49} {}_n b_{x,K} \; (* \, 1.000)$

Ergänzend zu den deskriptiven Analysen der vorgestellten Maßzahlen und Messkonzepte können lineare Regressionsanalysen (auch: Methode der kleinsten Quadrate) untersuchen, von welchen erklärenden (unabhängigen) Faktoren die zu erklärende (abhängige) Variable beeinflusst wird (Chiang 1984, Clayton/Hills 1993, Backhaus et al. 2000, Preston et al. 2001, Schneider et al. 2010). Die abhängige Größe $y$ wird dabei durch eine lineare Funktion der unabhängigen Variablen $x_i$ annähernd beschrieben (Formel 6-6), wobei für jede Einflussgröße $x_i$ ein Regressionskoeffizient $b_i$ geschätzt wird.[44]

*Formel 6-6:* $\hat{y} = a + b_1 * x_1 + b_2 * x_2 + \ldots + b_n * x_n$

Zur besseren Interpretation wird die sich ergebende Schätzgleichung häufig derart standardisiert, dass der Mittelwert gleich Null und die Varianz gleich Eins gesetzt wird (Formel 6-7). Daraus ergeben sich standardisierte Regressionskoeffizienten $\beta_i$ (Beta-Werte). Als Gütemaß für die Regression wird in der Regel das adjustierte Bestimmtheitsmaß $R^2$ angegeben, dass Angaben zur erklärten Varianz liefert und von der Anzahl der in das Regressionsmodell einbezogenen Variablen abhängig ist (Backhaus et al. 2000). Es liefert Informationen darüber, wie viel der beobachteten Streuung der abhängigen Variablen durch die verwendeten unabhängigen Variablen erklärt werden kann.

*Formel 6-7:* $\hat{y} = \beta_1 + \beta_1 * x_1 + \beta_2 * x_2 + \ldots + \beta_n * x_n$

---

44 Die Anwendung einer Regressionsanalyse stellt einige Mindestanforderungen. Sowohl die abhängige als auch die unabhängige Variable sollten jeweils annähernd normal verteilt sein. Weiterhin sollte zumindest näherungsweise von einer Linearität der Beziehung zwischen der abhängigen und der unabhängigen Variable ausgegangen werden. Die Varianz der Verteilung der abhängigen Variablen sollte für alle Werte der unabhängigen Variablen konstant sein (sogenannte Homoskedastizität). Alle unabhängigen Variablen und deren Residuen sollten nicht untereinander korrelieren (vgl. Chiang 1984, Clayton/Hills 1993, Preston et al. 2001).

Im Rahmen der vorliegenden Analyse werden so zur Erklärung der abhängigen Variablen „Kinderzahl“ verschiedene unabhängige Parameter in die Untersuchungen einbezogen (vgl. Kap. 7.4.). Dies wurde mittels des gängigen Statistikauswertungsprogramm SPSS (Statistical Package for the Social Sciences), Version 14.0 vorgenommen.

### 6.2.2 Analyse der Mortalität

Sterblichkeitsanalysen beginnen häufig mit der Ermittlung der rohen Gesamtsterblichkeit eines Jahres. Dabei werden die registrierten Sterbefälle ($D_t$) auf die mittlere Wohnbevölkerung ($\varnothing P_t$) bezogen (Formel 6-8). Eine getrennte Kalkulation nach Geschlecht und Staatsangehörigkeit ist zumeist typisch. Das Maß wird als „rohe Sterberate“ ($d_t$) charakterisiert (Flaskämper 1962, Feichtinger 1973, Esenwein-Rothe 1982, Brückner 1993, Luy 2004).

*Formel 6-8:* $$d_t = \frac{D_t}{\varnothing P_t}$$

Diese Kennziffer ist ebenso wie die rohe Geburtenrate auch von altersstrukturellen Effekten abhängig. Um diese zu kontrollieren, muss die altersspezifische Sterberate ${}_nd_{x,t}$ eines Jahres ermittelt werden (Formel 6-9). Dabei werden alle Sterbefälle in einer Altersgruppe $x$ bis $x+n$ (${}_nD_{x,t}$) auf die mittlere Population dieser Altersgruppe $x$ bis $x+n$ ($\varnothing_n P_{x,t}$) bezogen.

*Formel 6-9:* $${}_nd_{x,t} = \frac{{}_nD_{x,t}}{\varnothing {}_nP_{x,t}} \quad \textit{für die Altersgruppe } x \textit{ bis } x+n$$

In komparativer Sichtweise ergibt sich daraus eine weitere Kennziffer: das „Relative Risiko“ (engl.: Relative Risk), welches vor allem zum Vergleich altersspezifischer Mortalitätsrisiken genutzt wird (Formel 6-10).[45]

*Formel 6-10:* $$RR_t = \frac{{}_nd_{x,t,i}}{{}_nd_{x,t,-i}}$$

45 Das Merkmal -i kann beispielsweise die Staatsangehörigkeit beschreiben (deutsch vs. nicht-deutsch). Tritt ein Wert von größer Eins auf, weist die Personengesamtheit mit Merkmal i ein höheres Sterberisiko als die Personengesamtheit mit Merkmal -i auf und vice versa.

Eine nicht durch altersstrukturelle Effekte beeinflusste Kennziffer stellt die direkt standardisierte Sterberate dar (Esenwein-Rothe 1982, Brückner 1993). Hierbei wird anstelle der konkreten Altersstruktur eine Standardbevölkerung verwendet, wie z.B. der Segi-Weltstandard bzw. der Osborne-Europastandard (Formel 6-11).[46]

*Formel 6-11:* $$d_{t,St} = \sum_{x=0}^{z} {}_{n}k_{x,t,St} * {}_{n}d_{x,t}$$

Ein Nachteil der (Alters-)Standardisierung ist die vergleichsweise komplexe Interpretation, weswegen häufig auf die standardisierte Mortalitätsrelation (SMR engl.: standardized mortality ratio) zurückgegriffen wird (Spiegelman 1955, Flaskämper 1962, Esenwein-Rothe 1982). Der Zähler verkörpert dabei die beobachteten Sterberisiken, während der Nenner die erwarteten Risiken beschreibt (Formel 6-12).

*Formel 6-12:* $$SMR_t = \frac{\sum_{x=0}^{z} {}_{n}k_{x,t} * {}_{n}d_{x,t} \quad = d_t}{\sum_{x=0}^{z} {}_{n}k_{x,t} * {}_{n}d_{x,t,St}}$$

Eine weitere Form der (Alters-)Standardisierung stellt das Sterbetafelkonzept dar, wobei in querschnitts- und längsschnittorientierte Sichtweise unterschieden wird. Kohortensterbetafeln beinhalten die Sterberisiken eines Geburtsjahrgangs, lassen sich jedoch erst nach Versterben des letzten Mitglieds der Kohorte erzeugen. Dagegen ist die Ermittlung periodenspezifischer Sterbetafeln möglich, sobald altersbezogene Sterbefälle und Bevölkerungszahlen eines Jahres bekannt sind. Daraus lassen sich die (mittlere) Lebenserwartung bei Geburt ($e_0$) bzw. die fernere Lebenserwartung im Alter $x$ ($e_x$) ableiten.[47] Der Vorteil dieser Kennziffer besteht darin, dass das gesamte Mortalitätsmuster einer Bevölkerung in einer Zahl subsumiert ist und durch die Standardisierung im Zeitverlauf und mit anderen Personengesamtheiten vergleichbar ist. Hinderlich wirkt sich die komplexe Interpretation aus: Wenn die altersbezogenen Sterberisiken des aktuellen Beobachtungszeitraums für mindestens 100 Jahre gleich bleiben, dann ist

---

46 Ist allerdings in einer betrachteten Altersklasse kein Sterbefall aufgetreten, muss auf die indirekte Standardisierung ausgewichen werden (vgl. Esenwein-Rothe 1982, Chiang 1984).

47 Der zugrunde gelegte Algorithmus ist in der Literatur nachzulesen (vgl. Flaskämper 1962, Spiegelman 1955, Feichtinger 1973, Pollard 1974, Esenwein-Rothe 1982, Chiang 1984, Preston et al. 2001).

die Lebenserwartung bei Geburt identisch mit dem in der Sterbetafel ermittelten $e_0$-Wert. Da sich Sterberisiken in viel kürzeren Zeitabständen verändern, wird dieser Wert lediglich als Momentaufnahme der Sterblichkeit verstanden.

Auch bei der Untersuchung der Sterblichkeit können Regressionsanalysen zusätzlich zu deskriptiven Analysen untersuchen, von welchen erklärenden (unabhängigen) Faktoren die zu erklärende (abhängige) Variable beeinflusst wird (Chiang 1984, Clayton/Hills 1993, Preston et al. 2001). Im Rahmen von Mortalitätsanalysen bietet sich das binäre logistische Regressionsmodell an (Breslow/Day 1987). Hierbei wird für die zu schätzende Variable nicht mehr die Wahrscheinlichkeit der Gruppenzugehörigkeit betrachtet, sondern das sogenannte Chancenverhältnis oder auch Odds-Ratio. Durch Logarithmieren des Chancenverhältnisses (=Logit) kann die abhängige Variable reelle Zahlenwerte annehmen (Formel 6-13). Aus den Regressionskoeffizienten $\beta_i$ können daraufhin Odds Ratios bzw. adjustierte Odds Ratios [$OR=exp(\beta_i)$] berechnet werden (Bender et al. 2007).

*Formel 6-13:*
$$ln\left[\frac{p(y=1)}{1-p(y=1)}\right] = \beta_0 + \beta_1 * x_1 + \beta_2 * x_2 + \ldots + \beta_n * x_n$$

Als Gütemaß wird in der Regel das Pseudo-$R^2$ von Nagelkerke angegeben, welches, ähnlich dem Bestimmtheitsmaß der linearen Regression, Aussagen zur erklärten Varianz macht. Ob sich aus den Schätzergebnissen tatsächlich Einflüsse ergeben, hängt von der Streuung der geschätzten Größen ab. Diese Information überprüft ein statistischer Test (sogenannter Wald-Test) mit der Nullhypothese, dass der Parameter keine Wirkung auf die abhängige Variable besitzt (Backhaus et al. 2000). Im Rahmen der vorliegenden Analyse werden so zur Erklärung der abhängigen dichotomen Variablen „Überlebensstatus" verschiedene unabhängige Parameter in die Untersuchung einbezogen (vgl. Kap. 8.3.). Dazu wurde das gängige Statistikauswertungsprogramm SPSS (Version 14.0) verwendet.

### 6.2.3 Berücksichtigung von Zufallseinflüssen

Analysen unter Berücksichtigung von Zufallseinflüssen sind vorzunehmen, wenn es möglich erscheint, dass beobachtete Differenzen durch statistische Zufälle verursacht wurden (Spiegelman 1955, Breslow/Day 1987, Clayton/Hills 1993). Etwaige Zufallseinflüsse sind in der vorliegenden Analyse vor allem dann relevant, wenn trotz einer eigentlich von Zufallseinflüssen unbeeinflussten Grundgesamtheit nur geringe Fallzahlen auftreten, z.B. bei Geburten bzw. Sterbefällen von Personen einzelner Staatsangehörigkeiten (Kap. 7.1.-7.3., 8.1.-8.3.). Daneben ist aber auch die üblicherweise in der empirischen Forschung abzielende Kontrolle von Zufallseffekten bei einer Stichprobe aus einer Grundgesamtheit (Backhaus et al. 2000, Preston et. al 2001) von Bedeutung (Kap. 7.4.).

Mit der Kalkulation von Konfidenzintervallen bzw. statistischen Tests ist es möglich, vermutete statistische Zufälligkeiten zu überprüfen (Chiang 1984, Breslow/Day 1987, Clayton/Hills 1993). Hierbei gilt auch für die Grundgesamtheit: Je weniger Beobachtungen (z.B. Geburten, Sterbefälle) und/oder je kleiner die Bevölkerung ist, die das Ereignis grundsätzlich betrifft, desto größer ist die statistische Unsicherheit der Analyse (Spiegelman 1955, Chiang 1984). Durch Zusammenfassen von Altersklassen bzw. des Untersuchungszeitraumes ist es möglich die statistische Unsicherheit zu reduzieren (Salzmann/Kohls 2006). Dies wird in der vorliegenden Analyse häufig angewendet (Kap. 7, 8).

Ein hypothetisches Beispiel soll die Notwendigkeit der Berücksichtigung von Zufallseinflüssen bei demographischen Ereignissen in einer Grundgesamtheit veranschaulichen. In einem Beobachtungszeitraum wird die Sterblichkeit der deutschen und ausländischen Bevölkerung verglichen. Dabei werden vier Sterbefälle von ausländischen und 500 Sterbefälle von deutschen Personen registriert, bei einer mittleren Jahrespopulation von 1.000 Ausländern und 100.000 Deutschen. Daraus ergibt sich ein relatives Sterblichkeitsrisiko ($RR_t$) von 0,8. Die ausländische Bevölkerung weist somit ein 20% geringeres Mortalitätsrisiko auf. Unter der Annahme, dass die Mortalität von zufälligen Begebenheiten bedingt ist, wäre es aber durchaus realistisch, dass in der Ausländerpopulation fünf Sterbefälle auftreten. Daraus würde ein $RR_t$ von 1,0 resultieren, Unterschiede wären nicht mehr feststellbar. Daher ist es aus methodischen Gründen sinnvoll, Konfidenzintervalle zu berechnen. Nach Woolf (1955) ergibt sich folgendes 95%-Konfidenzintervall:

$$0{,}29 < 0{,}8 < 2{,}14$$

In diesem hypothetischen Fall kann nicht ausgeschlossen werden, dass der gemessene Mortalitätsunterschied von statistischen Zufälligkeiten bedingt ist.

In der vorliegenden Arbeit (Kap. 7, 8) erfolgt die Berücksichtigung der statistischen Signifikanz unter Nutzung verschiedener Signifikanzniveaus. So beträgt die Irrtumswahrscheinlichkeit bei (***) weniger als 0,1%; bei (**) weniger als 1%; bei (*) weniger als 5% und bei (+) weniger als 10%.

# 7 Analysen zur Fertilität von Migrantinnen in Deutschland

Aufgrund der Datenverfügbarkeit und einheitlichen Methodik wurden Untersuchungen zur Fertilität von Migrantinnen in Deutschland häufig mittels amtlicher Statistik durchgeführt (Kap. 6.1.). Deshalb werden einführend Analysen auf der Basis dieser Statistik präsentiert (Kap. 7.1.). Es folgt eine Gegenüberstellung mit Erkenntnissen des Mikrozensus (Kap. 7.2.), der Rentenversicherung (Kap. 7.3.) sowie der Erhebung „Ausgewählter Migrantengruppen in Deutschland 2006/2007" (RAM) (Kap. 7.4.).

## 7.1 Amtliche Statistik

### 7.1.1 Migrantinnen insgesamt

Die Geburtenzahlen von deutschen Frauen nahmen seit den 1960er Jahren zunächst stark ab, infolgedessen bis Mitte der 1970er Jahre ein Tiefststand zu verzeichnen war. Anschließend konnte ein leichter Anstieg registriert werden, der bis zum Zeitpunkt der Wiedervereinigung anhielt. Danach gingen die Geburtenzahlen kontinuierlich bis auf etwa 434.000 Kindesgeburten im Jahr 2009 zurück. Im Vergleich dazu waren bei Frauen mit ausländischer Staatsangehörigkeit andere Entwicklungen zu beobachten. So nahmen die Lebendgeburten seit den 1960er Jahren enorm zu und erreichten Mitte der 1970er Jahre einen temporären Höchststand. Nach zwischenzeitlichem Absinken stiegen die Zahlen erneut an und waren im Jahr 2000 auf einem absoluten Höchstwert von knapp 125.000. Seitdem gingen die Werte stetig zurück und betragen im Jahr 2009 etwa 100.000 Lebendgeburten (Tab. 7-1). Auch mittels relativer Betrachtung (rohe Geburtenrate, allgemeine Fruchtbarkeitsrate) zeigen sich seit den 1970er Jahren bei Frauen mit ausländischer Staatsbürgerschaft fortwährend höhere Werte als bei deutschen Frauen. Es ist allerdings ein Trend erkennbar, dass die Unterschiede zwischen beiden Gruppen seit 1985 kontinuierlich zurückgehen (Tab. 7-1).

Um altersbezogene Verzerrungen auszugleichen, wurde zusätzlich die zusammengefasste Geburtenziffer (TFR) kalkuliert (Kap. 6.2.1.). Mitte der 1970er Jahre waren demzufolge die Unterschiede zwischen deutschen und ausländischen Frauen am größten. Die Geburtenhäufigkeit bei Deutschen blieb seitdem konstant bei etwa 1,3 Kindern je Frau. Dagegen veränderten sich die Werte für Ausländerinnen in recht kurzen Zeitabständen teilweise erheblich, gehen jedoch seit Ende der 1990er Jahre konstant zurück und liegen aktuell bei etwa 1,6 Kindern je Frau (Tab. 7-1, Abb. 7-1).

*Tab. 7-1: Ausgewählte Fertilitätskennziffern von Deutschen und Ausländerinnen, amtliche Statistik, 1961 – 2009*

| | 1961 | 1970 | 1975 | 1980 | 1985 | 1990 | 1995 | 2000 | 2005 | 2009 |
|---|---|---|---|---|---|---|---|---|---|---|
| *Lebendgeburten, $B_t$* | | | | | | | | | | |
| Deutsche | 1.004.921 | 754.028 | 493.690 | 527.481 | 520.753 | 625.116 | 561.044 | 530.970 | 449.518 | 433.622 |
| Ausländer | 7.766 | 56.658 | 106.708 | 93.051 | 65.312 | 101.969 | 120.237 | 124.701 | 110.504 | 99.758 |
| *Rohe Geburtenrate, $b_t$ je 1.000* | | | | | | | | | | |
| Deutsche | 18,1 | 12,9 | 8,5 | 9,2 | 9,2 | 10,8 | 9,5 | 8,7 | 7,2 | 7,0 |
| Ausländer | 11,3 | 20,7 | 26,8 | 21,1 | 14,7 | 19,5 | 17,3 | 17,8 | 15,9 | 14,6 |
| Dt. / Ausl. | 1,60 | 0,62 | 0,32 | 0,44 | 0,63 | 0,55 | 0,55 | 0,49 | 0,45 | 0,48 |
| *Allgemeine Fruchtbarkeitsrate, $g_t$ je 1.000* | | | | | | | | | | |
| Deutsche | 73,0 | 55,5 | 36,5 | 37,6 | 36,3 | 44,8 | 40,3 | 38,1 | 33,2 | 33,0 |
| Ausländer | 64,2 | 80,2 | 99,2 | 79,5 | 52,0 | 67,4 | 59,9 | 62,6 | 56,1 | 50,7 |
| Dt. / Ausl. | 1,14 | 0,69 | 0,37 | 0,47 | 0,70 | 0,66 | 0,67 | 0,61 | 0,59 | 0,65 |
| *Zusammengefasste Geburtenziffer, $TFR_t$ je Frau* | | | | | | | | | | |
| Deutsche | n.v. | 2,00 | 1,34 | 1,37 | 1,25 | 1,37 | 1,24 | 1,33 | 1,30 | 1,32 |
| Ausländer | n.v. | 2,11 | 2,65 | 2,36 | 1,67 | 2,17 | 1,81 | 1,87 | 1,69 | 1,59 |
| Dt. / Ausl. | n.v. | 0,95 | 0,50 | 0,58 | 0,75 | 0,63 | 0,69 | 0,71 | 0,77 | 0,83 |
| *Durchschnittliches Alter bei Geburt, $\varnothing x_t$, in Jahren* | | | | | | | | | | |
| Deutsche | n.v. | 27,3 | 26,9 | 26,7 | 27,5 | 28,4 | 29,6 | 30,3 | 30,6 | 30,8 |
| Ausländer | n.v. | 26,0 | 26,3 | 27,1 | 27,3 | 26,5 | 26,8 | 27,9 | 29,0 | 30,0 |
| Differenz | n.v. | 1,3 | 0,6 | -0,4 | 0,2 | 1,9 | 2,8 | 2,4 | 1,6 | 0,8 |

*Staatsangehörigkeit der Mutter.*
*1961-2000: früheres Bundesgebiet.*
*2001-2009: früheres Bundesgebiet ohne Berlin.*
*1961: Bestandszahlen der Volkszählung.*
*1970-2009: Bestandszahlen der Bevölkerungsfortschreibung.*
*n.v. = nicht verfügbar.*

*Quelle: Eigene Berechnungen mit Daten des Statistischen Bundesamts, verschiedene Jahrgänge.*

Die TFR unterliegt jedoch auch Beeinflussungen infolge Änderungen des mittleren Geburtenalters (Kap. 6.2.1.). So ist bei Deutschen eine konstante Zunahme seit den 1980er Jahren zu verzeichnen. Im Gegensatz dazu ist bei Frauen mit ausländischer Staatsangehörigkeit ein deutlicher Anstieg erst seit Mitte der 1990er Jahre festzustellen. Aktuell haben deutsche Frauen ein mittleres Gebäralter von 30,8 Jahren und ausländische Frauen von 30,0 Jahren (Tab. 7-1). In der Detailanalyse zeigt sich jedoch, dass die Altersstruktur im reproduktiven Alter bei Ausländerinnen und Deutschen erheblich verschieden ist (Schmid/Kohls

2009). Hier spiegelt sich auch die Struktur von Zuwanderungen wieder (Kap. 2.3.), dass z.B. der überwiegende Teil der Migration im jungen Erwachsenenalter (18 bis 25 Jahre) realisiert wird (Rühl 2009, BAMF 2011).[48]

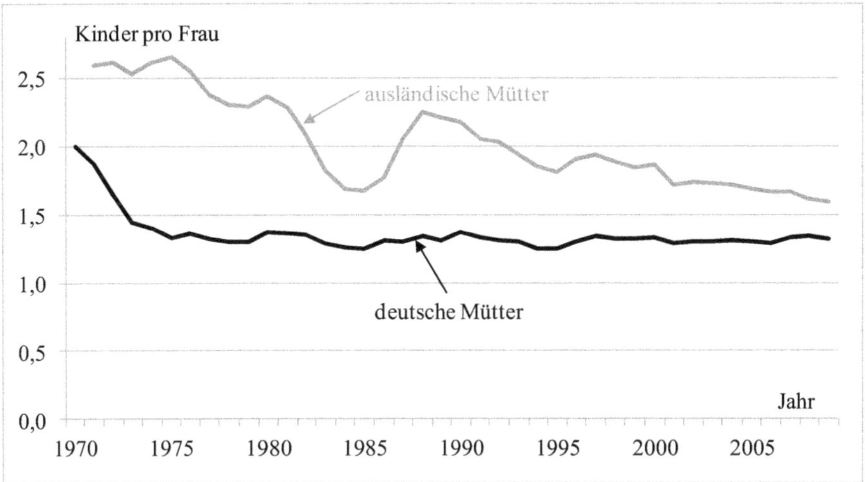


*Staatsangehörigkeit der Mutter.*
*1970-2000: früheres Bundesgebiet; 2001-2009: früheres Bundesgebiet ohne Berlin.*

*Quelle: Eigene Berechnungen mit Daten des Statistischen Bundesamts, verschiedene Jahrgänge.*

*Abb. 7-1: Geburtenhäufigkeit (TFR) von Deutschen und Ausländerinnen, amtliche Statistik, 1970 2009*

Weiterhin wird deutlich, dass sich die altersbezogenen Muster bei Deutschen und Ausländerinnen seit den 1970er Jahren entscheidend gewandelt haben (Abb. 7-2). 1971 zeigten deutsche und ausländische Frauen tendenziell ähnliche Ausprägungen. Typisch waren gleichermaßen stark zunehmende Raten in jüngeren Altersgruppen mit Maxima in der Altersklasse der 20 bis 25-Jährigen. Gleichwohl gab es Differenzen in der absoluten Ausprägung, sodass die ausländische Personengesamtheit in jedem Alter höhere Werte aufwies. Aktuell sind indessen erhebliche altersbezogene Differenzen zu konstatieren. So fällt der Anstieg der Raten in jüngeren Altersstufen bei ausländischen Frauen erheblich höher aus (Abb. 7-2). Darüber hinaus haben sich bei beiden Gruppen die Höchst-

48 Der Anteil ausländischer Frauen im Alter bis 20 Jahre ist kleiner als bei deutschen Frauen (Schmid/Kohls 2009). Dies bestimmt das mittlere Gebäralter bei Frauen mit ausländischer Staatsbürgerschaft dahingehend, dass dies überproportional von älteren Frauen beeinflusst wird. Daher ist eine komparative Analyse des mittleren Gebäralters bei Deutschen und Ausländerinnen nur begrenzt möglich.

werte gewandelt. Deutsche haben im Alter von 32 Jahren die Maximalwerte der Geburtenhäufigkeit, während dies bei Frauen mit ausländischer Staatsbürgerschaft bereits im Alter von 28 Jahren der Fall ist. In höheren Altersklassen weisen beide Personengruppen (etwa ab 36 Jahren) jedoch weitgehend deckungsgleiche Werte auf (Abb. 7-2).

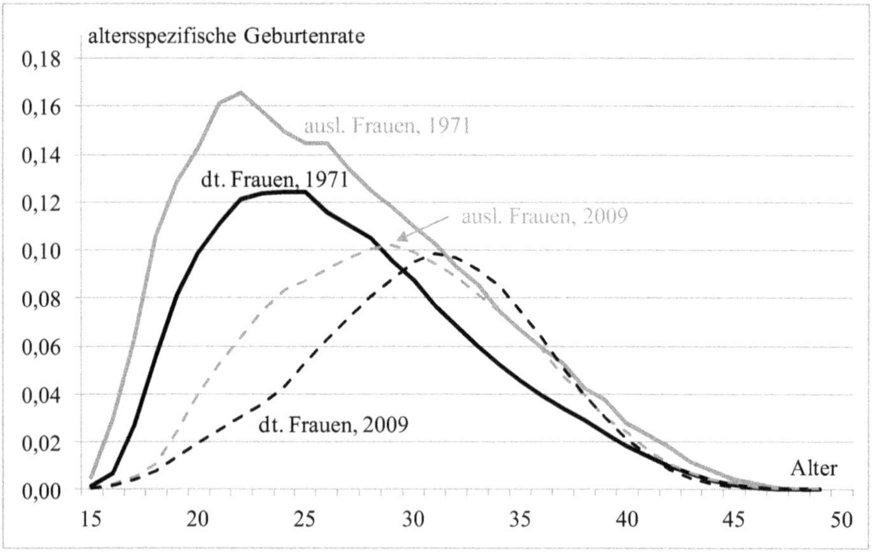


*Staatsangehörigkeit der Mutter.*
*1971: früheres Bundesgebiet; 2009: früheres Bundesgebiet ohne Berlin.*

*Quelle: Eigene Berechnungen mit Daten des Statistischen Bundesamts, verschiedene Jahrgänge.*

*Abb. 7-2: Altersbezogene Fertilität von Deutschen und Ausländerinnen, amtliche Statistik, 1971 und 2009*

## 7.1.2 Migrantinnengruppen

Mittels amtlicher Geburtenstatistik ist eine Analyse nach Staatsbürgerschaften möglich (Kap. 2.4., 6.1.). Die Voraussetzung zur Bildung von Kennziffern des generativen Verhaltens stellen häufig die Faktoren Alter, Geschlecht und Staatsangehörigkeit dar. Eine derartige Differenzierung liegt in der berücksichtigten Bezugsbevölkerung (Fortschreibung) jedoch nicht vor (Kap. 2.4.)[49], weswegen

49 Vereinzelt wurde deshalb das Ausländerzentralregister verwendet, in dem alters- und geschlechtsbezogene Bestandszahlen verfügbar waren (vgl. Höhn et al. 1990). Diese

nur Erkenntnisse zu Kindesgeburten, roher Geburtenrate und mittlerem Gebäralter präsentiert werden.

Von Frauen mit ausländischer Staatsbürgerschaft realisierte Kindesgeburten waren Anfang der 1960er Jahre eher selten, während seitdem aufgrund steigender Ausländerzahlen erheblich mehr Fälle registriert wurden (Tab. 7-1, 7-2). Zu Beginn der 1970er Jahre machten die Geburten von Frauen aus den früheren Anwerbeländern (Italien, Spanien, Griechenland) den größten Teil der Lebendgeburten von ausländischen Frauen aus (44%). Anschließend war eine konstante Abnahme dieser Geburten zu verzeichnen, weshalb deren Anteil bis zum Jahr 2009 auf etwa 7% zurückging (Tab. 7-2).

Dagegen war bei Geburten von Frauen mit türkischer Staatsangehörigkeit zunächst bis 1997 eine Zunahme auf fast 49.000 zu verzeichnen, deren Zahl sich jedoch bis zum aktuellen Zeitpunkt wieder halbierte (Tab. 7-2). Diese Entwicklung ist hauptsächlich durch zunehmende Naturalisationstendenzen von Frauen mit türkischem Migrationshintergrund bedingt. In der Gesamtschau zeigt sich weiterhin, dass Kindesgeburten von Frauen aus Europa (ohne Anwerbeländer)[50] im gesamten Zeitraum erheblich zugenommen haben. Dies ist vor allem den Frauen aus den Ländern des früheren jugoslawischen Staates geschuldet. Auch die Bedeutung von Geborenen aus den übrigen Kontinenten nahm zu, sodass die aufsummierten Anteile von Frauen aus amerikanischen, asiatischen und afrikanischen Ländern bis auf aktuell etwa 28% angestiegen sind (Tab. 7-2).

Die Höhe der Geburten wird strukturell auch von der Bestandspopulation in den reproduktiven Altersklassen (15 bis unter 50 Jahre) beeinflusst. Diese unterliegen bei der Migrantenpopulation aufgrund alters- und geschlechtsselektiver Zu- und Rückwanderungswellen einem stetigen Wandel (Kap. 2.2.), weswegen auch die Geburtenzahlen teilweise erheblich schwanken. Derartige strukturelle Differenzen können durch Verwendung relativer Kennziffern kontrolliert werden (Kap. 6.2.1.). So wird deutlich, dass die Geburtenhäufigkeit von Frauen aus den früheren Anwerbeländern von 1970 bis 2009 kontinuierlich abgenommen hat. Auch bei Türkinnen ist diese Tendenz feststellbar, obwohl die Geburtenzahlen erst seit den 1990er Jahren im Rückgang begriffen sind. Des Weiteren ist ebenfalls seit den 1990er Jahren die rohe Geburtenrate bei Asiatinnen und Amerikanerinnen auf relativ konstantem Niveau, während diese bei Afrikanerinnen seit dem Jahr 1995 stark zunimmt.

---

standen vor dem Jahr 2002 allerdings nur im Rahmen von Sonderauswertungen zur Verfügung.

50 Europäische Länder ohne Italien, Spanien, Griechenland und Türkei.

*Tab. 7-2: Lebendgeburten und rohe Geburtenhäufigkeit von Migrantinnengruppen, amtliche Statistik, 1961 – 2009*

| | 1961 | 1970 | 1980 | 1990 | 1995 | 2000 | 2005 | 2009 |
|---|---|---|---|---|---|---|---|---|
| *Lebendgeburten, $B_t$* | | | | | | | | |
| Türkei | 51 | 13.353 | 41.126 | 45.888 | 45.151 | 39.774 | 30.007 | 24.576 |
| Griechenland | 184 | 9.949 | 4.407 | 3.755 | 4.241 | 3.908 | 2.910 | 2.202 |
| Italien | 701 | 10.358 | 11.112 | 8.146 | 6.976 | 7.287 | 5.422 | 4.773 |
| Spanien | 171 | 4.744 | 2.396 | 1.409 | 1.320 | 1.447 | 1.300 | 1.266 |
| Restl. Europa | 3.356 | 15.624 | 22.862 | 23.237 | 40.381 | 44.668 | 46.880 | 45.544 |
| Afrika | 50 | 367 | 3.489 | 4.069 | 4.918 | 6.401 | 8.837 | 8.930 |
| Amerika | 373 | 817 | 1.953 | 3.060 | 3.449 | 4.143 | 4.289 | 4.118 |
| Asien | 139 | 1.014 | 5.058 | 11.023 | 14.841 | 19.533 | 20.325 | 17.852 |
| Sonstige | 644 | 447 | 705 | 1.450 | 2.385 | 2.842 | 2.359 | 2.405 |
| *Rohe Geburtenrate, $b_t$ je 1.000* | | | | | | | | |
| Türkei | 12,7 | 31,1 | 28,1 | 27,1 | 22,4 | 19,9 | 17,0 | 14,8 |
| Griechenland | 16,1 | 32,6 | 14,8 | 11,7 | 11,8 | 10,7 | 9,4 | 7,9 |
| Italien | 7,4 | 19,6 | 18,0 | 14,7 | 11,9 | 11,8 | 10,0 | 9,2 |
| Spanien | 17,8 | 19,8 | 13,3 | 10,4 | 10,0 | 11,2 | 12,1 | 12,2 |
| Restl. Europa | 14,3 | 18,2 | 16,4 | 13,3 | 14,3 | 16,3 | 17,7 | 16,4 |
| Afrika | 8,0 | 14,6 | 33,7 | 20,6 | 16,9 | 21,4 | 32,1 | 33,3 |
| Amerika | 20,1 | 12,7 | 17,2 | 21,2 | 18,8 | 19,4 | 20,6 | 19,1 |
| Asien | 9,9 | 18,5 | 23,1 | 23,3 | 21,1 | 23,2 | 24,6 | 21,9 |
| Sonstige | 5,8 | 4,7 | 11,5 | 20,0 | 31,2 | 33,5 | 33,2 | 35,1 |

*Staatsangehörigkeit der Mutter.*
*1961-1990: früheres Bundesgebiet.*
*2000-2009: Gesamtdeutschland.*
*1961, 1970: Bestandszahlen der Volkszählung.*
*1980-2009: Bestandszahlen des Ausländerzentralregisters, jeweiliger Gebietsstand.*

*Quelle: Eigene Berechnungen mit Daten des Statistischen Bundesamts, verschiedene Jahrgänge.*

Aufgrund zunehmend individualisierter Lebensentwürfe infolge Industrialisierung und Modernisierung kam es in zahlreichen Industriestaaten vermehrt zu Entkopplungstendenzen von Ehe und Geburt (Kap. 3). Daher nahm auch der Anteil von Geburten zu, die ohne aktuellen Trauschein geboren wurden (van de Kaa 1987, 2003). Bei Migrantinnen aus Ländern, in denen konservativ-religiöse Werte vorherrschen, ist dagegen zu vermuten, dass adoleszente Erfahrungen aus dem Herkunftskontextes das generative Verhalten auch im Herkunftsland bedingen (Kap. 3.2.2.) und Kinder daher mit höherer Wahrscheinlichkeit innerhalb einer Ehe geboren werden. In gruppenspezifischen Vergleichen zeigen wie erwartet Frauen aus der Türkei und Griechenland die niedrigsten Werte (Tab. 7-3). In diesen Ländern ist das generative Verhalten durch eine enge Kopplung von Ehe und Geburt und niedrigen Anteilen von nichtehelich Geborenen gekennzeichnet (Nauck 1987, 1993, Dietzel-Papakyriakou 1987). Ausgehend vom Mittelwert für alle Migrantinnengruppen haben Frauen aus Portugal, Italien und Spanien im Jahr 2009 überproportionale Werte. Diese sind für Frauen aus Spanien und Portugal geringer und für Italienerinnen etwas höher als im Herkunftskontext. Im Jahr 1960 kamen in Deutschland ca. 5% der Kinder außerhalb einer Ehe zur Welt, während dieser Anteil aktuell etwa 32% beträgt. Indes sind aber erhebliche Differenzen zwischen Ost- und Westdeutschland festzustellen.[51]

*Tab. 7-3: Nichtehelichenquote bei Migrantinnen, amtliche Statistik, 1975 – 2009*

| | 1975 | 1980 | 1985 | 1990 | 1995 | 2000 | 2005 | 2009 |
|---|---|---|---|---|---|---|---|---|
| Türkei | 2,2 | 2,6 | 3,2 | 2,6 | 2,9 | 5,2 | 5,9 | 7,3 |
| Griechenland | 1,9 | 2,3 | 4,1 | 4,5 | 4,9 | 7,8 | 10,7 | 15,6 |
| (Ex-)Jugoslawien | 9,2 | 8,2 | 12,1 | 17,5 | 21,0 | 21,9 | 18,0 | 23,2 |
| Italien | 3,0 | 4,7 | 7,8 | 11,7 | 13,1 | 15,5 | 20,9 | 26,7 |
| Spanien | 2,7 | 4,1 | 10,9 | 20,6 | 29,5 | 19,5 | 24,3 | 26,7 |
| Portugal | 3,0 | 3,8 | 9,8 | 12,1 | 14,7 | 16,7 | 22,5 | 26,6 |
| Sonstige | 13,0 | 11,2 | 15,3 | 16,4 | 18,3 | 14,4 | 18,9 | 21,7 |
| Gesamt | 4,2 | 4,9 | 7,6 | 8,4 | 11,2 | 12,7 | 15,6 | 18,9 |

*Staatsangehörigkeit der Mutter.*
*1975-1995: früheres Bundesgebiet.*
*2000-2009: Gesamtdeutschland.*

*Quelle: Eigene Berechnungen mit Daten des Statistischen Bundesamts, verschiedene Jahrgänge.*

## 7.1.3 Abgleich mit dem Ausländerzentralregister

Den bislang präsentierten Untersuchungen liegen Daten der amtlichen Statistik zugrunde. Infolge einer Vielzahl nicht registrierter Fortzüge über die Bundesgrenzen sind beachtliche Fehlschätzungen bei der Bestandszahl ausländischer Personen die Folge (Kap. 2.4.), die auch die gemessene Geburtenhäufigkeit ausländischer Frauen verzerren kann. Während die Statistik der Geburten annähernd korrekte Zahlen für ausländische Frauen wiedergibt (Kap. 2.4.2.), erzeugen die überhöhten Bestandszahlen (Kap. 2.4.1.) unterschätzte Werte des generativen Verhaltens. Anstelle der Fortschreibungsdaten können jedoch auch Bestandsdaten des Ausländerzentralregisters (AZR) berücksichtigt werden (Kap. 6.1.1.).

51 So wurden laut Geburtenstatistik in den ostdeutschen Bundesländern im Jahr 2009 etwa 61% der Geburten ohne Trauschein realisiert, während dies im früheren Bundesgebiet nur in 26,5% der Fälle beobachtet wurde.

Mittels AZR-Daten zeigen ausländische Frauen im Jahr 2004 eine rohe Geburtenhäufigkeit von 18,5 Lebendgeborenen je 1.000 Frauen, ca. 9% mehr als mittels Fortschreibungsdaten zu erwarten wäre (Tab. 7-4). Bis 2009 gingen die Werte leicht zurück, wobei auch die relative Differenz zwischen beiden verwendeten Datenquellen sich leicht auf etwa 7% reduzierte.

*Tab. 7-4: Ausgewählte Fertilitätskennziffern ausländischer Frauen, amtliche Statistik und AZR, 2004 – 2009*

| AZR | 2004 | 2005 | 2006 | 2007 | 2008 | 2009 |
|---|---|---|---|---|---|---|
| *Rohe Geburtenrate, $b_t$ je 1.000* | | | | | | |
| AZR | 18,5 | 18,2 | 17,9 | 17,8 | 17,1 | 16,6 |
| Amtliche Statistik | 17,0 | 16,8 | 16,6 | 16,6 | 16,0 | 15,6 |
| Relation | 1,09 | 1,08 | 1,08 | 1,08 | 1,07 | 1,07 |
| *Allgemeine Fruchtbarkeitsrate, $g_t$ je 1.000* | | | | | | |
| AZR | 60,9 | 59,3 | 57,7 | 57,1 | 54,6 | 52,7 |
| Amtliche Statistik | 56,8 | 55,5 | 54,4 | 53,9 | 51,8 | 50,4 |
| Relation | 1,07 | 1,07 | 1,06 | 1,06 | 1,05 | 1,05 |
| *Zusammengefasste Geburtenziffer, $TFR_t$ je Frau* | | | | | | |
| AZR | 1,83 | 1,78 | 1,75 | 1,75 | 1,69 | 1,65 |
| Amtliche Statistik | 1,71 | 1,68 | 1,66 | 1,66 | 1,61 | 1,58 |
| Relation | 1,07 | 1,06 | 1,06 | 1,05 | 1,05 | 1,04 |

*Staatsangehörigkeit der Mutter.*
*Gesamtdeutschland.*
*Geburten ausländischer Mütter aus der amtlichen Geburtenstatistik.*
*Bestandszahlen der ausländischen Bevölkerung aus dem Ausländerzentralregister.*

*Quelle: Eigene Berechnungen mit Daten der amtlichen Statistik und des AZR.*

Bei der Kalkulation der allgemeinen Fruchtbarkeitsrate zeigen sich ähnliche Tendenzen, wobei der Abstand zwischen den genutzten Daten generell etwas geringer ausfällt und bis 2009 auf ca. 5% abnimmt. Auch in der Berechnung der TFR wird die Fehlschätzung deutlich. Der Unterschied bei den genutzten Datengrundlagen beträgt zu Beginn des Untersuchungszeitraumes etwa 7% und sinkt bis zum Jahr 2009 stetig auf ca. 4%. So weisen ausländische Frauen mittels Fortschreibungszahlen eine zusammengefasste Geburtenziffer von 1,58 Kindern je Frau auf, während unter Berücksichtigung von AZR-Daten ein Wert von 1,65 Kindern je Frau konstatiert werden kann (Tab. 7-4).

## 7.2 Mikrozensus

Mittels Mikrozensus sind seit 2005 komparative Analysen von Personen mit und ohne Migrationshintergrund durchführbar. Zusätzlich wurde im Jahr 2008 die Zahl sämtlicher Lebendgeburten von Frauen im Alter von 15 bis 75 Jahren erfragt, wodurch retrospektive Aussagen zum generativen Verhalten ermöglicht wurden (Kap. 6.1.).[52]

### 7.2.1 Migrantinnen insgesamt

Im Jahr 2009 weisen in Deutschland ca. 7,8 Mio. Frauen einen Migrationshintergrund auf, was einen Anteil an der gesamten weiblichen Population von 18,7% ausmacht (Statistisches Bundesamt 2010a, BAMF 2011). Darunter besitzen etwa 70% eine eigene Wanderungserfahrung (5,4 Mio.), wobei 52% eine ausländische und 48% eine deutsche Staatsbürgerschaft haben.

Insgesamt ist zu erkennen, dass Frauen aus der deutschen Allgemeinbevölkerung häufiger ohne Kinder sind als Frauen mit Migrationshintergrund. So ist Kinderlosigkeit bei den 44- bis 48-jährigen Migrantinnen nur in 13% der Fälle zu bobachten. Im Vergleich dazu weist annähernd jede fünfte Frau ohne Migrationshintergrund dieses Phänomen auf (Tab. 7-5). Bei jüngeren Frauen sind noch deutlichere Unterschiede feststellbar, was unter anderem auch durch das höhere mittlere Gebäralter bei Frauen ohne Migrationshintergrund bedingt ist (Kap. 7.1.). Dagegen haben Frauen ohne Migrationshintergrund häufiger drei und mehr Kinder als die Population ohne Migrationshintergrund. Diese Unterschiede bilden sich auch in der mittleren Zahl der Kinder ab. So verwirklichen Frauen mit Migrationshintergrund im Durchschnitt etwa 1,9 Kinder je Frau, während Nicht-Migrantinnen ca. 1,5 Kinder pro Frau aufweisen (Tab. 7-5).

Eine weitergehende Schichtung der Daten nach derzeitigem Familienstand und Bildung macht Besonderheiten deutlich. So haben verheiratete Frauen durchschnittlich mehr Kinder als Unverheiratete (Tab. 7-5). Auch niedrig gebildete Frauen zeigen überdurchschnittliche Werte im Vergleich zu Höhergebildeten. Die Kombination beider Determinanten lässt eine erhebliche Bandbreite bei den durchschnittlichen Kinderzahlen erkennen. So weisen bei den 1965 bis 1969 Geborenen partnerlose und hochgebildete Frauen mit Migrationshintergrund lediglich 0,8 Kinder je Frau auf, während Verheiratete ohne jegliche Ausbildung durchschnittlich fast 2,4 Kinder je Frau verwirklichen. In der deutschen Allge-

52 Der Analyse liegen dabei Daten des Mikrozensus 2008 und Auswertungen des Statistischen Bundesamtes (2009b), BBMFI (2010b) und Dorbritz (2011) zugrunde.

meinbevölkerung ist ein derartiges Ausmaß von 0,6 bis 1,8 Kindern je Frau zu beobachten (Tab. 7-5). In den analysierten Jahrgängen sind indes noch weitere Geburten zu erwarten, waren diese bei Erhebung mit maximal 43 Jahren noch nicht am Ende ihrer reproduktiven Phase.

*Tab. 7-5: Verteilung der Kinderzahlen und mittlere Kinderzahl bei Frauen mit und ohne Migrationshintergrund, Mikrozensus 2008*

| Geburtsjahrgänge (Alter) | Anzahl Kinder | | | | Ohne Kind | Durchschnittliche Kinderzahl |
|---|---|---|---|---|---|---|
| | 1 | 2 | 3 | 4+ | | |
| | in % | | | | | |
| *Mit Migrationshintergrund* | | | | | | |
| 1970-1974 (34-38) | 23,0 | 36,9 | 15,7 | 7,0 | 17,4 | 1,72 |
| 1965-1969 (39-43) | 20,3 | 38,3 | 18,5 | 9,0 | 13,9 | 1,88 |
| Davon: verheiratet | 18,0 | 42,3 | 21,2 | 10,4 | 8,1 | 2,08 |
| Davon: verheiratet und ohne Abschluss | 11,1 | 35,8 | 27,3 | 19,0 | 6,7 | 2,41 |
| Davon: verheiratet und hohe Bildung | 30,6 | 41,6 | 12,3 | 3,0 | 12,5 | 1,63 |
| Davon: ohne Partner und hohe Bildung | 28,1 | 18,3 | 3,2 | 1,1 | 49,3 | 0,79 |
| 1960-1964 (44-48) | 20,6 | 39,6 | 16,9 | 10,2 | 12,6 | 1,91 |
| *Ohne Migrationshintergrund* | | | | | | |
| 1970-1974 (34-38) | 27,4 | 31,2 | 7,3 | 1,8 | 32,2 | 1,19 |
| 1965-1969 (39-43) | 26,1 | 36,0 | 10,3 | 3,0 | 24,6 | 1,41 |
| Davon: verheiratet | 25,6 | 45,7 | 13,3 | 3,4 | 12,1 | 1,70 |
| Davon: verheiratet und ohne Abschluss | 23,1 | 37,5 | 17,9 | 8,0 | 13,5 | 1,84 |
| Davon: verheiratet und hohe Bildung | 22,5 | 45,4 | 14,4 | 3,0 | 14,8 | 1,68 |
| Davon: ohne Partner und hohe Bildung | 19,3 | 12,8 | 2,6 | 0,5 | 64,8 | 0,55 |
| 1960-1964 (44-48) | 24,8 | 39,1 | 11,6 | 4,0 | 20,4 | 1,54 |

*Quelle: Dorbritz (2011): 8ff., eigene Zusammenstellung.*

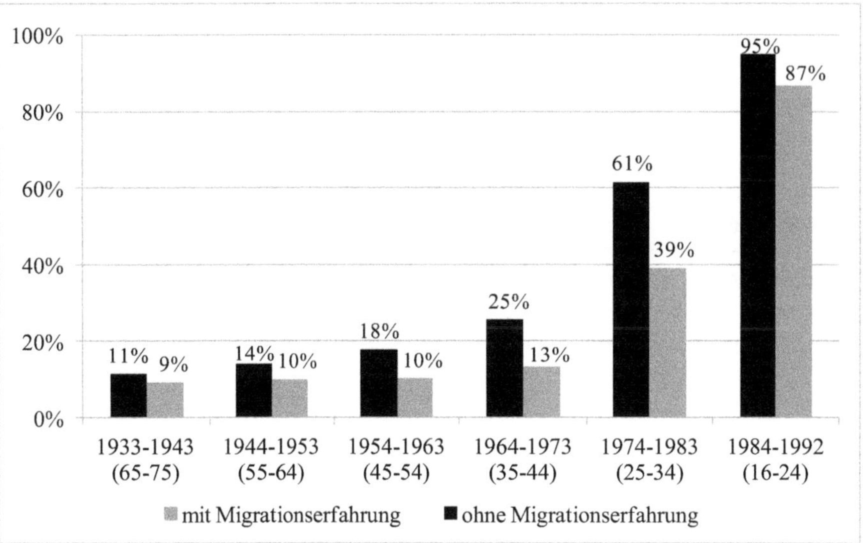


*Gesamtdeutschland; Mit Angabe zur Geburt von Kindern.*
*Ohne Migrationserfahrung: In Deutschland geboren.*
*Mit Migrationserfahrung: Im Ausland geboren und nach Deutschland zugewandert.*

*Quelle: Statistisches Bundesamt 2009b: 22, eigene Zusammenstellung.*

*Abb. 7-3: Anteil kinderloser Frauen bei Frauen mit und ohne Migrationserfahrung, Mikrozensus 2008*

Die Analyse nach Wanderungserfahrung weist nach, dass Migrantinnen mit Migrationserfahrung ebenfalls häufiger von Kinderlosigkeit betroffen sind als Frauen der Allgemeinpopulation (ohne Wanderungserfahrung). Die Unterschiede zwischen beiden Personengruppen waren ebenso bei jüngeren Kohorten größer. Bei zwischen 1933 und 1943 Geborenen gab es bei Zugewanderten 9% Kinderlose, während bei Einheimischen der Anteil 11% betrug. Bis zur Kohorte 1954 bis 1963 stieg diese Differenz auf 12%-Punkte (Abb. 7-3), wobei in diesen Jahrgängen noch weitere Kinder möglich sind. Ungleichheiten sind auch in der weiteren Paritätsverteilung festzustellen. Zugewanderte haben häufiger drei und mehr Kinder, jedoch mit geringerer Wahrscheinlichkeit nur ein Kind (Tab. 7-6, Tab. A-3). Diese Differenzen sind dadurch bedingt, dass Einheimische zunehmend seltener drei oder mehr Kinder bekommen, währenddessen bei Zugewanderten kaum Veränderungen bei Ein- bis Dreikinderfamilien aufgetreten sind.

*Tab. 7-6: Verteilung der Kinderzahlen und mittlere Kinderzahl bei Frauen mit und ohne Migrationserfahrung, Mikrozensus 2008*

| Geburtsjahrgänge (Alter) | Gesamt | Anzahl Kinder | | | | Ohne Kind | Durchschnittliche Kinderzahl |
|---|---|---|---|---|---|---|---|
| | | 1 | 2 | 3 | 4+ | | |
| | in 1.000 | in % | | | | | |
| *Mit Migrationserfahrung* | | | | | | | |
| 1984-1992 (16-24) | 527 | 9,7 | 3,2 | / | / | 86,5 | / |
| 1974-1983 (25-34) | 1.012 | 25,1 | 25,0 | 8,3 | 2,8 | 38,9 | 1,11 |
| 1964-1973 (35-44) | 1.039 | 21,7 | 37,5 | 18,0 | 8,9 | 13,9 | 1,87 |
| 1959-1963 (45-49) | 437 | 21,1 | 41,0 | 16,7 | 10,1 | 11,2 | 1,94 |
| 1954-1958 (50-54) | 401 | 20,0 | 39,2 | 19,0 | 11,0 | 11,0 | 2,00 |
| 1949-1953 (55-59) | 366 | 21,3 | 37,4 | 16,9 | 12,8 | 11,2 | 2,00 |
| 1944-1948 (60-64) | 251 | 22,7 | 36,7 | 15,9 | 15,1 | 9,2 | 2,06 |
| 1939-1943 (65-69) | 224 | 21,0 | 33,5 | 18,8 | 17,4 | 8,9 | 2,16 |
| 1933-1938 (70-75) | 197 | 18,8 | 31,0 | 19,3 | 20,8 | 9,6 | 2,24 |
| *Ohne Migrationserfahrung* | | | | | | | |
| 1984-1992 (16-24) | 3.611 | 4,2 | 0,7 | / | / | 95,0 | / |
| 1974-1983 (25-34) | 3.665 | 21,7 | 13,3 | 2,9 | 0,7 | 61,5 | 0,60 |
| 1964-1973 (35-44) | 4.788 | 26,3 | 34,9 | 9,5 | 2,7 | 26,6 | 1,36 |
| 1959-1963 (45-49) | 2.489 | 24,3 | 39,7 | 11,8 | 4,2 | 20,0 | 1,56 |
| 1954-1958 (50-54) | 2.194 | 25,0 | 40,2 | 12,9 | 4,3 | 17,7 | 1,62 |
| 1949-1953 (55-59) | 2.060 | 27,2 | 41,1 | 12,4 | 4,2 | 15,1 | 1,64 |
| 1944-1948 (60-64) | 1.729 | 27,1 | 40,4 | 14,0 | 5,5 | 13,2 | 1,72 |
| 1939-1943 (65-69) | 2.295 | 24,7 | 38,7 | 16,4 | 8,6 | 11,6 | 1,87 |
| 1933-1938 (70-75) | 2.416 | 22,5 | 34,9 | 18,2 | 13,0 | 11,5 | 2,00 |

*Gesamtdeutschland.*
*Mit Angabe zur Geburt von Kindern.*
*Ohne Migrationserfahrung: In Deutschland geboren.*
*Mit Migrationserfahrung: Im Ausland geboren und nach Deutschland zugewandert.*

*Quelle: Statistisches Bundesamt 2009b: Tab. 16, eigene Berechnungen.*

Dadurch sind ebenfalls Unterschiede bei der mittleren Kinderzahl pro Frau bedingt, wobei Einheimische ausnahmslos geringere Kinderzahlen haben. Hierbei ist wiederum zu beobachten, dass die Abstände zwischen den Gruppen bei später Geborenen abnahmen. Während der Unterschied bei den 1933 bis 1938 Geborenen nur 12% betrug, ist in der Kohorte 1959 bis 1963 eine Differenz von 24% zu erkennen. Dies kann mit dem überproportionalen Absinken der Geburtenhäufigkeit bei Einheimischen begründet werden. Bei dieser Personengruppe war in den Kohorten 1933/38 (2,0 Kinder je Frau) und 1959/63 (1,6 Kinder je Frau) eine Abnahme von etwa 28% zu verzeichnen, bei Zugewanderten nur um 15% (Tab. 7-6).

### 7.2.2 Migrantinnengruppen

In der gruppenspezifischen Analyse zeigen türkische Frauen erneut besondere Merkmale. Kinderlosigkeit ist bei Türkinnen mit Migrationserfahrung nur wenig verbreitet (12%), bei Eingebürgerten jedoch häufiger festzustellen (18%). Im Gegensatz dazu sind etwa 27% aller Frauen im Alter von 15 bis 75 Jahren ohne eigene Kinder. Auch Mehrkinderfamilien sind bei türkischen Frauen eher wahrscheinlich. Beinahe die Hälfte aller Türkinnen (46%) haben drei oder mehr Kinder, wohingegen dies bei sämtlichen Gruppen im Durchschnitt nur für jede vierte Frau zutrifft (24%). Auch bei Türkinnen nehmen aber bei später geborenen Jahrgängen die Kinderzahlen tendenziell ab (Tab. 7-7). Bei weiteren Gruppen mit Migrationserfahrung zeigen Frauen aus Polen und den Staaten Amerikas überdurchschnittliche Anteile von Kinderlosigkeit.

In den vergangenen Jahrzehnten haben viele Zugewanderte die deutsche Staatsbürgerschaft angenommen (Kap. 2.3.). Diese Menschen leben in der Regel zumeist länger im Zielland als Personen, die ihre ursprüngliche Staatsangehörigkeit beibehalten haben (BAMF 2011), weswegen vermutlich Unterschiede bei den Angleichungsprozessen zu Tage treten (Kap. 3.2.5.). So zeigen Frauen mit angenommener deutscher Staatsbürgerschaft tendenziell niedrigere Geburtenhäufigkeiten als Nicht-Eingebürgerte (Tab. 7-7). Zuwanderinnen mit beibehaltener türkischer Staatsbürgerschaft weisen etwa 2,4 Kinder je Frau auf, bei eingebürgerten Türkinnen sind durchschnittlich 2,1 Kinder je Frau zu verzeichnen. Die außerordentlich geringen Kinderzahlen bei zugewanderten Frauen aus Amerika (Eingebürgerte und Nicht-Eingebürgerte) sowie der Russischen Föderation und Rumänien sind vor allem durch die besonders junge Bevölkerungsstruktur bedingt. Eine weitergehende Schichtung nach der Region zeigt bei den Personengruppen mit und ohne Migrationshintergrund übereinstimmend, dass die Geburtenhäufigkeit in städtischen Quartieren niedriger als in Flächenländern ist (Tab. A-4).

*Tab. 7-7: Verteilung der Kinderzahlen und mittlere Kinderzahl nach Herkunftsländern, Frauen mit Migrationserfahrung, Mikrozensus 2008*

| (frühere) Staatsangehörigkeit | Gesamt | Anzahl Kinder | | | | Ohne Kind | Durchschnittliche Kinderzahl |
|---|---|---|---|---|---|---|---|
| | | 1 | 2 | 3 | 4+ | | |
| | in 1.000 | in % | | | | | |
| | | *Ausländerinnen* | | | | | |
| Gesamt | 2.461 | 20,7 | 28,9 | 13,8 | 9,9 | 26,7 | 1,61 |
| Europa | 1.929 | 20,0 | 30,3 | 14,8 | 10,1 | 24,7 | 1,66 |
| Italien | 138 | 14,7 | 34,9 | 17,8 | 10,1 | 21,7 | 1,79 |
| Polen | 166 | 26,5 | 29,0 | 8,0 | / | 34,6 | 1,16 |
| Kroatien | 106 | 25,7 | 33,7 | 12,9 | 6,9 | 21,8 | 1,60 |
| Russ. Föderation | 117 | 33,9 | 28,6 | 6,3 | / | 28,6 | 1,21 |
| Serbien | 106 | 16,8 | 28,7 | 16,8 | 13,9 | 22,8 | 1,82 |
| Türkei | 521 | 11,6 | 30,0 | 23,5 | 22,7 | 12,0 | 2,35 |
| Afrika | 89 | 23,0 | 20,7 | 12,6 | 14,9 | 28,7 | 1,64 |
| Amerika | 89 | 24,4 | 23,3 | 9,3 | / | 40,7 | 1,08 |
| Übrige Welt | 345 | 22,3 | 24,7 | 10,1 | 9,1 | 33,8 | 1,39 |
| | | *Deutsche* | | | | | |
| Gesamt | 2.187 | 20,7 | 32,5 | 13,3 | 6,8 | 26,7 | 1,54 |
| Europa | 1.409 | 21,4 | 33,8 | 13,0 | 6,5 | 25,2 | 1,55 |
| Polen | 345 | 24,8 | 35,5 | 9,7 | 3,9 | 26,1 | 1,41 |
| Rumänien | 136 | 28,0 | 33,3 | 9,1 | / | 25,8 | 1,38 |
| Russ. Föderation | 404 | 18,4 | 32,7 | 13,6 | 7,2 | 27,9 | 1,54 |
| Türkei | 157 | 12,9 | 29,9 | 23,8 | 15,0 | 18,4 | 2,06 |
| Afrika | 34 | 18,8 | 28,1 | 15,6 | / | 21,9 | 1,86 |
| Amerika | 24 | 26,1 | 34,8 | 4,3 | / | 30,4 | 1,27 |
| Übrige Welt | 375 | 17,6 | 31,0 | 14,2 | 7,8 | 29,3 | 1,54 |

*Gesamtdeutschland.*
*Mit Angabe zur Geburt von Kindern.*
*Im Ausland geboren und nach Deutschland zugewandert.*

*Quelle: Statistisches Bundesamt 2009b: Tab. 17, eigene Berechnungen.*

# 7.3 Gesetzliche Rentenversicherung

Seit 2004 ist die wissenschaftliche Nutzung prozessproduzierter Daten der gesetzlichen Rentenversicherung (GRV) möglich (Kap. 6.1.1.).[53] Zur Analyse des generativen Verhaltens eignet sich die Statistik der „Aktiv Versicherten" (Schmid/Kohls 2008).

53 Der Autor dankt besonders dem FDZ-RV, Standort Würzburg, für die stets hilfreiche Unterstützung und außerordentliche schnelle Bearbeitung von Anfragen.

In der aus der früheren Pflichtversichertenstatistik hervorgehenden „Aktiv Versicherten"-Statistik (Deutsche Rentenversicherung Bund 2009a) sind Personen gespeichert, für die im laufenden und/oder im vorhergehenden Beobachtungsjahr Versicherungszeiten angefallen sind. Personen, die keine versicherungspflichtige Erwerbstätigkeit ausüben, zählen somit nicht dazu. In der Analyse wurden Frauen im Alter von 15 bis 49 Jahren berücksichtigt, für die zwischen 2002 und 2008 rentenversicherungsrelevante Zeiten gemeldet wurden.[54] In einem Abgleich mit den Daten der Bevölkerungsstatistik zeigt sich, dass 2002 ca. 76% der einheimischen (14,8 Mio.) und 53% der ausländischen (1,3 Mio.) Population abgebildet werden (Tab. 7-8).[55] Die beachtliche Differenz ist durch die unterdurchschnittliche Erwerbsquote von Ausländerinnen bedingt, weshalb diese oft nicht in der Statistik erfasst werden. Bis 2008 ist vor allem bei Frauen mit ausländischer Staatsbürgerschaft eine Zunahme der Ausschöpfung auf etwa 72% festzustellen. Mittels Verwendung der AZR-Bestandszahlen erhöht sich dieser Anteil auf 75% (Tab. 7-8).

In der Analyseperiode (2002-2008) waren fast 4,3 Mio. Geburten zu verzeichnen, davon ca. 0,6 Mio. von Frauen mit ausländischer Staatsbürgerschaft. Während im Jahr 2002 damit lediglich 60% der Geburten in der amtlichen Geburtenstatistik abgebildet wurden, stieg dieser Anteil bis 2008 auf beinahe 90% (Tab. 7-8). Über die dahinterstehenden Faktoren können nur Mutmaßungen angestellt werden. Einerseits hat sich eventuell das Meldeverhalten derart gewandelt, dass Geburten zur Wahrung von Ansprüchen möglichst früh gespeichert werden. Andererseits ist es plausibel, dass Ausländerinnen vermehrt in Erwerbstätigkeit zu finden sind und daher eine Geburt zwangsläufig verzeichnet wird. Darauf weist z.B. die deutliche Zunahme von Frauen mit Versicherungszeiten um 0,5 Mio. auf 1,6 Mio. bis zum Jahr 2008 bei zugleich wenig Nettozuwanderung (Kap. 2.3.). hin. Bei deutschen Frauen lag die Ausschöpfung 2002 dagegen bereits bei 87% und stieg bis 2008 weiter auf ca. 97% an (Tab. 7-8).

54 Mittels sogenannter Fernrechenanfragen an das FDZ-RV Würzburg konnte der Gesamtdatensatz ausgewertet werden. Aufgrund von Nachmeldungen sind die Jahresbestandsdaten von aufeinanderfolgenden Datensätzen (z.B. 2002/04 und 2003/05) nicht identisch.

55 2006/08: 14,9 Mio. Frauen, davon etwa 1,6 Mio. mit ausländischer Staatsbürgerschaft.

*Tab. 7-8: Lebendgeburten und Bevölkerungsbestand in der amtlichen Statistik und GRV, Deutsche und Ausländerinnen 2002 – 2008*

| | 2002 | 2003 | 2004 | 2005 | 2006 | 2007 | 2008 |
|---|---|---|---|---|---|---|---|
| | | | *Staatsangehörigkeit: deutsch* | | | | |
| *Lebendgeburten, $B_t$* | | | | | | | |
| GRV | 518.900 | 512.732 | 525.310 | 519.887 | 530.342 | 539.041 | 548.923 |
| Amtliche Statistik | 595.188 | 582.311 | 581.123 | 563.466 | 552.055 | 564.669 | 567.070 |
| Ausschöpfung (in %) | 87,2 | 88,1 | 90,4 | 92,3 | 96,1 | 95,5 | 96,8 |
| *Weibliche Bevölkerung im Alter 15 bis 49, ${}_{35}P_{15}$, in Mio.* | | | | | | | |
| GRV | 13,32 | 13,56 | 13,48 | 13,50 | 13,40 | 13,38 | 13,32 |
| Amtliche Statistik | 17,48 | 17,43 | 17,36 | 17,27 | 17,12 | 16,94 | 16,73 |
| Ausschöpfung (in %) | 76,2 | 77,8 | 77,6 | 78,5 | 79,0 | 79,0 | 79,6 |
| | | | *Staatsangehörigkeit: ausländisch* | | | | |
| *Lebendgeburten, $B_t$* | | | | | | | |
| GRV | 70.187 | 71.438 | 75.060 | 83.487 | 101.425 | 104.427 | 102.741 |
| Amtliche Statistik | 124.062 | 124.410 | 124.499 | 122.329 | 120.669 | 120.193 | 115.444 |
| Ausschöpfung (in %) | 56,6 | 57,4 | 60,3 | 68,2 | 84,1 | 86,9 | 89,0 |
| *Weibliche Bevölkerung im Alter 15 bis 49, ${}_{35}P_{15}$, in Mio.* | | | | | | | |
| GRV | 1,14 | 1,18 | 1,22 | 1,37 | 1,41 | 1,50 | 1,59 |
| Amtliche Statistik | 2,16 | 2,19 | 2,19 | 2,22 | 2,22 | 2,23 | 2,22 |
| Ausschöpfung (in %) | 52,7 | 54,1 | 55,7 | 63,3 | 67,2 | 67,3 | 71,6 |
| Zum Vgl.: AZR | / | / | 2,04 | 2,08 | 2,10 | 2,11 | 2,12 |
| Ausschöpfung (in %) | / | / | 59,9 | 67,4 | 71,2 | 71,0 | 75,0 |

*Staatsangehörigkeit der Mutter.*

*Quelle: Eigene Berechnungen mit Daten der amtlichen Statistik sowie der GRV, SUFAKVS04XVSBB-SUFAKVS08XVSBB.*

### 7.3.1 Migrantinnen insgesamt

In der Betrachtung der relativen Kennziffer allgemeine Fruchtbarkeitsrate zeigt sich, dass 2002/04 Frauen mit deutscher Staatsbürgerschaft eine 35%-ig geringere Geburtenhäufigkeit als Ausländerinnen aufweisen (Tab. 7-9). Bei der altersstrukturbereinigten TFR zeigt sich ebenfalls, dass Deutsche mit etwa 1,3 Kindern je Frau wesentlich weniger Kinder bekommen als Frauen mit ausländischer Staatsangehörigkeit (1,6 Kinder je Frau). Seit 2002 nahm bei beiden Personengruppen die Fertilität zu. Am Ende des Analysezeitraumes weisen Deutsche etwa 1,5 Kinder je Frau und Ausländerinnen rund 2,0 Kinder je Frau auf. Hinsichtlich des mittleren Gebäralters bestehen ebenfalls Differenzen. Im Zeitraum 2002/2004 bekamen Deutsche ihre Kinder mit 30,5 Jahren, während ausländische Frauen dies mit 29,6 Jahren etwas früher realisierten (Tab. 7-9).

Auch unter Verwendung der GRV-Daten ist ersichtlich, dass hinsichtlich altersbezogener Geburtenhäufigkeit Differenzen zwischen der deutschen Allgemeinbevölkerung und Ausländerinnen existieren, die vor allem im frühen Lebensalter zu Tage treten (Abb. 7-4). Während in der Altersklasse von 21 bis 23 Jahren bei der ausländischen Personengesamtheit annähernd doppelt so hohe Werte auftreten, sind in höheren Altersstufen eher ähnliche oder sogar niedrigere Werte (Alter 32 bis 36) festzustellen. In der Gegenüberstellung mit Ergebnissen auf der Grundlage der amtlichen Statistik (Kap. 7.1.) werden Differenzen deutlich. Bei den Frauen mit deutscher und ausländischer Staatsbürgerschaft gleichermaßen sind in der GRV vor allem in jungen Altersklassen niedrigere altersbezogene Geburtenhäufigkeiten festzustellen (Abb. 7-4).

*Tab. 7-9: Ausgewählte Kennziffern des generativen Verhaltens deutscher und ausländischer Frauen, GRV, 2002 – 2008*

| | 2002-2004 | 2003-2005 | 2004-2006 | 2005-2007 | 2006-2008 |
|---|---|---|---|---|---|
| *Lebendgeburten, $B_t$, in 1.000* | | | | | |
| Deutsche | 1.545 | 1.550 | 1.568 | 1.583 | 1.618 |
| Ausländer | 214 | 226 | 259 | 288 | 309 |
| *Allgemeine Fruchtbarkeitsrate, $g_t$ je 1.000* | | | | | |
| Deutsche | 38,3 | 38,1 | 38,7 | 38,4 | 41,2 |
| Ausländer | 58,8 | 58,8 | 62,9 | 64,9 | 64,7 |
| Dt. / Ausl. | 0,65 | 0,65 | 0,62 | 0,59 | 0,64 |
| *Zusammengefasste Geburtenziffer, $TFR_t$, je Frau* | | | | | |
| Deutsche | 1,31 | 1,33 | 1,36 | 1,39 | 1,49 |
| Ausländer | 1,63 | 1,67 | 1,77 | 1,87 | 1,96 |
| Dt. / Ausl. | 0,80 | 0,80 | 0,77 | 0,74 | 0,76 |
| *Durchschnittliches Alter bei Geburt, $\varnothing x_t$, in Jahren* | | | | | |
| Deutsche | 30,5 | 30,6 | 30,6 | 30,7 | 30,9 |
| Ausländer | 29,6 | 29,6 | 29,6 | 29,8 | 29,8 |
| Differenz | 0,9 | 1,0 | 1,0 | 0,9 | 1,1 |

*Staatsangehörigkeit der Mutter.*

*Quelle: Eigene Berechnungen mit GRV-Daten, SUFAKVS04XVSBB-SUFAKVS08XVSBB.*

Die geringeren Werte in der GRV können damit begründet werden, dass Frauen häufig im Rahmen ihrer Ausbildungs- oder Studienzeit zuziehen und zumeist zwischen 18 und 25 Jahre alt sind. Infolge rechtlicher Bestimmungen dürfen z.B. Drittstaatsangehörige jedoch in der Regel keiner Erwerbstätigkeit nachkommen[56] und sind daher nicht in den GRV-Daten gespeichert. Darüber

56 Vgl. Kreienbrink/Rühl (2007), Milewski (2007) und BAMF (2011).

hinaus kann es auch vorkommen, dass eine Anrechnung rentenversicherungsrelevanter Zeiten (z.B. infolge Kindererziehung) nicht bekannt ist. Diese Geburten gehen jedoch in die amtliche Statistik ein, weswegen es hinsichtlich der ermittelten Geburtenhäufigkeit im Vergleich zu GRV-Daten zu einer Abweichung kommt. Die Diskrepanzen in höheren Altersstufen gehen vor allem auf die fehlende Einbeziehung von Auslandsgeburten in der amtlichen Statistik zurück, die eine geringere Geburtenhäufigkeit im Vergleich zu den GRV-Daten bedingen.

In Periodenvergleichen wird deutlich, dass im Zeitraum 2006/08 die Differenzen zwischen GRV und amtlicher Statistik größer als 2002/04 waren (Abb. A-5). Dies ist durch die schneller zunehmenden Ausschöpfungsquoten (GRV zu amtliche Statistik) bei Lebendgeborenen im Vergleich zu den Bestandszahlen bedingt (Tab. 7-8). Dadurch haben in den GRV-Daten im Gegensatz zur amtlichen Statistik weniger Frauen ungefähr dieselbe Zahl von Kindern geboren, was zwangsläufig eine höhere gemessene Fertilität zur Folge hat.

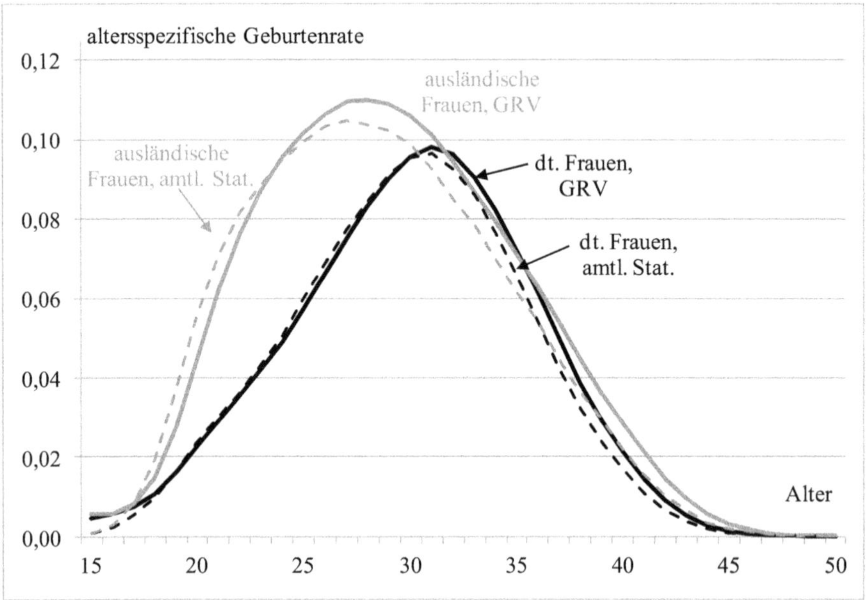


*Gesamtdeutschland, Staatsangehörigkeit der Mutter.*

*Quelle: Eigene Berechnungen mit Daten der amtlichen Statistik sowie der GRV, SUFAKVS04XVSBB- SUFAKVS08XVSBB.*

*Abb. 7-4: Altersbezogene Fertilität in der amtlichen Statistik und GRV, Deutsche und Ausländerinnen, 2002 – 2008*

## 7.3.2 Migrantinnengruppen

Gruppenspezifische Analysen sind mittels GRV-Daten ebenfalls durchführbar (Kap. 6.1.1.). Es wird neben den Türkinnen nach Frauen aus Staaten des früheren Jugoslawiens[57] sowie aus den einstigen „Anwerbeländern" Südeuropas[58] differenziert. Weiterhin wird nach Frauen aus ausgewählten Nachbarstaaten Deutschlands[59] sowie Personen aus dem weiteren Europa[60] unterschieden. Frauen aus Amerika, Afrika, Asien sowie den übrigen Ländern der Welt[61] kommen hinzu.

Frauen türkischer Herkunft weisen im Zeitraum von 2002 bis 2008 fast 80.000 Geburten auf. Dies sind zwar lediglich ca. 4% aller verzeichneten Lebendgeborenen in der GRV, aber etwa 30% der Geburten von ausländischen Müttern (Tab. 7-10, Tab. A-6). Bei Frauen mit afrikanischem Hintergrund fand in der Analyseperiode fast eine Verdopplung der Lebendgeburten statt, was auch anhand der Kennziffern allgemeine Fruchtbarkeitsrate und TFR nachgewiesen werden konnte. So ist von 2002/04 bis 2006/08 ein Anstieg der TFR von ca. 2,2 auf etwa 3,0 Geburten pro Frau zu festzuhalten (Tab. 7-10). Auch bei Frauen mit türkischer Staatsbürgerschaft nahmen die Geburtenzahlen und Häufigkeiten zu, wobei dieser geringer als bei Frauen mit afrikanischer bzw. ehemals jugoslawischer Staatsbürgerschaft ausfällt. Amerikanische Frauen sowie Mütter aus den einstigen Anwerbeländern zeigen indes deutlich niedrigere Geburtenzahlen. Frauen aus ausgewählten Nachbarländern weisen hierbei geringere Geburtenhäufigkeiten als deutsche Frauen auf (Tab. 7-10, Tab. A-6).

Eine komparative Analyse mit Ergebnissen aus der amtlichen Statistik zeigt, dass die ermittelten Werte der GRV ab 2006 überhöht sind (Tab. 7-1). So ist in den GRV-Daten selbst die TFR der einheimischen Population mit 1,45 wesentlich höher als in den Daten der amtlichen Statistik (1,32). Dies ist ebenfalls durch die bei Lebendgeburten im Vergleich zu den Bestandszahlen stärker zunehmenden Ausschöpfungsquoten bedingt (Kap. 7.3.2.). Ein weiterer Unterschied zeigt sich beim durchschnittlichen Gebäralter: Frauen aus Ländern des ehemaligen Jugoslawien verwirklichen ihre Kinderwünsche eher früh im Lebenslauf, während Staatsbürgerinnen aus den Umkreisländern Deutschlands dies später verwirklichen (Tab. 7-10). Es fällt auf, dass Afrikanerinnen annähernd

57 Bosnien-Herzegowina, Kroatien, Slowenien, Serbien, Montenegro, ehemaliges Serbien-Montenegro, Mazedonien sowie die einstige jugoslawische Staatsbürgerschaft.

58 Spanien, Italien, Griechenland, Portugal.

59 Belgien, Dänemark, Frankreich, Luxemburg, Niederlande, Österreich, Liechtenstein, Schweiz.

60 Alle weiteren europäischen Staaten ohne Türkei.

61 Australien/Ozeanien, Staatenlose sowie Fälle ohne Angaben bzw. ungeklärt.

gleich spät ihre Kinderwünsche realisieren wie Deutsche. Dies ist vermutlich dadurch bedingt, dass Zuwanderinnen häufig schon im Herkunftskontext ihren ersten Nachwuchs bekommen haben und im Aufnahmeland oft zweite oder spätere Kinder geboren werden. Dies erhöht dann in der Folge auch das mittlere Geburtenalter der entsprechenden Migrantengruppe (Kap. 7.1.).

*Tab. 7-10: Fertilitätskennziffern bei Migrantengruppen, GRV, 2002 – 2008*

| Nachbarländer Dtl. | Türkei | (Ex) Jugosl. | ehem. Anwerbeländer | restl. Europa | Afrika | Amerika | Asien | restl. Welt | zum Vgl.: Deutsche |
|---|---|---|---|---|---|---|---|---|---|
| | | | | 2002 - 2004 | | | | | |
| *Lebendgeburten, $B_t$* | | | | | | | | | |
| 9.975 | 69.250 | 24.452 | 23.060 | 35.065 | 10.905 | 5.966 | 26.654 | 8.068 | 1.544.847 |
| *Allgemeine Fruchtbarkeitsrate, $g_t$ je 1.000* | | | | | | | | | |
| 36,9 | 69,9 | 59,3 | 43,9 | 52,7 | 85,0 | 62,5 | 68,3 | 46,6 | 38,3 |
| *Zusammengefasste Geburtenziffer, $TFR_t$ je Frau* | | | | | | | | | |
| 1,07 | 1,84 | 1,65 | 1,30 | 1,37 | 2,23 | 1,69 | 1,94 | 1,68 | 1,31 |
| *Durchschnittliches Alter bei Geburt, $\varnothing x_t$, in Jahren* | | | | | | | | | |
| 31,8 | 28,8 | 28,9 | 30,1 | 29,9 | 30,8 | 31,1 | 29,9 | 29,2 | 30,5 |
| | | | | 2004 - 2006 | | | | | |
| *Lebendgeburten, $B_t$* | | | | | | | | | |
| 10.455 | 78.336 | 30.086 | 22.786 | 45.779 | 16.618 | 7.181 | 36.950 | 11.185 | 1.568.238 |
| *Allgemeine Fruchtbarkeitsrate, $g_t$ je 1.000* | | | | | | | | | |
| 39,9 | 70,6 | 67,9 | 43,9 | 55,7 | 101,1 | 65,9 | 72,8 | 60,5 | 38,7 |
| *Zusammengefasste Geburtenziffer, $TFR_t$ je Frau* | | | | | | | | | |
| 1,21 | 1,94 | 1,91 | 1,37 | 1,43 | 2,64 | 1,81 | 2,04 | 2,09 | 1,36 |
| *Durchschnittliches Alter bei Geburt, $\varnothing x_t$, in Jahren* | | | | | | | | | |
| 32,0 | 29,0 | 28,8 | 30,2 | 30,0 | 30,6 | 31,3 | 29,8 | 29,3 | 30,6 |
| | | | | 2006 - 2008 | | | | | |
| *Lebendgeburten, $B_t$* | | | | | | | | | |
| 11.359 | 86.964 | 36.653 | 22.604 | 59.382 | 22.704 | 8.905 | 47.705 | 12.317 | 1.618.306 |
| *Allgemeine Fruchtbarkeitsrate, $g_t$ je 1.000* | | | | | | | | | |
| 43,6 | 72,3 | 75,6 | 43,9 | 62,7 | 115,6 | 71,5 | 80,1 | 63,7 | 39,9 |
| *Zusammengefasste Geburtenziffer, $TFR_t$ je Frau* | | | | | | | | | |
| 1,38 | 2,14 | 2,26 | 1,45 | 1,69 | 3,13 | 2,00 | 2,33 | 2,18 | 1,45 |
| *Durchschnittliches Alter bei Geburt, $\varnothing x_t$, in Jahren* | | | | | | | | | |
| 32,0 | 29,1 | 28,6 | 30,5 | 29,7 | 30,4 | 31,4 | 29,8 | 29,7 | 30,8 |

*Staatsangehörigkeit der Mutter.*

*Quelle: Eigene Berechnungen mit Daten der amtlichen Statistik sowie der GRV, SUFAKVS04XVSBB- SUFAKVS08XVSBB.*

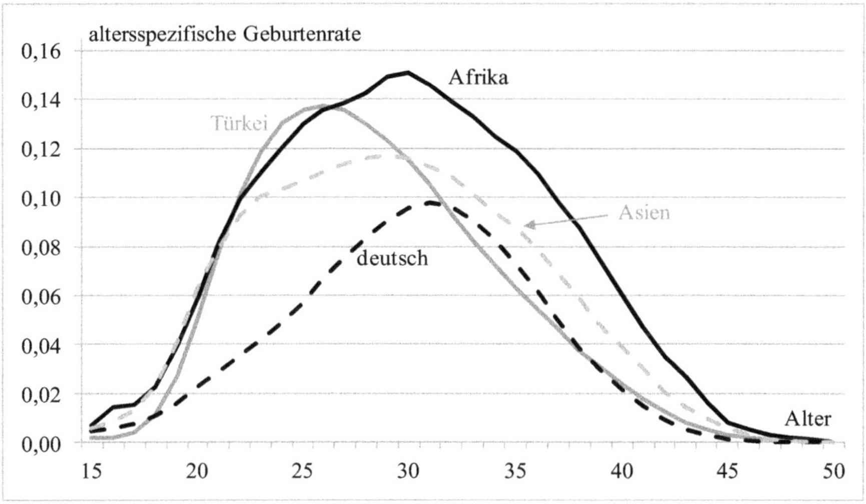


*Abb. 7-5: Altersbezogene Fertilität bei Migrantengruppen (Türkei, Afrika, Asien), GRV, 2002 – 2008*

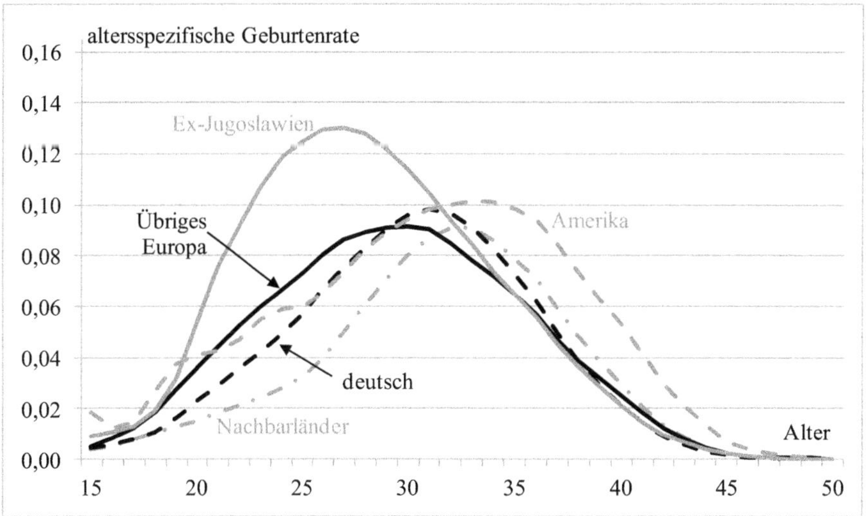


*Beide Abb.: Staatsangehörigkeit der Mutter.*

*Quelle: Eigene Berechnungen mit Daten der amtlichen Statistik sowie des FDZ-RV, SUFAKVS04XVSBB- SUFAKVS08XVSBB.*

*Abb. 7-6: Altersbezogene Fertilität bei Migrantengruppen (Ex-Jugoslawien, Nachbarländer Deutschlands, restliches Europa, Amerika), GRV, 2002 – 2008*

In der altersbezogenen Analyse zeigt sich, dass Frauen türkischer Herkunft in jüngeren Altersklassen (Alter 22 bis 26) die höchsten Geburtenhäufigkeiten besitzen (Abb. 7-5). In mittleren Altersgruppen haben dagegen Afrikanerinnen noch höhere Fertilitätsraten, die im Vergleich zu Deutschen in jedem Alter höhere Werte aufweisen. Frauen asiatischer Herkunft haben zwar auch höhere Werte als Deutsche, jedoch deutlich niedrigere Häufigkeiten als afrikanische Frauen. Für Frauen aus Amerika sind dagegen ältere Fertilitätsmuster mit altersbezogenen Höchstwerten bei den 34- und 35-Jährigen zu konstatieren (Abb. 7-6). Darüber hinaus zeigen Frauen aus den Ländern des direkten Umfeldes Deutschlands in jungen Jahren besonders niedrige Geburtenraten, die erheblich geringer als bei der deutschen Allgemeinbevölkerung sind.

### 7.3.3 Abgleich mit dem Ausländerzentralregister

Es gibt Hinweise, dass die anhand von GRV-Daten ermittelten Geburtenhäufigkeiten von Frauen ausländischer Herkunft verzerrt sind. Daher wird nachfolgend ein Abgleich mit Daten des AZR durchgeführt (vgl. Kap. 7.1.3.). Hierbei werden die kalkulierten Ausschöpfungszahlen für Geborene und Bestandszahlen einbezogen (Tab. 7-8), um möglichst realistische Werte der Geburtenhäufigkeiten zu erhalten. Insgesamt ist festzustellen, dass am Anfang des Beobachtungszeitraumes (2002 bis 2005) die Fehlschätzung der TFR bei Frauen mit ausländischer Herkunft noch gering war, jedoch zum Ende des Analysezeitraumes eine deutliche Überschätzung der Geburtenhäufigkeit (+17%) sichtbar wurde. Nach Abgleich mit AZR-Bestandsdaten lag die zusammengefasste Geburtenhäufigkeit bei Ausländerinnen demzufolge stets zwischen 1,6 und 1,7 Kindern je Frau (Tab. 7-11).

Eine gruppenspezifische Schätzung ist mittels der vereinfachenden Annahme identischer Ausschöpfungsquoten bei sämtlichen Gruppen möglich. Hierbei sind ebenso bedeutende Fehlschätzungen für den Zeitraum 2006/08 ersichtlich, wobei Frauen aus Afrika (2,6 Kinder je Frau) die höchsten Werte zeigen. Im Vergleich zur mittleren TFR der gesamten weiblichen ausländischen Personengesamtheit weisen Frauen aus Asien (2,0), den Staaten des einstigen Jugoslawiens (1,9) sowie der Türkei (1,8) überproportionale Geburtenhäufigkeiten auf. Geringere Werte finden sich bei Frauen aus den weiteren Staaten Europas (1,4), den früheren Anwerbeländern (1,2) und den deutschen Nachbarstaaten (1,2). Detaillierte altersbezogene Werte sind im Anhang nachzulesen (Tab. A-7).

*Tab. 7-11: Abschätzung der TFR mit Daten der GRV, amtliche Statistik und AZR, Ausländerinnen, 2002 – 2008*

| | 2002-2004 | 2003-2005 | 2004-2006 | 2005-2007 | 2006-2008 |
|---|---|---|---|---|---|
| *Zusammengefasste Geburtenziffer, $TFR_t$ je Frau* | | | | | |
| GRV, vor Anpassung | 1,63 | 1,67 | 1,77 | 1,87 | 1,96 |
| GRV, nach Anpassung | 1,72 | 1,65 | 1,64 | 1,60 | 1,68 |

*Tab. 7-12: Abschätzung der TFR mit Daten der GRV, amtliche Statistik und AZR, Migrantengruppen, 2006 – 2008*

| Nachbarländer Dtl. | Türkei | (Ex) Jugosl. | ehem. Anwerbeländer | restl. Europa | Afrika | Amerika | Asien | restl. Welt | Ausl., Gesamt |
|---|---|---|---|---|---|---|---|---|---|
| *Zusammengefasste Geburtenziffer, $TFR_t$ je Frau* | | | | | | | | | |
| GRV, vor Anpassung | | | | | | | | | |
| 1,38 | 2,14 | 2,26 | 1,45 | 1,69 | 3,13 | 2,00 | 2,33 | 2,18 | 1,96 |
| GRV, nach Anpassung | | | | | | | | | |
| 1,16 | 1,80 | 1,93 | 1,22 | 1,42 | 2,62 | 1,67 | 1,97 | 1,77 | 1,68 |

*Beide Tab.: Staatsangehörigkeit der Mutter, Geburten ausländischer Mütter aus GRV. Bestandszahlen der ausländischen Bevölkerung aus AZR; Ausschöpfungsquoten aus Tab. 7-8.*

*Quelle: Eigene Berechnungen mit Daten des AZR sowie der GRV, SUFAKVS04XVSBB-SUFAKVS08XVSBB.*

# 7.4 Befragung ausgewählter Migrantengruppen (RAM 2006/2007)

Neben Daten aus Verwaltung und Registern werden häufig Umfragedaten für wissenschaftliche Untersuchungen herangezogen, weil damit aufgrund der Variablenvielfalt erklärende Analysen möglich sind (Kap. 6.1.). Hier bietet sich z.B. die Repräsentativbefragung „Ausgewählter Migrantengruppen in Deutschland 2006/2007" (RAM) an.[62] Im Rahmen der Befragung wurden fast 4.600 Personen interviewt, darunter 49% Frauen. Etwa ein Drittel der Befragten haben einen türkischen, 19% einen polnischen, 14% einen griechischen und 13% einen italienischen Pass. Weitere 21% weisen eine Staatsangehörigkeit aus den Ländern

62 Die nachfolgende Betrachtung beruht auf zugrundeliegenden Auswertungen von Babka von Gostomski (2008, 2010) sowie Schmid/Kohls (2009, 2010).

des einstigen Jugoslawiens auf.[63] Nachfolgend wird im Unterschied zu bisherigen Analysen die abgeschlossene Fertilität (CFR) examiniert (Kap. 6.2.1.). Weil dafür die reproduktive Phase beendet sein sollte, wurden nur die weiblichen Kohorten der 1965 und später Geborenen berücksichtigt.

### 7.4.1 Kinderzahl, Kinderlosigkeit, mittleres Gebäralter

Es zeigt sich, dass Frauen türkischer Herkunft nach Abschluss ihrer reproduktiven Lebenszeit im Mittel etwa 3,5 Geburten je Frau bekommen (Tab. 7-13). Frauen aus Italien haben dagegen mit 2,3 Kindern pro Frau, ebenso wie Mütter aus Italien, Griechenland (beide 2,1) und Polen (1,5) deutlich niedrigere Geburtenhäufigkeiten. Der Kohortenvergleich offenbart bei später Geborenen tendenziell zurückgehende Kinderzahlen. In der absoluten Betrachtung ist der Rückgang bei Frauen türkischer Herkunft am größten. Wurden bei den Jahrgängen 1940 und früher noch etwa 4,2 Kinder je Frau verwirklicht, sind bei Frauen der Kohorten der 1961 bis 1965 Geborenen nur mehr 2,9 Geburten pro Frau zu beobachten (Tab. 7-13). Dies stellt eine relative Verminderung um etwa 30% dar. Nur polnische Frauen weisen niedrigere Geburtenhäufigkeiten als die deutsche Allgemeinbevölkerung auf, wenn man von einer durchschnittlichen Kinderzahl von etwa 2,0 je Frau für die Jahrgänge 1934 bis 1944 ausgeht (Kreyenfeld/Mika 2006, Statistisches Bundesamt 2009b).

In der Analyse nach Kindesgeburten im Herkunfts- bzw. Zielkontext spiegeln sich deutlich die unterschiedlichen Wanderungswellen und daraus hervorgehende differentielle Aufenthaltszeiten der Migrantengruppen wider. Generell verwirklichten vor allem ältere Kohorten den überwiegenden Teil ihrer Lebendgeburten noch im Herkunftsland (Tab. 7-13). Die gruppenspezifische Untersuchung hinsichtlich Paritätsverteilung bestätigt bisherige Analysen, dass Mehrkinderfamilien häufiger bei Frauen mit türkischer Staatsbürgerschaft zu finden sind. Dagegen sind kinderlose Frauen in dieser Personengruppe eher selten (4%), während Frauen aus Italien, Griechenland (je 8%), Ex-Jugoslawien (10%) und Polen (13%) häufiger ohne Kinder bleiben. Die Kinderlosigkeit bei Deutschen der Jahrgänge 1931 bis 1951 lag im Vergleich bei etwa 14% (Kreyenfeld/Mika 2006, Statistisches Bundesamt 2009b).

---

63 Die Grundgesamtheit von RAM stellen Personen dar, die zum 30.06.2006 (Stichtag) im AZR gespeichert waren, eine oder mehrere nicht-deutsche Staatsbürgerschaften aufweisen und bereits mindestens 12 Monate in Deutschland ihren Wohnsitz hatten. Bei den Interviews stellte sich heraus, dass in der Zeit zwischen Stichtag und Interviewzeitpunkt (12/2006 bis 04/2007) bereits rund 3% der Befragten die deutsche Staatsangehörigkeit angenommen hatten (Babka von Gostomski 2008, 2010).

*Tab. 7-13: CFR nach Herkunftsland, Geburtsjahrgang, Verteilung der Kinderzahlen und mittleres Gebäralter, RAM 2006/2007*

| | Türkei | (Ex-) Jugoslawien | Italien | Griechenland | Polen |
|---|---|---|---|---|---|
| CFR, je Frau | 3,47 | 2,09 | 2,27 | 2,07 | 1,53 |
| Fallzahl (ungewichtet) | 286 | 222 | 144 | 158 | 148 |
| *Nach Geburtsjahrgang (n=958)* | | | | | |
| 1940 und älter | 4,21 | 2,64 | 2,50 | 2,21 | (1,77) |
| 1941-1950 | 3,70 | 2,13 | 2,38 | 1,93 | 1,45 |
| 1951-1960 | 3,17 | 1,97 | 2,46 | 2,12 | 1,61 |
| 1961-1965 | 2,92 | 1,77 | 1,79 | 2,08 | 1,38 |
| *Davon im Herkunftsland (n=958)* | | | | | |
| 1940 und älter | 3,23 | 2,04 | 1,38 | 1,11 | (1,58) |
| 1941-1950 | 2,27 | 1,24 | 0,51 | 0,75 | 1,23 |
| 1951-1960 | 1,08 | 0,86 | 0,45 | 0,74 | 1,05 |
| 1961-1965 | 0,49 | 0,86 | 0,47 | 1,05 | 0,87 |
| *Verteilung der Kinderzahl (in %) (n=958)* | | | | | |
| Keine Kinder | 3,7 | 10,3 | 7,6 | 7,7 | 12,9 |
| 1 Kind | 4,5 | 22,4 | 9,9 | 15,4 | 35,7 |
| 2 Kinder | 17,1 | 42,6 | 42,7 | 46,2 | 38,6 |
| 3 Kinder | 30,0 | 12,2 | 28,2 | 25,3 | 10,0 |
| 4 und mehr Kinder | 44,8 | 12,5 | 11,5 | 5,5 | 2,9 |
| *Durchschnittliches Alter bei Geburt des ... (in Jahren)* | | | | | |
| 1. Kindes (n=875) | 22,3 | 24,3 | 24,5 | 23,8 | 26,5 |
| 2. Kindes (n=723) | 24,9 | 27,8 | 27,5 | 26,6 | 28,1 |
| 3. Kindes (n=380) | 28,2 | 29,0 | 30,9 | 29,8 | 31,5 |

*Nur Migrantinnen der Geburtsjahrgänge 1965 und älter.*
*Fallzahl jeweils ungewichtet.*
*Zahlen in Klammern beruhen auf weniger als 10 Personen (ungewichtet).*

*Quelle: Eigene Berechnungen nach Babka von Gostomski 2008, 2010, Schmid/Kohls 2008, 2009.*

Das mittlere Geburtenalter ist jeweils bei Frauen türkischer Herkunft am niedrigsten. Durchschnittlich war bei Türkinnen die erste Geburt etwa im 22. Lebensjahr zu beobachten, während Polinnen dieses Ereignis durchschnittlich 4 Jahre später stattfinden lassen (Tab. 7-13). Die Differenz zur zweiten Geburt ist bei Frauen aus den Staaten des einstigen Jugoslawiens am höchsten (3,5 Jahre), wobei der Abstand zum dritten Kind mit etwas mehr als einem Jahr unterdurchschnittlich ist. Andere Migrantinnengruppen lassen sich etwa 3 Jahre Zeit, falls nach der zweiten noch eine dritte Geburt folgt.

## 7.4.2 Partnerwahl, Bildungs- und Berufsabschluss

In weiteren Zusammenhangsanalysen wurde zunächst der Einfluss der Partnerwahl auf die endgültige Kinderzahl analysiert. So sind bei Vorhandensein eines deutschen Lebenspartners infolge gesteigerten Kontakts Angleichungstendenzen an die Normen und Werte der Allgemeinbevölkerung zu vermuten (Kap. 3.2.5.). Diese Verknüpfung ist bei allen Gruppen zu beobachten, ausgenommen Frauen mit polnischer Herkunft (Tab. 7-14). Frauen aus Ex-Jugoslawien zeigen den eindeutigsten Zusammenhang: Im Falle eines deutschen Partners sind die Kinderzahlen um 38% niedriger als ohne deutschen Lebenspartner. Türkinnen weisen nur in 6% der Fälle einen deutschen Partner auf. Und diese stellen vermutlich zum Großteil Eingebürgerte mit türkischem Migrationshintergrund dar, weswegen der Rückgang der Geburtenhäufigkeit infolge eines einheimischen Partners auch vergleichsweise niedrig ausfällt. Frauen mit polnischem Migrationshintergrund haben dagegen sehr häufig einen deutschen Partner (64%), weil vermutlich der überwiegende Teil zugewanderter Polinnen aufgrund Heiratsmigration nach Deutschland kam und somit eher familien- und kinderorientiert waren (Nauck 2007). Damit kann auch der eher geburtenerhöhende Effekt einer deutschen Partnerschaft bei Polinnen begründet werden.

Bildungsbezogene Faktoren und damit verbundene Einkommensbedingungen beeinflussen ferner das generative Verhalten. In Deutschland neigen höhergebildete Frauen mit höherer Wahrscheinlichkeit zur Kinderlosigkeit und niedrigeren Kinderzahlen als weniger Gebildete (Statistisches Bundesamt 2009b). Derartige Zusammenhänge sind auch bei Zugewanderten zu erkennen (Tab. 7-14). Frauen mit ausländischer Staatsbürgerschaft und weniger als 9 Schuljahren haben eine höhere Geburtenhäufigkeit als dieselbe Personengruppe mit mehr Schulzeit. Frauen türkischer Herkunft zeigen erneut die höchsten durchschnittlichen Kinderzahlen. Bei zusätzlicher Schichtung nach dem Berufsabschluss sind annähernd gleichlaufende Zusammenhänge evident (Tab. 7-14). So geht ein fehlender Berufsabschluss im Vergleich zu höheren Ausbildungsständen mit einer gesteigerten Geburtenhäufigkeit einher.

Bei Frauen aus früheren sozialistischen Ländern (Polen, Ex-Jugoslawien) sind jedoch keine eindeutigen Tendenzen zu erkennen. So haben diese Frauen mit weiterführenden Ausbildungen sogar geringfügig höhere Kinderzahlen als Frauen mit mittleren Ausbildungszeiten (Schulzeit 9 bis 12 Jahre, abgeschlossene Lehre). Damit werden Studien bekräftigt, in denen bei Müttern aus den neuen Bundesländern der fertilitätssenkende Einfluss einer höheren (Aus-)Bildung nicht konstatiert werden konnte (Klein/Lauterbach 1994, Huinink 1995).

*Tab. 7-14: CFR nach Herkunftsland und Einflussfaktoren, RAM 2006/2007*

| | Türkei | (Ex-) Jugoslawien | Italien | Griechenland | Polen |
|---|---|---|---|---|---|
| *Eigene Nationalität und Nationalität des Partners (n=748)* | | | | | |
| Nicht-deutsch, deutsch (Anteil in %) | 3,07 (06,1) | 1,42 (18,9) | 1,79 (17,2) | 1,92 (13,3) | 1,54 (64,2) |
| Nicht-deutsch, nicht-deutsch (Anteil in %) | 3,49 (93,9) | 2,26 (81,1) | 2,50 (82,8) | 2,12 (86,7) | 1,47 (35,8) |
| *Jahre des Schulbesuchs (n=900)* | | | | | |
| Weniger als 9 Jahre | 3,36 | 2,25 | 2,54 | 2,05 | 1,85 |
| 9 bis 12 Jahre | 2,71 | 1,54 | 1,76 | 2,24 | 1,43 |
| Mehr als 12 Jahre | (.) | 1,69 | 1,67 | (1,54) | 1,52 |
| *Berufsabschluss (n=937)* | | | | | |
| Keinen Abschluss | 3,51 | 2,26 | 2,38 | 2,14 | 1,47 |
| Lehre | 2,94 | 1,57 | 1,95 | 1,65 | 1,67 |
| Andere Abschlüsse | (.) | 1,68 | 1,46 | 1,73 | 1,53 |
| *Zugehörigkeit zu einer Glaubens- bzw. Religionsgemeinschaft (n=947)* | | | | | |
| Katholisch | (.) | 1,71 | 2,18 | (2,73) | 1,54 |
| Orthodox | (.) | 2,10 | (.) | 2,04 | (.) |
| Muslimisch | 3,49 | 3,08 | (.) | (2,35) | (.) |
| Sonstige/keine | 3,43 | 1,44 | 3,19 | (.) | 1,51 |
| *Religiosität (Selbsteinstufung) (n=955)* | | | | | |
| Eher religiös | 3,57 | 2,17 | 2,22 | 2,09 | 1,57 |
| Teils / teils | 3,43 | 2,05 | 2,26 | 2,13 | 1,38 |
| Weniger religiös | 2,54 | 1,90 | 2,56 | 1,89 | 1,62 |
| *Verbundenheitsgefühl mit dem Herkunftsland (n=958)* | | | | | |
| Sehr stark | 3,50 | 1,97 | 2,23 | 2,16 | 1,49 |
| Stark | 3,81 | 2,06 | 2,15 | 2,06 | 1,48 |
| Teils / teils | 2,99 | 2,19 | 2,27 | 2,05 | 1,64 |
| Wenig bis gar nicht | 3,57 | 2,17 | 2,68 | 1,79 | 1,55 |
| *Verbundenheitsgefühl mit Deutschland (n=961)* | | | | | |
| Sehr stark | 2,75 | 2,06 | 1,67 | 1,59 | 1,32 |
| Stark | 3,08 | 2,05 | 2,06 | 1,68 | 1,44 |
| Teils / teils | 3,12 | 1,63 | 2,42 | 1,79 | 1,18 |
| Wenig bis gar nicht | 3,72 | (1,71) | (1,77) | (1,15) | (2,14) |
| *Sprachkenntnisse des Herkunftslandes (n=958)* | | | | | |
| Sehr gut | 3,23 | 1,95 | 2,22 | 2,08 | 1,47 |
| Gut | 3,28 | 2,38 | 2,65 | 2,14 | 2,21 |
| Eher wenig | 4,33 | 2,42 | (1,43) | 1,72 | (.) |
| *Deutsche Sprachkenntnisse (n=958)* | | | | | |
| Sehr gut | 2,39 | 1,84 | 1,66 | 1,70 | 1,55 |
| Gut | 3,13 | 1,94 | 2,51 | 2,12 | 1,46 |
| Eher wenig | 3,66 | 2,47 | 2,54 | 2,17 | 1,59 |

*Nur Migrantinnen der Geburtsjahrgänge 1965 und älter. Fallzahl jeweils ungewichtet.*
*Zahlen in Klammern beruhen auf weniger als 10 Personen (ungewichtet).*
*Punkte in Klammern beruhen auf weniger als 5 Personen (ungewichtet).*

*Quelle: Eigene Berechnungen nach Babka von Gostomski 2008, 2010, Schmid/Kohls 2008, 2009.*

### 7.4.3 Konfession, Verbundenheit, Sprachkenntnisse

Kulturbezogene Faktoren üben ebenso Einfluss auf die Normen und Werte eines Individuums aus, zumeist bereits in der Adoleszenzphase des Geburtsstaates (Kap. 3.2.2.). Hierbei sind vor allem eine konfessionelle Zugehörigkeit und damit verbundene religionsbezogene Einstellungen von Bedeutung, die kennzeichnende Muster des generativen Verhaltens zur Folge haben können (Westoff/Frejka 2007). Bei in Deutschland lebenden Migrantinnen ist die Verknüpfung von Konfession und Herkunftskontext recht deutlich (Tab. 7-14). Entsprechend den herkunftsbezogenen Glaubensmustern sind annähernd alle befragten Türkinnen muslimischen Glaubens. Frauen aus Italien und Polen fühlen sich dagegen überwiegend der katholischen sowie Griechinnen mehrheitlich der orthodoxen Kirche zugehörig. Im Unterschied dazu zeigen Migrantinnen aus den Staaten des einstigen Jugoslawiens eine gewisse Glaubensvielfalt, die auf die verschiedenen Konfessionen der früheren Staatengemeinschaft zurückgeht. Muslimische Türkinnen weisen mit 3,5 Kindern je Frau die höchste Fertilität auf, aber auch ex-jugoslawische Muslima (3,1) besitzen überproportionale Werte. Dagegen zeigen Frauen aus den Staaten des einstigen Jugoslawiens mit einem anderen Glaubensbekenntnis geringere durchschnittliche Kinderzahlen (katholisch: 1,7; orthodox: 2,1). Es gibt indes häufig Differenzen zwischen Konfession und religiösen Einstellungen, weswegen vertiefende Untersuchungen hinsichtlich individuell eingeschätzter Religiosität durchgeführt wurden (Tab. 7-14). Demzufolge nehmen vor allem bei Frauen türkischer und ex-jugoslawischer Herkunft die Geburtenhäufigkeiten mit steigender Religiosität zu. Dagegen ist diese Korrelation bei den weiteren Gruppen nicht eindeutig festzustellen.

Migrantinnen sind den Bedingungen und Gefügen des Aufnahmekontextes ausgesetzt, was in der Regel früher oder später zu Anpassungstendenzen führt (Kap. 3.2.5.). Daraus hervorgehende Integrationsaspekte bedingen ebenso die Fertilität von Zugewanderten (Nauck 1988, 2007). Aspekte der identifikatorischen Integration (Esser 1980, 2008, Haug 2002) können mittels der Frage nach der Verbundenheit mit dem Herkunfts- bzw. Zielkontext abgebildet werden. Die Analyse zeigt zunächst, dass hinsichtlich der herkunftsbezogenem Verbundenheit keine eindeutigen Auswirkungen auf die durchschnittlichen Kinderzahlen zu erwarten sind (Tab. 7-14). Im Gegensatz dazu weisen Migrantinnen mit (sehr) starker Verbundenheit zum Zielkontext eine durchschnittlich geringere Geburtenhäufigkeit als Frauen mit geringerer Verbundenheit auf, was vorliegende Erkenntnisse teilweise bekräftigt (Nauck 1988, 2007).

Die sprachbezogene Integration ist ein weiterer bedeutender Aspekt im Zusammenhang mit Angleichungsprozessen (Esser 1980, 2008, Haug 2002). Unter Verwendung der RAM-Daten kann kein statistischer Zusammenhang zwischen

Sprachkenntnissen des Herkunftskontextes und durchschnittlichen Kinderzahlen gefunden werden (Tab. 7-14). Im Vergleich dazu bedingen zunehmende Sprachkenntnisse des Herkunftskontextes niedrigere Kinderzahlen. Türkinnen mit hervorragenden Kenntnissen der deutschen Sprache haben eine etwa 35% niedrigere Geburtenhäufigkeit als Frauen gleicher Herkunft, aber niedrigeren Sprachkenntnissen. Diese Entwicklung kann auch bei anderen Gruppen, ausgenommen Frauen mit polnischer Staatsbürgerschaft, festgestellt werden.

### 7.4.4 Multivariate Analysen

Mittels regressionsanalytischen Verfahren können die eingangs untersuchten Determinanten des generativen Verhaltens (endgültige Kinderzahl) gleichzeitig einer Analyse unterworfen werden, womit Interdependenzen und Wechselwirkungen erkennbar sind (Kap. 6.2.1.). In Modellblock 1 werden die eingangs dargelegten Untersuchungen bekräftigt, dass Frauen mit türkischer Herkunft die höchsten Geburtenhäufigkeiten (Referenz: polnische Frauen) aufweisen. Auch zeigen später Geborene tendenziell niedrigere durchschnittliche Kinderzahlen. Die Aufenthaltszeit entfaltet unter Kontrolle von Kohortenzugehörigkeit und Staatsbürgerschaft keine Wirkungen (Tab. 7-15).

Modellblock 2 widmet sich den Einflüssen der Existenz eines deutschen Partners sowie bereits vor der Migration Geborenen auf die Geburtenhäufigkeit. Die endgültige Kinderzahl wird demnach durch bereits im Herkunftskontext Geborene signifikant gesteigert, während ein deutscher Lebenspartner eher niedrigere Kinderzahlen bedingt. Durch die Aufnahme der beiden Faktoren geht die in Modell 1 beobachtete Wirkung der Kohortenzugehörigkeit gegen Null, weil starke Interaktionseffekte mit dem Faktor „Kinder im Ausland geboren“ auftreten. Dagegen bleiben die Effekte der ausländischen Staatsbürgerschaft bestehen. Bildungsbezogene Faktoren stehen in Modellblock 3 im Fokus. So sind wie in den einführenden Untersuchungen geringere Ausbildungsstände mit erhöhten Geburtenhäufigkeiten verbunden.

Weiterhin zeigen konfessionell gebundene Muslime deutlich erhöhte durchschnittliche Kinderzahlen (Modellblock 4). Auch die in deskriptiven Analysen festgestellte mit erhöhter selbsteingeschätzter Religiosität verknüpfte höhere Geburtenhäufigkeit zeigt sich hier. Wenngleich dieser Faktor dafür sorgt, dass der Aspekt der Staatsbürgerschaft bei Frauen aus der Türkei und Ex-Jugoslawien annähernd verschwindet.

*Tab. 7-15: Determinanten der Kinderzahl von Migrantinnen, Multiple lineare Regression (Blockeinschluss), RAM 2006/2007*

| | Modell 1 | | Modell 2 | | Modell 3 | | Modell 4 | | Modell 5 | | Modell 6 | |
|---|---|---|---|---|---|---|---|---|---|---|---|---|
| | Beta | Sig. | Beta | Sig. | Beta | Sig. | Beta | Sig. | Beta | Sig. | Beta | Sig |
| *Staatsangehörigkeit (Ref.: Polen)* | | | | | | | | | | | | |
| Türkei | 0,60 | *** | 0,52 | *** | 0,47 | *** | 0,15 | | 0,48 | *** | 0,07 | |
| (Ex-)Jugoslawien | 0,18 | ** | 0,12 | + | 0,11 | | 0,04 | | 0,14 | * | -0,05 | |
| Italien | 0,20 | *** | 0,21 | *** | 0,17 | ** | 0,17 | ** | 0,17 | ** | 0,16 | * |
| Griechenland | 0,12 | * | 0,10 | * | 0,09 | + | 0,03 | | 0,07 | | 0,01 | |
| *Geburtsjahrgang (Ref.: 1940 und älter)* | | | | | | | | | | | | |
| 1941 bis 1950 | -0,12 | ** | 0,03 | | -0,03 | | -0,11 | ** | -0,07 | + | 0,07 | |
| 1951 bis 1960 | -0,22 | *** | -0,01 | | -0,12 | * | -0,21 | *** | -0,16 | ** | 0,04 | |
| 1961 bis 1965 | -0,29 | *** | -0,03 | | -0,18 | ** | -0,28 | *** | -0,21 | *** | 0,04 | * |
| *Aufenthaltsdauer (Ref.: weniger als 10 Jahre)* | | | | | | | | | | | | |
| 10 bis 20 Jahre | 0,04 | | 0,04 | | 0,01 | | 0,04 | | 0,05 | | 0,02 | |
| 20 bis 30 Jahre | 0,01 | | 0,13 | + | 0,02 | | 0,04 | | 0,04 | | 0,16 | * |
| Mehr als 30 Jahre | -0,11 | | 0,12 | | -0,13 | | -0,03 | | -0,05 | | 0,19 | * |
| *Im Ausland geb. Kinder (Ref.: nicht vorhanden)* | | | | | | | | | | | | |
| Vorhanden | | | 0,31 | *** | | | | | | | 0,33 | *** |
| *Eigene Nationalität und Nationalität des Partners (Ref.: nicht-deutsch, nicht-deutsch)* | | | | | | | | | | | | |
| Nicht-deutsch, deutsch | | | -0,09 | * | | | | | | | -0,06 | |
| *Jahre des Schulbesuchs (Ref.: 9 bis 12 Jahre)* | | | | | | | | | | | | |
| Weniger als 9 Jahre | | | | | 0,13 | ** | | | | | 0,05 | |
| Mehr als 12 Jahre | | | | | -0,01 | | | | | | -0,04 | |
| *Berufsabschluss (Ref.: abgeschlossene Lehre)* | | | | | | | | | | | | |
| Keinen Abschluss | | | | | 0,08 | + | | | | | 0,05 | |
| Andere Abschlüsse | | | | | 0,00 | | | | | | 0,01 | |
| *Zugehörigkeit zu einer Glaubens- bzw. Religionsgemeinschaft (Ref.: katholisch)* | | | | | | | | | | | | |
| Orthodox | | | | | | | 0,07 | | | | 0,06 | |
| Muslimisch | | | | | | | 0,43 | *** | | | 0,33 | *** |
| Sonstige/keine | | | | | | | 0,05 | * | | | 0,07 | + |
| *Selbsteingestufte Religiosität (Ref.: wenig bis gar nicht religiös)* | | | | | | | | | | | | |
| Religiös bis sehr religiös | | | | | | | 0,10 | * | | | 0,03 | |
| Teils / teils | | | | | | | 0,05 | | | | 0,03 | |
| *Verbundenheitsgefühl mit dem Herkunftsland (Ref.: teils/teils)* | | | | | | | | | | | | |
| Sehr stark | | | | | | | | | 0,05 | | -0,02 | |
| Stark | | | | | | | | | 0,07 | + | 0,02 | |
| Wenig bis gar nicht | | | | | | | | | 0,06 | + | -0,01 | |
| *Verbundenheitsgefühl mit Deutschland (Ref.: teils/teils)* | | | | | | | | | | | | |
| Sehr stark | | | | | | | | | 0,02 | | 0,08 | + |
| Stark | | | | | | | | | 0,02 | | 0,00 | |
| Wenig bis gar nicht | | | | | | | | | -0,01 | | 0,02 | |
| *Sprachkenntnisse des Herkunftslandes (Ref.: gut)* | | | | | | | | | | | | |
| Sehr gut | | | | | | | | | -0,04 | | 0,01 | |
| Mittelmäßig bis gar nicht | | | | | | | | | 0,10 | ** | 0,03 | |
| *Deutsche Sprachkenntnisse (Ref.: gut)* | | | | | | | | | | | | |
| Sehr gut | | | | | | | | | -0,06 | + | -0,02 | |
| Mittelmäßig bis gar nicht | | | | | | | | | 0,08 | + | 0,02 | |
| Anzahl der Fälle (n) | 864 | | 671 | | 792 | | 854 | | 864 | | 610 | |
| $R^2$ | 0,221 | | 0,300 | | 0,212 | | 0,259 | | 0,254 | | 0,319 | |

*Nur Migrantinnen der Geburtsjahrgänge 1965 und älter.*
*Anzahl der Fälle jeweils ungewichtet.*
*Signifikanz für Beta-Koeffizienten: *** = $p<0,001$; ** = $p<0,01$; * = $p<0,05$; + = $p<0,10$.*

*Quelle: Eigene Berechnungen nach Babka von Gostomski 2008, 2010, Schmid/Kohls 2008, 2009.*

*Tab. 7-16: Determinanten der Kinderzahl von Migrantinnen nach Herkunftsland, Multiple lineare Regression (Blockeinschluss), RAM 2006/2007*

| | Türkei | | Ex-(Jug.) | | Italien | | Griech. | | Polen | | Alle | |
|---|---|---|---|---|---|---|---|---|---|---|---|---|
| | Beta | Sig. | Beta | Sig. | Beta | Sig. | Beta | Sig. | Beta | Sig. | Beta | Sig |
| *Geburtsjahrgang (Ref.: 1940 und älter)* | | | | | | | | | | | | |
| 1941 bis 1950 | 0,17 | | 0,04 | | 0,28 | | -0,09 | | 0,15 | | 0,07 | |
| 1951 bis 1960 | 0,06 | | 0,01 | | 0,41 | + | 0,22 | | 0,38 | | 0,04 | |
| 1961 bis 1965 | 0,19 | | -0,10 | | 0,24 | | 0,28 | | 0,31 | | 0,04 | * |
| *Aufenthaltsdauer (Ref.: weniger als 10 Jahre)* | | | | | | | | | | | | |
| 10 bis 20 Jahre | 0,06 | | 0,23 | | 0,01 | | -0,35 | | -0,10 | | 0,02 | |
| 20 bis 30 Jahre | 0,33 | + | 0,26 | * | 0,07 | | -0,08 | | -0,13 | | 0,16 | * |
| Mehr als 30 Jahre | 0,30 | | 0,30 | | 0,25 | | 0,11 | | 0,30 | | 0,19 | * |
| *Im Ausland geb. Kinder (Ref.: nicht vorhanden)* | | | | | | | | | | | | |
| Vorhanden | 0,34 | *** | 0,35 | *** | 0,31 | * | 0,43 | * | 0,48 | * | 0,33 | *** |
| *Eigene Nationalität und Nationalität des Partners (Ref.: nicht-deutsch, nicht-deutsch)* | | | | | | | | | | | | |
| Nicht-deutsch, deutsch | 0,01 | | -0,14 | + | 0,01 | | -0,18 | | 0,19 | | -0,06 | |
| *Jahre des Schulbesuchs (Ref.: 9 bis 12 Jahre)* | | | | | | | | | | | | |
| Weniger als 9 Jahre | -0,02 | | 0,12 | | -0,03 | | -0,30 | | 0,19 | | 0,05 | |
| Mehr als 12 Jahre | 0,02 | | -0,05 | | -0,11 | | -0,07 | | 0,01 | | -0,04 | |
| *Berufsabschluss (Ref.: abgeschlossene Lehre)* | | | | | | | | | | | | |
| Keinen Abschluss | -0,03 | | 0,05 | | 0,11 | | 0,13 | | 0,06 | | 0,05 | |
| Andere Abschlüsse | -0,07 | | 0,03 | | 0,02 | | 0,01 | | 0,21 | | 0,01 | |
| *Zugehörigkeit zu einer Glaubens- bzw. Religionsgemeinschaft (Ref.: katholisch)* | | | | | | | | | | | | |
| Orthodox | | | 0,09 | | | | | | | | 0,06 | |
| Muslimisch | | | 0,28 | ** | | | | | | | 0,33 | *** |
| Sonstige/keine | | | 0,03 | | | | | | | | 0,07 | |
| *Selbsteingestufte Religiosität (Ref.: wenig bis gar nicht religiös)* | | | | | | | | | | | | |
| Religiös bis sehr religiös | 0,02 | | 0,01 | | -0,02 | | 0,04 | | -0,22 | | 0,03 | |
| Teils / teils | 0,11 | | -0,09 | | 0,10 | | 0,10 | | -0,22 | | 0,03 | |
| *Verbundenheitsgefühl mit dem Herkunftsland (Ref.: teils/teils)* | | | | | | | | | | | | |
| Sehr stark | 0,04 | | -0,10 | | 0,04 | | -0,14 | | -0,02 | | -0,02 | |
| Stark | 0,10 | | 0,01 | | -0,05 | | -0,12 | | 0,05 | | 0,02 | |
| Wenig bis gar nicht | 0,05 | | -0,14 | | 0,25 | * | 0,06 | | 0,01 | | -0,01 | |
| *Verbundenheitsgefühl mit Deutschland (Ref.: teils/teils)* | | | | | | | | | | | | |
| Sehr stark | -0,03 | | 0,31 | ** | -0,10 | | -0,05 | | 0,18 | | 0,08 | |
| Stark | -0,02 | | 0,08 | | -0,09 | | 0,01 | | 0,05 | | 0,00 | |
| Wenig bis gar nicht | 0,05 | | 0,02 | | -0,18 | + | -0,13 | | -0,17 | | 0,02 | |
| *Sprachkenntnisse des Herkunftslandes (Ref.: gut)* | | | | | | | | | | | | |
| Sehr gut | 0,11 | | -0,07 | | -0,14 | | 0,01 | | -0,27 | | 0,01 | |
| Mittelmäßig bis gar nicht | 0,13 | + | 0,03 | | -0,28 | * | -0,13 | | 0,00 | | 0,03 | |
| *Deutsche Sprachkenntnisse (Ref.: gut)* | | | | | | | | | | | | |
| Sehr gut | -0,14 | | 0,08 | | -0,17 | | -0,10 | | 0,19 | | -0,02 | |
| Mittelmäßig bis gar nicht | 0,03 | | 0,04 | | 0,11 | | 0,16 | | 0,06 | | 0,02 | |
| Anzahl der Fälle (n) | 172 | | 147 | | 104 | | 98 | | 89 | | 610 | |
| $R^2$ | 0,203 | | 0,336 | | 0,467 | | 0,391 | | 0,519 | | 0,319 | |

*Nur Migrantinnen der Geburtsjahrgänge 1965 und älter.*
*Anzahl der Fälle jeweils ungewichtet.*
*Signifikanz für Beta-Koeffizienten: *** = p<0,001; ** = p<0,01; * = p<0,05; + = p<0,10.*

*Quelle: Eigene Berechnungen nach Babka von Gostomski 2008, 2010, Schmid/Kohls 2008, 2009.*

Integrationsbezogene Aspekte wurden darüber hinaus in Modellblock 5 berücksichtigt. Es zeigt sich, dass eine starke Verbundenheit sowohl zum Herkunfts- als auch zum Zielkontext keine Auswirkungen auf die endgültige Kinderzahl hat. Im Gegensatz dazu sind Zusammenhänge von sprachlicher Integration und Geburtenhäufigkeit zu erkennen (Tab. 7-15). So bedingen niedrigere Sprachfertigkeiten generell höhere und hervorragende Sprachfähigkeiten geringere Kinderzahlen, wobei starke Interaktionseffekte mit bildungsbezogenen Aspekten zu verzeichnen sind.

Im Modell 6 sind sämtliche Determinanten enthalten. Insgesamt weisen die Aspekte „Kinder im Ausland geboren“ sowie muslimische Konfession starke Effekte auf die endgültige Kinderzahl auf (Tab. 7-16). Bei der Staatsbürgerschaft bleibt bei Frauen mit türkischer und einstiger jugoslawischer Herkunft kein Effekt übrig, nur bei Frauen aus Italien ist ein bedeutsamer Effekt festzustellen. Die bildungs- und partnerbezogenen Effekte bleiben zwar bestehen, verlieren aber aufgrund reduzierter Beobachtungsfälle und zunehmender Co-Faktoren die statistische Signifikanz. Religiosität und integrationsbezogene Aspekte zeigen keine statistisch bedeutenden Effekte mehr. Insgesamt wurde ein $R^2$ von 0,319 erreicht, was eine vergleichsweise hohe erklärte Varianz bei sozialwissenschaftlichen Untersuchungen darstellt. Weiterhin wurde neben der blockweisen auch eine schrittweise multiple lineare Regression durchgeführt (Tab. A-8), wobei die Vorzeichen und Effektwerte der Determinanten in etwa bestehen bleiben.

In den RAM-Daten sind äußerst verschiedene Gruppen enthalten, die auch teilweise erhebliche unterschiedliche Muster des generativen Verhaltens aufweisen. Da Frauen türkischer Herkunft mit ca. 33% die größte Gruppe stellen, ist es wahrscheinlich, dass deren generatives Verhalten die quantitativ weniger bedeutenden Gruppen überlagern. Daher wurden ferner gruppenspezifische Analysen durchgeführt. Es ist ersichtlich, dass trotz verringerter Beobachtungszahlen bei allen Gruppen der Faktor „Kinder im Ausland geboren“ seinen geburtensteigernden Effekt beibehält. Bei Frauen aus den Ländern des einstigen Jugoslawiens ist darüber hinaus erkennbar, dass Muslime signifikant mehr Kinder bekommen als katholische Frauen. Die geburtensenkende Wirkung eines deutschen Lebenspartners zeigte sich bei Griechinnen und Frauen aus den einstigen Staaten Jugoslawiens. Bei polnischen Frauen war ein gegenläufiger Trend zu beobachten, wodurch die deskriptiven Untersuchungen bekräftigt wurden.

Signifikante bildungs- und religiositätsbezogene Effekte sind nicht mehr festzustellen. Integrationsbezogene Aspekte sind nur bei ex-jugoslawischen Müttern zu erkennen. So sind starke Verbundenheitsaspekte mit dem Zielland mit erhöhten Geburtenzahlen verbunden, während eine starke Bindung mit dem Herkunftskontext eher niedrigere Geburtenhäufigkeiten bedingen (ohne Signifikanz). Bei Frauen aus Italien hatten dagegen geringe Bindungen zum Geburtsland höhere Kinderzahlen zur Folge, während eine niedrige Verbundenheit mit dem Zielkontext geringere Geburtenhäufigkeiten hervorruft.

# 8 Analysen zur Mortalität von Migranten in Deutschland

Bislang stellten Daten der amtlichen Sterbefall- bzw. Todesursachenstatistik häufig die Grundlage von Sterblichkeitsanalysen bei Migranten dar. Diese waren in der Regel leicht verfügbar und aufgrund der gleichbleibenden Methodik für zeitliche Vergleiche geeignet (Kap. 2.4.2., 6.1.1.). Deshalb werden zuerst eigene Analysen amtlicher Daten vorgestellt (Kap. 8.1.). Im Anschluss daran erfolgen Vergleiche mit Erkenntnissen, die auf Daten des Ausländerzentralregisters (Kap. 8.2.) und der gesetzlichen Rentenversicherung (Kap. 8.3.) beruhen.

## 8.1 Amtliche Statistik

### 8.1.1 Gesamtsterblichkeit

Zunächst ist festzustellen, dass seit den 1960er Jahren ausländische Frauen und Männer eine geringere rohe Sterberate haben als Deutsche (Tab. 8-1).[64] Um altersbezogene Effekte zu neutralisieren ist jedoch die Berechnung standardisierter Sterberaten[65] nötig (vgl. Kap. 6.2.2.). So weisen deutsche Männer im Jahr 2009 eine standardisierte Sterblichkeit von 7,1 Sterbefällen je 1.000 auf (Frauen: 4,6 je 1.000). Im Vergleich dazu haben ausländische Männer etwa halb so hohe Sterberisiken (4,1 je 1.000; Männer: 2,7 je 1.000). Im Zeitvergleich (1970 bis 2009) nahmen die Sterblichkeitswerte deutscher Personen beinahe stetig ab (Abb. 8-1).

Bei der ausländischen Population sind dagegen asynchrone Verläufe sichtbar. So waren die Sterberisiken bis 1986 zunächst rückläufig, während 1987/1988 eine erhebliche Zunahme registriert wurde. Dies ist eine Folge der korrigierten Bevölkerungszahlen im Zuge der Volkszählung 1987, die bei der ausländischen Bevölkerung bedeutende Auswirkungen hatte (Kap. 2.4.1.). Somit konnte 1988 ein von Bestandsverzerrungen nahezu unbeeinflusster Mortalitätsvergleich vorgenommen werden. In dem Jahr waren die Sterberisiken der Deutschen im Vergleich zu Ausländern deshalb lediglich um 70% erhöht.

---

64 Im Weiteren erfolgt ausschließlich eine Betrachtung der früheren Bundesrepublik, um Brüche in der Zeitreihe zu vermeiden.

65 Unter Verwendung des WHO-Europa-Standard 1976.

*Tab. 8-1: Ausgewählte Mortalitätskennziffern von Deutschen und Ausländern, amtliche Statistik, 1961 – 2009*

| | 1961 | 1970 | 1975 | 1980 | 1985 | 1990 | 1995 | 2000 | 2005 | 2009 |
|---|---|---|---|---|---|---|---|---|---|---|
| | | | | | Männer | | | | | |
| *Rohe Sterberate, $d_{t,M}$, je 1.000* | | | | | | | | | | |
| Deutsche | 11,2 | 13,3 | 13,4 | 12,7 | 12,3 | 11,7 | 11,2 | 10,5 | 10,2 | 10,5 |
| Ausländer | 5,9 | 3,1 | 2,5 | 2,3 | 2,1 | 2,2 | 2,2 | 2,5 | 2,9 | 3,5 |
| Dt. / Ausl. | 1,90 | 4,31 | 5,37 | 5,51 | 5,90 | 5,23 | 5,21 | 4,25 | 3,56 | 3,01 |
| *Standardisierte Sterberate (Europa-Standard), $d_{t,st,M}$, je 1.000* | | | | | | | | | | |
| Deutsche | n.v. | 14,7 | 14,4 | 12,8 | 11,8 | 10,8 | 10,0 | 8,7 | 7,7 | 7,1 |
| Ausländer | n.v. | 10,5 | 7,7 | 6,1 | 4,8 | 5,7 | 4,8 | 4,3 | 4,0 | 4,1 |
| Dt. / Ausl. | n.v. | 1,40 | 1,86 | 2,11 | 2,45 | 1,91 | 2,07 | 2,02 | 1,90 | 1,76 |
| *Standardized Mortality Ratio, $SMR_{t,M}$, Referenz: Deutsche* | | | | | | | | | | |
| Deutsche | n.v. | 1,0000 | 1,0000 | 1,0000 | 1,0000 | 1,0000 | 1,0000 | 1,0000 | 1,0000 | 1,0000 |
| Ausländer | n.v. | 0,7198 | 0,5744 | 0,5515 | 0,4373 | 0,5521 | 0,5113 | 0,5138 | 0,5127 | 0,5423 |
| Dt. / Ausl. | n.v. | 1,39 | 1,74 | 1,81 | 2,29 | 1,81 | 1,96 | 1,95 | 1,95 | 1,84 |
| *Durchschnittliche Lebenserwartung eines Neugeborenen, $e_{0,t,M}$, in Jahren* | | | | | | | | | | |
| Deutsche | n.v. | 67,3 | 68,0 | 69,8 | 71,4 | 72,6 | 73,6 | 75,3 | 76,8 | 77,7 |
| Ausländer | n.v. | 70,9 | 74,8 | 77,4 | 80,3 | 79,1 | 80,7 | 81,6 | 82,2 | 82,4 |
| Differenz | n.v. | 3,6 | 6,8 | 7,6 | 8,9 | 6,5 | 7,0 | 6,3 | 5,4 | 4,7 |
| | 1961 | 1970 | 1975 | 1980 | 1985 | 1990 | 1995 | 2000 | 2005 | 2009 |
| | | | | | Frauen | | | | | |
| *Rohe Sterberate, $d_{t,F}$, je 1.000* | | | | | | | | | | |
| Deutsche | 11,2 | 11,7 | 12,2 | 12,0 | 12,3 | 12,5 | 12,2 | 11,5 | 11,2 | 11,4 |
| Ausländer | 5,9 | 2,6 | 1,9 | 1,4 | 1,3 | 1,3 | 1,3 | 1,6 | 1,8 | 2,4 |
| Dt. / Ausl. | 1,90 | 4,45 | 6,36 | 8,33 | 9,45 | 9,65 | 9,08 | 7,09 | 6,37 | 4,82 |
| *Standardisierte Sterberate (Europa-Standard), $d_{t,st,F}$, je 1.000* | | | | | | | | | | |
| Deutsche | n.v. | 9,5 | 8,9 | 7,7 | 6,9 | 6,3 | 5,8 | 5,2 | 4,8 | 4,6 |
| Ausländer | n.v. | 6,7 | 4,6 | 3,1 | 2,5 | 3,1 | 2,8 | 2,8 | 2,5 | 2,7 |
| Dt. / Ausl. | n.v. | 1,42 | 1,95 | 2,45 | 2,72 | 2,06 | 2,10 | 1,87 | 1,89 | 1,67 |
| *Standardized Mortality Ratio, $SMR_{t,F}$, Referenz: Deutsche* | | | | | | | | | | |
| Deutsche | n.v. | 1,0000 | 1,0000 | 1,0000 | 1,0000 | 1,0000 | 1,0000 | 1,0000 | 1,0000 | 1,0000 |
| Ausländer | n.v. | 0,7642 | 0,6193 | 0,4768 | 0,3646 | 0,5172 | 0,4895 | 0,4994 | 0,4485 | 0,4988 |
| Dt. / Ausl. | n.v. | 1,31 | 1,61 | 2,10 | 2,74 | 1,93 | 2,04 | 2,00 | 2,23 | 2,00 |
| *Durchschnittliche Lebenserwartung eines Neugeborenen, $e_{0,t,F}$, in Jahren* | | | | | | | | | | |
| Deutsche | n.v. | 73,8 | 74,8 | 76,8 | 78,2 | 79,2 | 80,1 | 81,3 | 82,2 | 82,6 |
| Ausländer | n.v. | 77,2 | 80,9 | 84,2 | 86,0 | 85,1 | 85,8 | 85,6 | 86,2 | 85,7 |
| Differenz | n.v. | 3,4 | 6,1 | 7,5 | 7,8 | 6,0 | 5,7 | 4,3 | 4,0 | 3,1 |

*1961: Aus Linke (1995:128), nicht nach Geschlechtern differenziert.*
*1961-1997: früheres Bundesgebiet. 1998-2009: früheres Bundesgebiet und Berlin-Ost.*
*n.v. = nicht verfügbar.*

*Quelle: Eigene Berechnungen mit Daten des Statistischen Bundesamts, verschiedene Jahrgänge.*

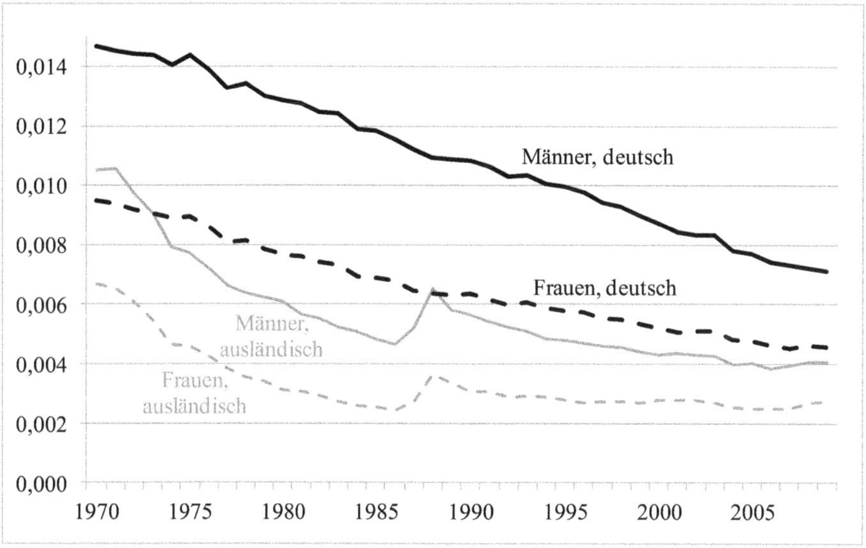


*Quelle: Eigene Berechnungen mit Daten des Statistischen Bundesamts, verschiedene Jahrgänge.*

*Abb. 8-1: Standardisierte Sterberisiken von deutschen und ausländischen Personen, amtliche Statistik, 1970 – 2009*

Später nahmen Fehlschätzungen der ausländischen Bestandszahlen wieder zu (Kap. 2.4.1.), weswegen auch die Diskrepanz zwischen beiden Populationsgruppen zunächst wieder anstieg (Abb. 8-1). Allerdings reduzierte sich der Unterschied ab 1990 wieder, in dessen Folge die relative Übersterblichkeit 2009 etwa 1,7 betrug (Tab. 8-1). Analysen mittels SMR (vgl. Kap. 6.2.2.) zeigten gleichlaufende Tendenzen (Tab. 8-1).

Ein zusätzlicher Abgleich mit dem Indikator Lebenserwartung (vgl. Kap. 6.2.2.)[66] zeigt analoge Ergebnisse (Tab. 8-1, Abb. 8-2). Anfang der 1970er Jahre betrug der Abstand zwischen männlichen Deutschen und Ausländern nur etwa 3 Jahre.[67] Anschließend konnte eine stetige Zunahme der Unterschiede bis 1986

66 In der vorliegenden Analyse wurde zur Kalkulation der Lebenserwartung im Alter Null ein abweichendes Berechnungskonzept verwendet, um für die Bevölkerung mit ausländischer Staatsbürgerschaft unlogische Werte und Sprünge zu vermeiden. Im Gegensatz zu Chiang (1984) wurde in der höchsten Altersklasse der über 90-Jährigen die durchschnittlich verlebte Zeit mittels Multiplikation der beobachten Sterbefälle, des nfx der bundesrepublikanischen Sterbetafel 1986 bis 1988 (Annahme: 4,12) und Zahl der Altersjahre (Annahme: 12) ermittelt.

67 Es wird nachfolgend stets die Differenz zwischen Werten der Lebenserwartung betrachtet, weil das Konzept der relationalen Übersterblichkeit aufgrund der multiplikativen

auf ca. 9 Lebensjahre verzeichnet werden. Infolge der Volkszählungsberichtigungen sank die Lebenserwartung der ausländischen Männer erheblich, weswegen auch der Abstand zu Deutschen bis 1988 auf etwa 5 Jahre zurückging. Bis 1993 konnte erneut ein Ansteigen der Differenz beobachtet werden. Erst ab 1994 ist ein relativ kontinuierliches Absinken der Unterschiede von etwa 7 auf 5 Lebensjahre ersichtlich. Bei Frauen war ein gleichartiger Verlauf festzustellen, wobei die Werte für Ausländerinnen und Deutsche um etwa 1 bis 2 Lebensjahre geringer waren (Tab. 8-1, Abb. 8-2).

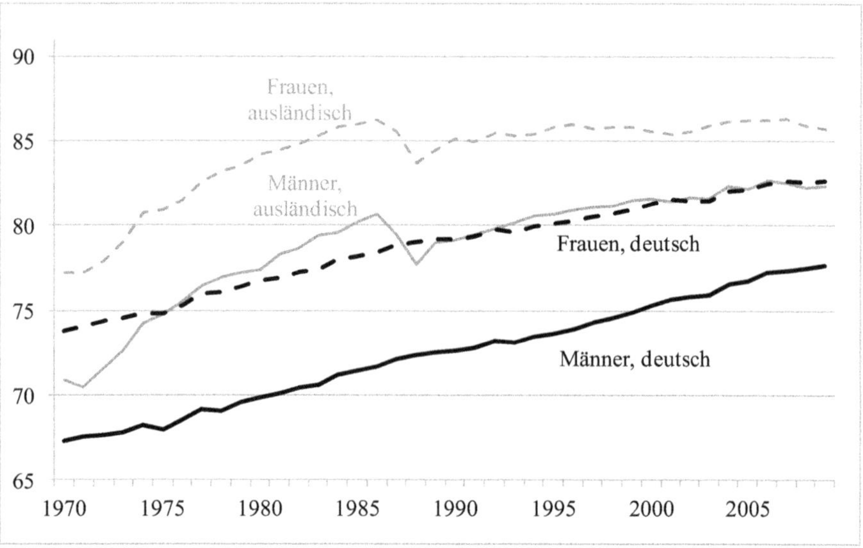


*Quelle: Eigene Berechnungen mit Daten des Statistischen Bundesamts, verschiedene Jahrgänge.*

*Abb. 8-2: Durchschnittlichen Lebenserwartung im Alter Null von deutschen und ausländischen Personen, amtliche Statistik, 1970 – 2009*

## 8.1.2 Altersspezifische Sterblichkeit

Im Rahmen der altersbezogenen Analyse sind die extremen Unterschiede der Sterblichkeitsrisiken im Altersverlauf selbst bei logarithmischer Skalierung deutlich erkennbar (Abb. 8-3). So ist die altersspezifische Sterberate bei männlichen 5 bis 9-Jährigen mehr als 2.000-mal niedriger als in der höchsten Alters-

Kombination der Parameter der Sterbetafel zu falschen Aussagen führen könnte (Dinkel 1989).

klasse der 85 bis 89-Jährigen. Der „Hügel" bei den Altersklassen der 15 bis 24-Jährigen ist eine Folge erhöhter Unfall- und Sterberisiken im Zusammenhang mit dem Straßenverkehr (Weber et al. 1990, Dinkel 1994, 2003).

Zwischen deutschen und ausländischen Personen sind Unterschiede festzustellen, die sich in Abhängigkeit vom Alter klar unterscheiden (Abb. 8-3). So sind bei der Säuglingssterblichkeit[68] seit 1970 höhere Werte für ausländische Personen zu verzeichnen (Abb. 8-4). Nichtsdestotrotz waren die Risiken bei deutschen und ausländischen Personengruppen bis 2009 rückläufig, sodass sich die Werte um den Faktor fünf reduzierten. Allerdings ist zur Jahrtausendwende eine plötzliche Zunahme der Übersterblichkeit ausländischer Säuglinge registriert worden, die sich später wieder reduzierte, jedoch auch 2009 noch deutlich über den Werten von vor 2000 lag (Abb. 8-4, Abb. A-9).

Der Sprung im Jahr 2000 kann vor allem der Modifikation des Staatsangehörigkeitsgesetzes zugeschrieben werden. Dadurch wurden erheblich weniger Geburten mit ausländischer Staatsbürgerschaft registriert (Kap. 2.3.2.). Dies kann darauf hindeuten, dass Säuglinge, deren Eltern nicht von der Gesetzesänderung betroffen waren, vergrößerte Mortalitätsrisiken aufweisen. Dies betrifft vermutlich hauptsächlich ausländische Eltern, die erst vor kurzem zuwanderten bzw. einen unsicheren Aufenthaltsstatus besitzen und die Angebote des öffentlichen Gesundheitswesens vor allem in Bezug auf Schwangerschaftsfürsorge nicht ausreichend kennen bzw. nutzen (vgl. Kap. 4.1.2.).

Auch die Sterberisiken von Kindern und Jugendlichen mit deutscher Staatsbürgerschaft bis Alter 14 sind geringer als bei der ausländischen Personengesamtheit (Abb. 8-3). Erst ab Alter 15 sind die Sterberaten bei der deutschen höher als bei der ausländischen Bevölkerung. Die relativen Abstände sind dabei in den Altersklassen der 20 bis unter 50-Jährigen zugunsten der ausländischen Population besonders hoch, während die Differenzen bis Alter 70 wieder zurückgehen.

68 Zur Kalkulation der Säuglingssterblichkeit werden die verstorbenen Säuglinge im ersten Lebensjahr auf die Lebendgeburten des aktuellen Jahres bezogen (Flaskämper 1962, Feichtinger 1973, Esenwein-Rothe 1982).

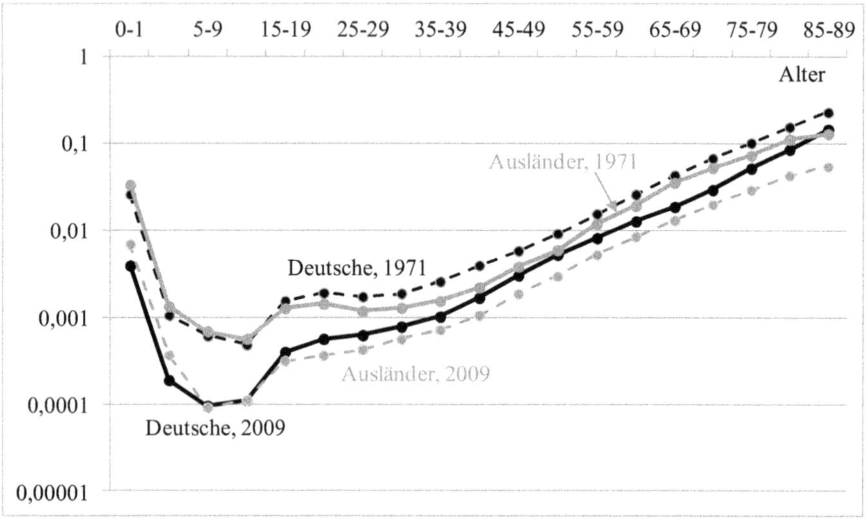


*Quelle: Eigene Berechnungen mit Daten des Statistischen Bundesamts, verschiedene Jahrgänge.*

*Abb. 8-3: Altersspezifische Sterberaten von Deutschen und Ausländern, Männer, amtliche Statistik, logarithmische Darstellung, 1971 und 2009*

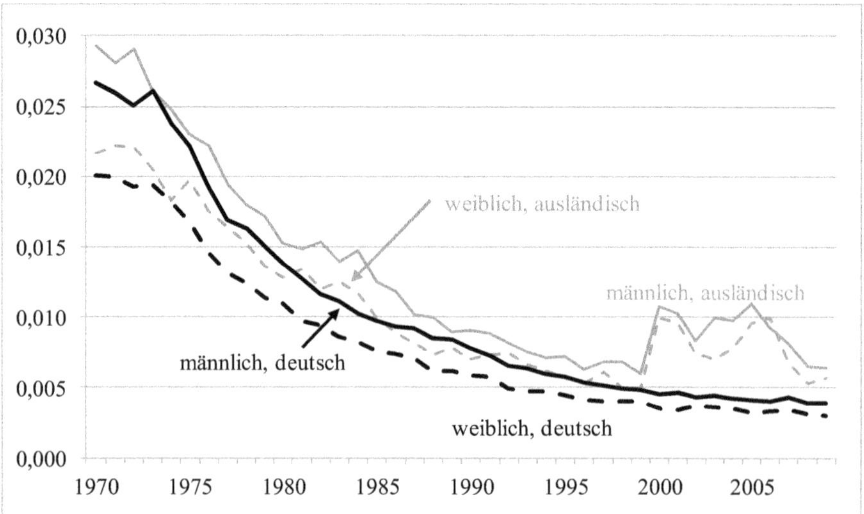


*Quelle: Eigene Berechnungen mit Daten des Statistischen Bundesamts, verschiedene Jahrgänge.*

*Abb. 8-4: Säuglingssterblichkeit bei Deutschen und Ausländern, amtliche Statistik, 1970 – 2009*

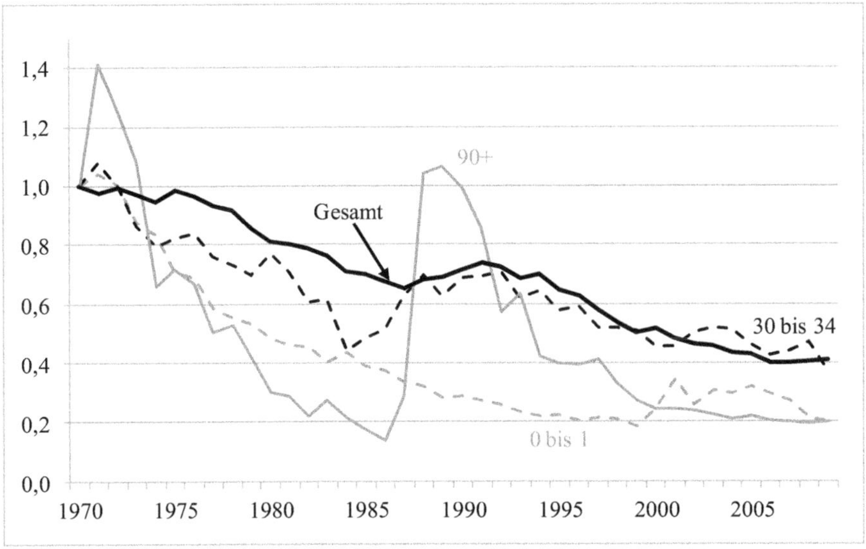


*Quelle: Eigene Berechnungen mit Daten des Statistischen Bundesamts, verschiedene Jahrgänge.*

*Abb. 8-5: Sterblichkeitsentwicklung in ausgewählten Altersgruppen, Ausländer, Männer, amtliche Statistik, 1970 – 2009 (1970 = 1)*

Analog zur Gesamtmortalität nahmen seit Anfang der 1970er Jahre auch die altersbezogenen Sterberisiken beständig ab. Hierbei gingen die Sterblichkeitswerte bei Deutschen im Säuglings- und Kindesalter am deutlichsten zurück, während in den Altersstufen der 50-Jährigen und Älteren erst ab ca. 1985 klar abnehmende Sterberaten festgestellt wurden (Abb. A-10). In der Ausländerbevölkerung waren dagegen andere Verläufe zu verzeichnen. So hatten über 90-Jährige bis 1986 äußerst geringe Werte der Sterblichkeit, stiegen nach 1987 plötzlich an, nahmen erneut stark ab und sind 2009 wiederum auf sehr geringem Niveau (Abb. 8-5). Der Grund dafür ist die bereits mehrfach angesprochene Fehlschätzung der ausländischen Bevölkerungszahlen, die in fortgeschrittenen Altersklassen stärker auftritt (Kap. 2.3.1.).

### 8.1.3 Todesursachenspezifische Sterblichkeit

Aus bisherigen Analysen ist bekannt, dass spezifische Morbiditätsrisiken, wie z.B. Herz-Kreislauf-Erkrankungen, bei ausländischen Personen weniger verbreitet sind als in der deutschen Bevölkerung (Kap. 4.2.). Todesursachenspezifische Unterschiede sind zu vermuten und wurden mittels Todesursachenstatistik teilweise bestätigt (Kap. 4.1.). Daher werden nachfolgend verschiedene Todesursachen (ICD-Obergruppen) dahingehend untersucht, ob und inwiefern Unterschiede zwischen der ausländischen Personengruppe und der deutschen Allgemeinbevölkerung bestehen. Die Analyse ist allerdings aufgrund der fehlgeschätzten Bevölkerungszahlen der ausländischen Bevölkerung in der Reichweite begrenzt (Kap. 2.4.1.).

*Herz-Kreislauf-Sterblichkeit (ICD 10: I00-I99)*

Sterbefälle infolge Erkrankungen des Herz-Kreislaufsystems bilden in westlichen Industriegesellschaften aktuell die Mehrzahl aller Todesfälle und treten besonders in hohen Altersstufen überproportional auf (Abb. 8-6). So ist bei den Männern über 75 Jahre im Zeitraum von 2002 bis 2009 fast die Hälfte aller Sterbefälle einer Herz-Kreislauf-Erkrankung zuzuordnen. Der entsprechende Anteil ist in der ausländischen Bevölkerung geringer. Dennoch sind auch in jungen Lebensjahren gewisse Sterberisiken festzustellen, wobei ausländische Personen hierbei höhere Raten als Deutsche aufweisen.

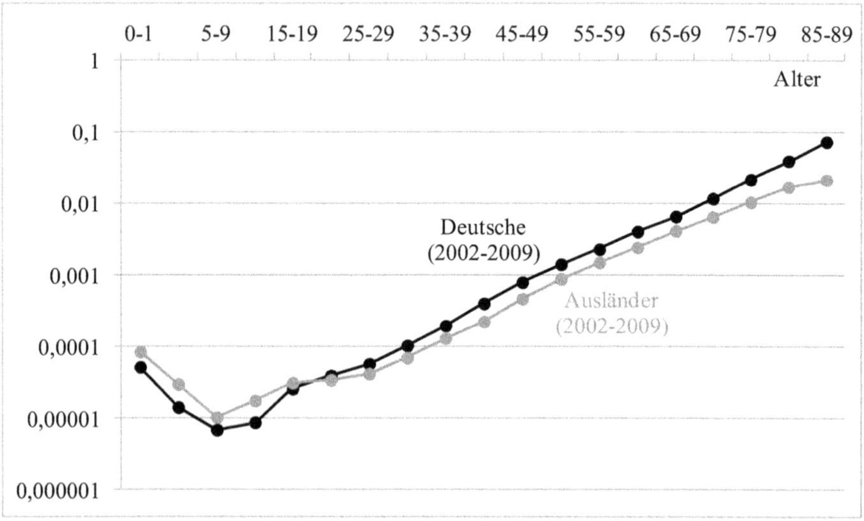


*Quelle: Eigene Berechnungen mit Daten des Statistischen Bundesamts, verschiedene Jahrgänge.*

*Abb. 8-6 Sterblichkeit an Herz-Kreislauf-Erkrankungen nach Alter, Männer, logarithmische Skalierung, amtliche Statistik, 2002 – 2009*

Im Zeitvergleich ist zudem festzustellen, dass seit den 1980er Jahren bei der Personengesamtheit mit ausländischer Staatsbürgerschaft ausnahmslos eine geringere Sterblichkeit als bei Deutschen zu beobachten ist (Abb. A-11). Die Abnahme der Sterberisiken bei Deutschen verlief etwas schneller als bei der ausländischen Population. Auch hierbei ist wiederum ein Zensuseffekt zu vermerken. So nahmen die Sterberisiken infolge Herz-Kreislauf-Probleme zu, ohne dass überhaupt eine Steigerung der Sterbefallzahlen notiert wurde.

*Neubildungen (ICD 10: C00-D48)*

Sterbefälle infolge von Neubildungen stellen nach den Herz-Kreislauf-Sterbefällen die zweitmeisten Todesfälle dar. Auch diese Todesursache ist stark mit dem Alter korreliert, allerdings deutlich weniger als bei der Herz-Kreislauf-Mortalität (Abb. A-12). Es ist ersichtlich, dass die standardisierten Sterberisiken bei Männern seit Ende der 1980er Jahre kontinuierlich abgenommen haben (Abb. 8-7). Im Vergleich dazu verharrten die Risiken bei deutschen Frauen bis 1990 auf konstantem Level und fielen anschließend etwas ab. Ausländische Frauen erfuhren dagegen eine Zunahme. Als Resultat waren die entsprechenden Sterberisiken im Jahr 2009 ca. 30% höher als 1980.

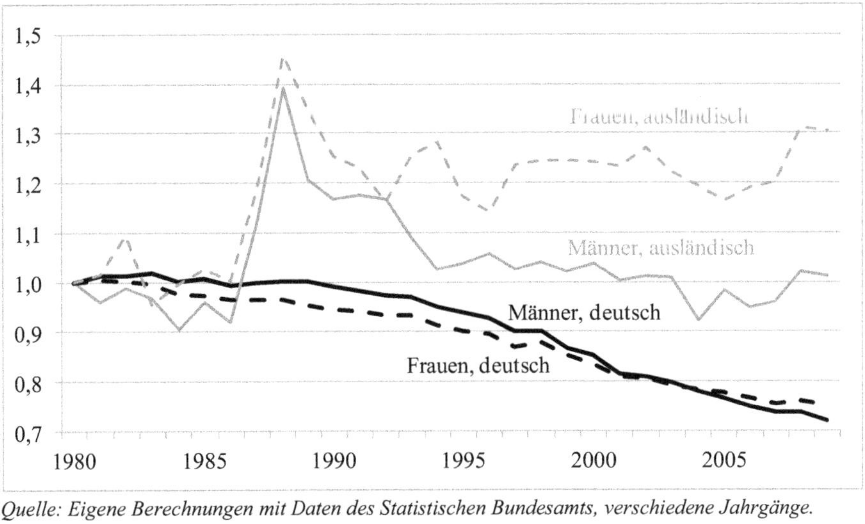


*Quelle: Eigene Berechnungen mit Daten des Statistischen Bundesamts, verschiedene Jahrgänge.*

*Abb. 8-7: Standardisierte Sterblichkeit an Neubildungen, amtliche Statistik, 1980 – 2009 (1980 = 1)*

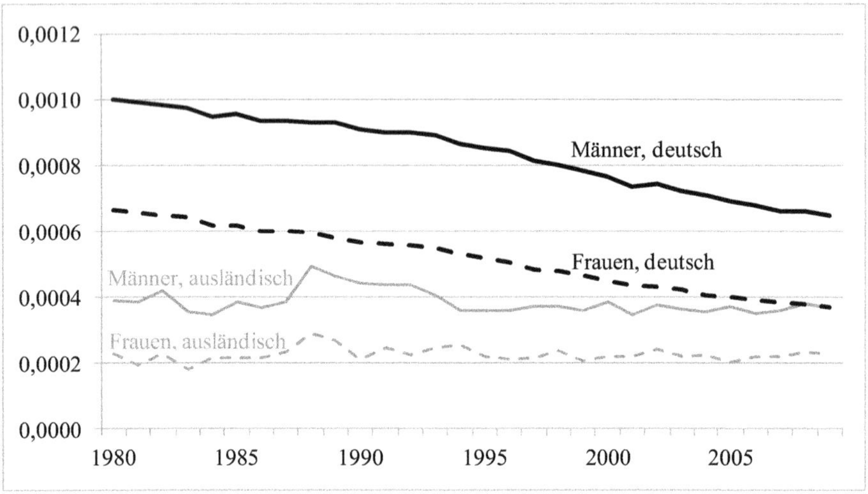


*Quelle: Eigene Berechnungen mit Daten des Statistischen Bundesamts, verschiedene Jahrgänge.*

*Abb. 8-8: Standardisierte Sterblichkeit an Neubildungen des Magen-Darm-Traktes, amtliche Statistik, 1980 – 2009*

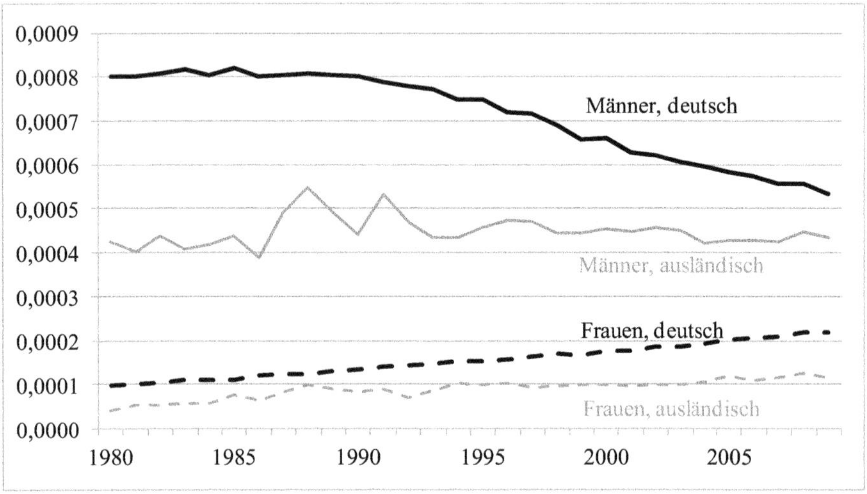


*Quelle: Eigene Berechnungen mit Daten des Statistischen Bundesamts, verschiedene Jahrgänge.*

*Abb. 8-9: Standardisierte Sterblichkeit an Neubildungen der Atmungsorgane, amtliche Statistik, 1980 – 2009*

Es wurde vermutet, dass Migranten mit höherer Wahrscheinlichkeit an Magen-Darm-Krebs leiden und versterben, weil sie häufiger mit einem diese Krebsart begünstigendem Bakterium in Berührung kommen (Kap. 4.2.). Die Mortalität infolge derartiger Erkrankungen (ICD: C15 bis C26) ist bei Männern zunächst höher als bei Frauen (Abb. 8-8). Es ist ersichtlich, dass in der Untersuchungsperiode die Differenzen zwischen den ausländischen und deutschen Personengruppen relativ unveränderlich geblieben sind. Die erwarteten höheren Risiken bei der ausländischen Population konnten nicht belegt werden. Hier zeigen sich eher bei Deutschen vergrößerte Risiken.

Außerdem gibt es Anhaltspunkte, dass zwischen der ausländischen und deutschen männlichen Bevölkerung hinsichtlich Mortalitätsrisiken infolge Neubildungen der oberen und unteren Luftwege (ICD: C30 bis C39) Unterschiede existieren (Kap. 4.2.). Hierfür können die insgesamt höheren Raucherquoten männlicher Migranten (Lampert 2010) verantwortlich sein. Die Abstände zwischen der deutschen und ausländischen Bevölkerung gingen bis zum Ende des Beobachtungszeitraumes erheblich zurück (Abb. 8-9). Die ist ein Hinweis darauf, dass Ausländer vermehrt und/oder stärker rauchen oder Deutsche ihren Verbrauch entsprechend vermindert haben. Allerdings waren zu keinem Zeitpunkt höhere Risiken bei ausländischen Männern festzustellen. In der geschlechtergetrennten Analyse konnte festgestellt werden, dass seit den 1980er Jahren die standardisierten Mortalitätsrisiken männlicher Ausländer stetig abnehmen. Dagegen ist bei Frauen eine deutliche Aufwärtsbewegung der Risiken erkennbar, bei Deutschen bis 2009 um etwa 123%, bei Ausländerinnen sogar um 179% (Abb. 8-9). Hier ist ein Zusammenhang zu den steigenden Rauchquoten bei jüngeren Frauen (Lampert 2010) zu vermuten. In der Gesamtschau zeigen Männer allerdings immer noch rund dreifach erhöhte Sterberisiken als Frauen.

*Äußere Ursachen (ICD 10: S00-T98)*

Die Äußeren Ursachen bilden eine zusätzlich relevante Gruppe von Todesursachen. Darunter befinden sich auch Sterbefälle infolge Verkehrsunfalls und vorsätzlicher Selbstbeschädigung. Im Analysezeitraum ist bei den ausländischen (-60%) und deutschen (-54%) Personengesamtheiten ein erheblicher Rückgang der Mortalitätsrisiken infolge derartiger Ursachen zu erkennen (Abb. A-13). Im Gegensatz zu den bisher untersuchten Todesursachen ist kaum eine Alterskorrelation festzustellen. Erst ab dem 70. Lebensjahr sind gesteigerte Sterberisiken zu verzeichnen (Abb. A-14). Auch bei der Detailanalyse zu Verkehrsunfällen ist ein stetiges Absinken zu sehen, wobei Deutsche im Vergleich zu Ausländern erhöhte Werte offenbaren. Der Geschlechtervergleich zeigt, dass Frauen ein erheblich geringeres Risiko aufweisen an den Folgen eines Unfalls zu versterben (Abb. A-15).

Sterbefälle infolge einer vorsätzlichen Selbstbeschädigung treten aktuell etwa doppelt so häufig wie aufgrund eines Verkehrsunfalls auf (Rübenach 2007). In der Analyse kann jedoch beobachtet werden, dass auch derartige Sterberisiken seit Beginn der Untersuchungsperiode stetig abnahmen (Abb. A-16). In der altersbezogenen Untersuchung zeigt sich, dass in beinahe sämtlichen Altersklassen die Sterberisiken deutscher Personen höher sind (Abb. 8-10). Eine Ausnahme bilden weibliche Jugendliche zwischen Alter 15 und unter 20 Jahren, bei denen geringfügig höhere Risiken zu beobachten sind, was Studien auch schon zeigten (Kap. 4.1.).

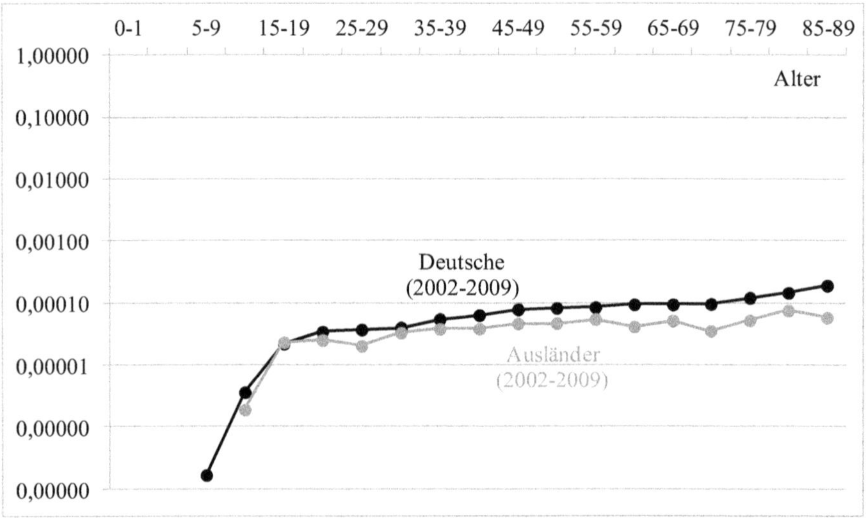


*Quelle: Eigene Berechnungen mit Daten des Statistischen Bundesamts, verschiedene Jahrgänge.*

*Abb. 8-10: Sterblichkeit an vorsätzlicher Selbstbeschädigung (Suizid) nach Alter, Frauen, logarithmische Skalierung, amtliche Statistik 2002 – 2009*

## *Weitere Todesursachen*

In der „Restkategorie" sind weitere Todesursachen subsumiert, die nicht den bisher analysierten Kategorien entsprechen. Es zeigt sich, dass Sterberisiken infolge derartiger Erkrankungen im Vergleich zu den Herz-Kreislauf-Erkrankungen und äußeren Ursachen weniger und unsystematisch abnahmen (Abb. 8-11). Auch ist ab der Jahrtausendwende kein rückläufiger Trend der standardisierten Sterblichkeit mehr festzustellen.

Sterbefälle aufgrund von infektiösen und parasitären Erkrankungen bildeten in vormoderner Zeit die häufigste Todesursache. Durch Implementierung von Impfstoffen und hygienischen Maßnahmen wurden diesen Todesursachen stark zurückgedrängt und spielen nur mehr eine untergeordnete Rolle (Kap. 4.3.2.). Migranten haben in Deutschland eine höhere Prävalenz an derartigen Erkrankungen (Kap. 4.2.1.), weswegen höhere Sterberisiken als bei der deutschen Allgemeinbevölkerung vermutet werden. In der vorliegenden Untersuchung wurde allerdings festgestellt, dass männliche Deutsche höhere entsprechende Sterberisiken haben als männliche Ausländer (Abb. A-17). In der altersbezogenen Untersuchung zeichnen sich jedoch ab dem 70. Lebensjahr höhere Risiken bei der ausländischen Bevölkerung ab (Abb. A-18).

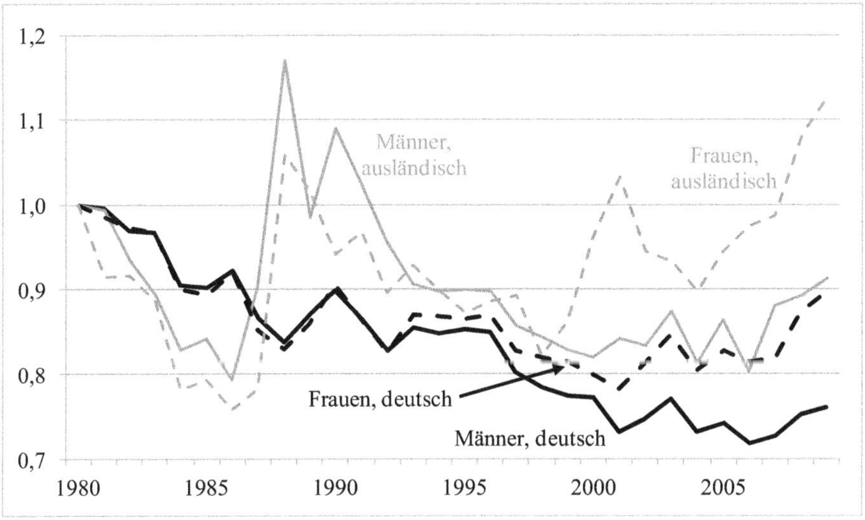


*Quelle: Eigene Berechnungen mit Daten des Statistischen Bundesamts, verschiedene Jahrgänge.*

*Abb. 8-11: Standardisierte Sterblichkeit an sonstigen Todesursachen, Männer, amtliche Statistik, 1980 – 2009 (1980 = 1)*

## *Zusammenfassende Betrachtung*

Abschließend soll eine gemeinsame Betrachtung der bisher behandelten Todesursachengruppen vorgenommen werden. So ist zu beobachten, dass die Sterberisiken an Herz-Kreislauferkrankungen und äußeren Ursachen relativ betrachtet am stärksten gesunken sind (Abb. A-19, A-20). Im Gegensatz dazu nahmen bei Neubildungen und in der „Restkategorie“ die Sterblichkeit deutlich weniger ab. Im Großen und Ganzen sind gleichförmige Verläufe für die ausländische und deutsche Personengesamtheit zu verzeichnen gewesen. Einzig die Sterberisiken aufgrund äußerer Ursachen fielen bei der ausländischen Bevölkerung schneller ab, während die Risiken infolge Neubildungen bei Deutschen stärker zurückgingen.

Besonders fällt der Anstieg der Mortalitätsrisiken ausländischer Frauen um etwa 30% im Untersuchungszeitraum auf, woraufhin auch der prozentuale Anteil dieser Todesfälle stetig zugenommen hat. Dies ist auch die Hauptursache, dass bei der ausländischen Population Neubildungssterbefälle inzwischen den Großteil aller Verstorbenen ausmachen (Abb. 8-13). Im Vergleich dazu weisen Deutsche hauptsächlich Herz-Kreislauf-Sterbefälle auf, wobei auch deren Bedeutung im längerfristigen Untersuchungshorizont stetig zurückging (Abb. 8-12).

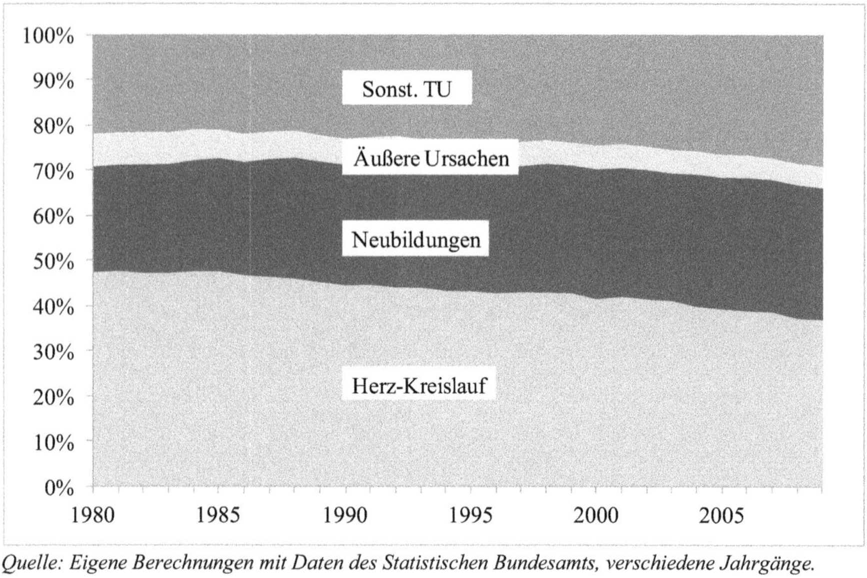


*Quelle: Eigene Berechnungen mit Daten des Statistischen Bundesamts, verschiedene Jahrgänge.*

*Abb. 8-12: Anteile ausgewählter Todesursachengruppen an allen Todesursachen von Deutschen, Männer, amtliche Statistik, 1980 – 2009*

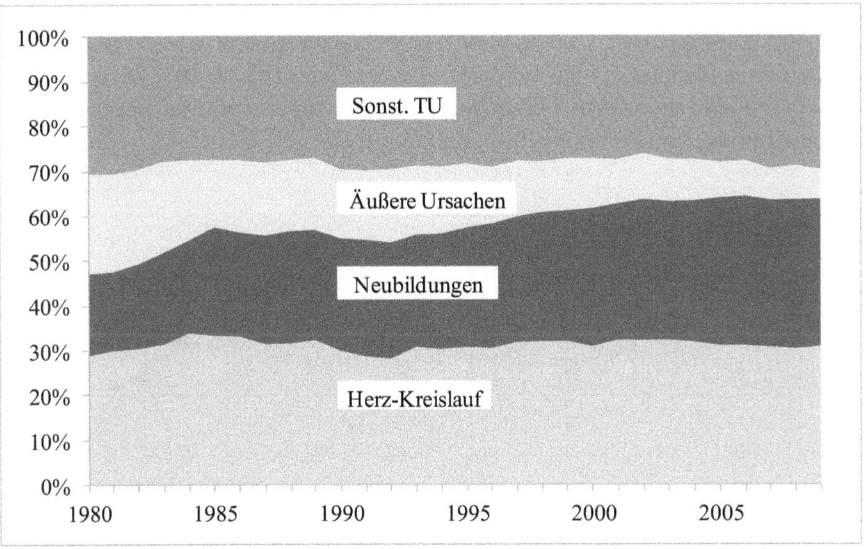


*Quelle: Eigene Berechnungen mit Daten des Statistischen Bundesamts, verschiedene Jahrgänge.*

*Abb. 8-13: Anteile ausgewählter Todesursachengruppen an allen Todesursachen von Ausländern, Männer, amtliche Statistik, 1980 – 2009*

## 8.2 Ausländerzentralregister

Im Folgenden wird das Ausländerzentralregister (AZR) zur Analyse von Sterberisiken von Migranten verwendet.[69] Damit sind Analysen getrennt nach Staatsbürgerschaft, Aufenthaltsdauer und -status möglich. Der Untersuchungshorizont ist auf 2003 bis 2009 beschränkt, weil Daten von Verstorbenen fünf Jahre nach dem Todesdatum vollständig gelöscht werden (Kap. 6.1.1.).

### 8.2.1 Abgleich mit amtlicher Statistik

Im AZR sind im Beobachtungszeitraum rund 10% mehr männliche und ca. 4% mehr weibliche Sterbefälle mit ausländischer Staatsbürgerschaft erfasst als in der amtlichen Statistik. Dies geht wahrscheinlich auf im Ausland verstorbene nicht-deutsche Personen zurück, die in Deutschland registriert sind. Diese wer-

69 Ein besonderer Dank gilt dem Referat „Führung des AZR“ des BAMF für die hilfreiche Zusammenarbeit bei Analysen mit dem AZR (Stand: 28.02.2011).

den in der amtlichen Statistik nicht verzeichnet (Kap. 2.4.1.). Im Gegensatz dazu sind zumindest ab 2005, nach vollzogener Registerkorrektur, etwa 7% geringere ausländische Bestandszahlen im AZR festzustellen (Tab. A-21). Diese Diskrepanz begründet sich durch überhöhte Ausländerzahlen aufgrund ausbleibender Deregistrierung von Fortziehenden (Kap. 2.4.1.).

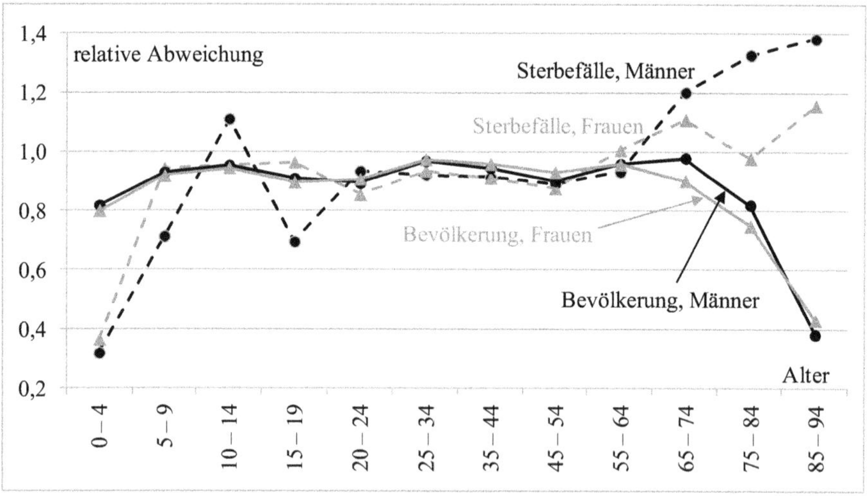


*Quelle: Eigene Berechnungen mit Daten des AZR und des Statistischen Bundesamtes.*

*Abb. 8-14: Sterbefälle und Bevölkerungsbestand ausländischer Personen, AZR zu amtlicher Statistik (amtliche Statistik = 1), 2005 – 2009*

Altersbezogen treten zusätzliche Abweichungen zwischen AZR und amtlicher Statistik auf. Bei Säuglingen und Kleinstkindern ist zunächst (Alter 0 bis unter 5 Jahre) im AZR eine etwa 70% niedrigere Zahl von Verstorbenen zu verzeichnen (Abb. 8-14), was vor allem durch nicht-registrierte Säuglingssterbefälle im AZR bedingt ist. So ist die Meldung eines Säuglingssterbefalls im AZR im Gegensatz zur amtlichen Statistik (über zuständiges Meldeamt) nicht verpflichtend, weshalb die Angehörigen dies vor allem bei Sterbeereignissen kurz nach der Geburt häufig versäumen (Kohls 2008a). Zwischen fünf und 54 Jahren werden nur geringe Diskrepanzen bei Verstorbenen verzeichnet, während in fortgeschrittenen Altersklassen bedeutend höhere Werte im AZR zu beobachten sind (Abb. 8-14). Die Bestände der ausländischen Population sind indessen im AZR über die gesamte Altersspanne niedriger als in der amtlichen Statistik, wobei ab der Altersklasse der 75-Jährigen die Fehlschätzungen bei der älteren ausländischen Population in der amtlichen Statistik deutlich zutage treten (Abb. 8-14).

### 8.2.2 Gesamtsterblichkeit

Wie auch in Analysen der amtlichen Statistik sind bei der rohen Sterberate besonders große Unterschiede zwischen deutscher und ausländischer Bevölkerung auszumachen (Tab. 8-1). Um die darin enthaltenen altersstrukturellen Effekte zu berücksichtigen, muss erneut eine Standardisierung vorgenommen werden. Hier ist tendenziell bei Deutschen eine Abnahme und bei der ausländischen Bevölkerung eine Zunahme der Sterberisiken zu verzeichnen, in dessen Folge die relative Übersterblichkeit etwas geringer geworden ist. Mittels AZR ist die Übersterblichkeit der deutschen Population im Jahr 2009 um etwa 26%-Punkte (Männer) bzw. 23%-Punkte geringer als in der amtlichen Statistik (Kap. 8.1.1.). Die Ergebnisse mittels SMR stimmen damit nahezu überein (Tab. 8-2). Auch bei Analyse der mittleren Lebenserwartung zeigen sich diese Tendenzen. Die Unterschiede bei der Lebenserwartung zwischen amtlicher Statistik und AZR betragen im Jahr 2009 etwa ein Lebensjahr bei Männern und 0,8 Lebensjahre bei Frauen.

Insgesamt ist festzustellen, dass von 2004 zu 2005 die Sterberisiken bei der ausländischen Population bei sämtlichen Kennziffern der Mortalität erheblich zunahmen, womit automatisch die relativen Unterschiede abgenommen haben. Dieser Verlauf ist hauptsächlich eine Folge der Bestandskorrekturen im Zuge der AZR-Registerbereinigung 2004 (Kap. 2.4.1.). Daher ist lediglich für die Zeit von 2005 bis 2009 eine realistische Analyse der Sterberisiken der ausländischen Bevölkerung möglich, weswegen die Untersuchung im Weiteren auf die Zeit von 2005 bis 2009 beschränkt wird.

*Tab. 8-2: Ausgewählte Sterblichkeitsmaße von Deutschen (amtliche Statistik) und Ausländern (AZR), 2003 – 2009*

| | 2003 | 2004 | 2005 | 2006 | 2007 | 2008 | 2009 |
|---|---|---|---|---|---|---|---|
| | | | | Männer | | | |
| *Rohe Sterberate, $d_{t,M}$, je 1.000* | | | | | | | |
| Deutsche | 10,6 | 10,2 | 10,3 | 10,3 | 10,4 | 10,6 | 10,7 |
| Ausländer | 3,1 | 3,2 | 3,4 | 3,5 | 3,6 | 3,7 | 3,7 |
| Dt. / Ausl. | 3,45 | 3,19 | 3,01 | 2,97 | 2,92 | 2,85 | 2,88 |
| *Standardisierte Sterberate (Europa-Standard), $d_{t,st,M}$, je 1.000* | | | | | | | |
| Deutsche | 8,5 | 8,0 | 7,8 | 7,5 | 7,5 | 7,4 | 7,6 |
| Ausländer | 4,3 | 4,3 | 5,4 | 5,9 | 5,5 | 5,5 | 5,1 |
| Dt. / Ausl. | 1,99 (**) | 1,84 (**) | 1,45 (**) | 1,29 (**) | 1,36 (**) | 1,36 (**) | 1,50(**) |
| *Standardized Mortality Ratio, $SMR_{t,M}$, Referenz: Deutsche* | | | | | | | |
| Deutsche | 1,0000 | 1,0000 | 1,0000 | 1,0000 | 1,0000 | 1,0000 | 1,0000 |
| Ausländer | 0,5415 | 0,5780 | 0,6748 | 0,6885 | 0,6898 | 0,6925 | 0,6606 |
| Dt. / Ausl. | 1,85 (**) | 1,73 (**) | 1,48 (**) | 1,45 (**) | 1,45 (**) | 1,44(**) | 1,52(**) |
| *Durchschnittliche Lebenserwartung eines Neugeborenen, $e_{0,t,M}$, in Jahren* | | | | | | | |
| Deutsche | 75,7 | 76,3 | 76,6 | 77,0 | 77,2 | 77,5 | 77,6 |
| Ausländer | 80,6 | 80,7 | 80,4 | 80,7 | 80,8 | 81,0 | 81,3 |
| Differenz | 4,9 | 4,4 | 3,8 | 3,7 | 3,6 | 3,5 | 3,7 |
| | 2003 | 2004 | 2005 | 2006 | 2007 | 2008 | 2009 |
| | | | | Frauen | | | |
| *Rohe Sterberate, $d_{t,F}$, je 1.000* | | | | | | | |
| Deutsche | 11,7 | 11,1 | 11,3 | 11,1 | 11,2 | 11,4 | 11,5 |
| Ausländer | 1,9 | 2,0 | 2,1 | 2,1 | 2,2 | 2,3 | 2,3 |
| Dt. / Ausl. | 5,99 | 5,48 | 5,44 | 5,25 | 5,19 | 4,99 | 4,96 |
| *Standardisierte Sterberate (Europa-Standard), $d_{t,st,F}$, je 1.000* | | | | | | | |
| Deutsche | 6,3 | 5,9 | 5,8 | 5,7 | 4,8 | 4,9 | 4,9 |
| Ausländer | 3,3 | 3,3 | 3,5 | 3,8 | 3,5 | 3,6 | 3,4 |
| Dt. / Ausl. | 1,94 (**) | 1,81 (**) | 1,66 (*) | 1,50 | 1,36 | 1,35 | 1,43(*) |
| *Standardized Mortality Ratio, $SMR_{t,F}$, Referenz: Deutsche* | | | | | | | |
| Deutsche | 1,0000 | 1,0000 | 1,0000 | 1,0000 | 1,0000 | 1,0000 | 1,0000 |
| Ausländer | 0,5328 | 0,5668 | 0,6934 | 0,7229 | 0,7103 | 0,7157 | 0,6903 |
| Dt. / Ausl. | 1,88 (**) | 1,76 (**) | 1,44 (*) | 1,38 | 1,41 | 1,40 | 1,45 |
| *Durchschnittliche Lebenserwartung eines Neugeborenen, $e_{0,t,F}$, in Jahren* | | | | | | | |
| Deutsche | 81,5 | 82,0 | 82,2 | 82,5 | 82,6 | 82,6 | 82,5 |
| Ausländer | 84,4 | 84,4 | 84,3 | 84,7 | 84,8 | 84,8 | 84,8 |
| Differenz | 2,9 | 2,4 | 2,2 | 2,2 | 2,2 | 2,2 | 2,3 |

*Signifikanzniveau: (**) = p<0,01; (*) = p<0,05.*

*Quelle: Eigene Berechnungen mit Daten des AZR (Stand: 28.02.2011) und des Statistischen Bundesamts (verschiedene Jahrgänge).*

### 8.2.3 Altersspezifische Sterblichkeit

Die altersbezogene Analyse offenbart wie in der Untersuchung der amtlichen Statistik, dass in der Altersstufe der Kleinkinder die geringsten und in höheren Altersklassen die höchsten Sterberisiken anzutreffen sind (Abb. 8-15). Auch der „Unfallbuckel" als Folge der erhöhten Unfallrisiken in der Altersklasse der 20 bis 24-Jährigen tritt ebenso auf.

Stellt man die altersbezogenen Sterberisiken mittels AZR und amtlicher Statistik gegenüber, fällt auf, dass hauptsächlich in fortgeschrittenen Altersstufen erhebliche Diskrepanzen zutage treten. So sind bei den über 85-Jährigen mittels amtlicher Statistik nur halb so hohe Sterberisiken wie mittels AZR zu beobachten (Abb. 8-16). Der Abgleich mit den Konfidenzintervallen der für Deutsche beobachteten Werte offenbart eine statistische Signifikanz, womit Zufallseinflüsse infolge niedriger Beobachtungswerte ausgeschlossen werden können (Kap 6.2.3.). Letztlich muss jedoch auch ein realistischer Blick auf die verwendeten Datengrundlagen geworfen werden. So zeigte sich in den bisherigen Analysen, dass Untersuchungen mittels amtlicher Statistik erkennbar fehlgeschätzte Ergebnisse zur Folge haben.

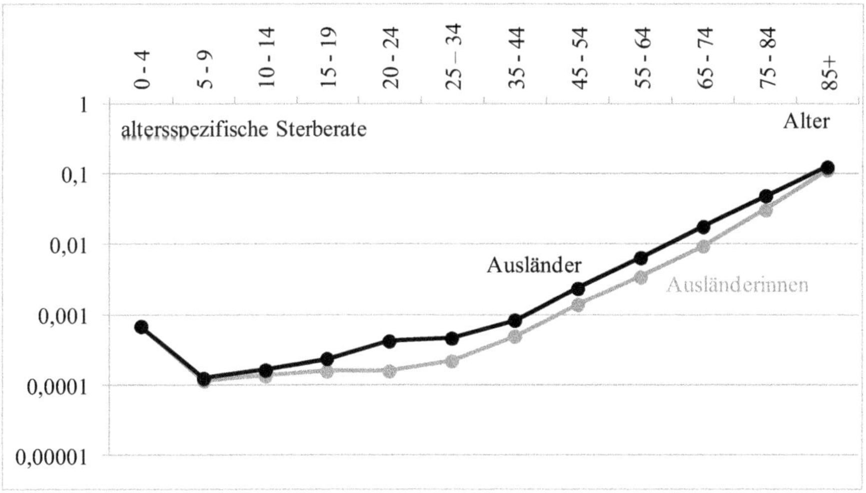


*Quelle: Eigene Berechnungen mit Daten des AZR (Stand: 28.02.2011).*

*Abb. 8-15: Altersbezogene Sterblichkeit von Ausländerinnen und Ausländern, logarithmische Skalierung, AZR, 2005 – 2009*

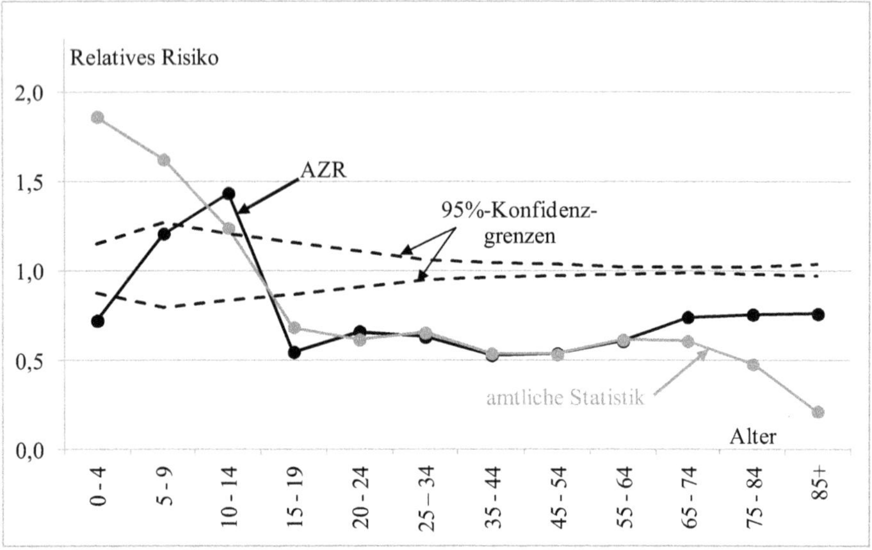


*Quelle: Eigene Berechnungen mit Daten des AZR (Stand: 28.02.2011) und des Statistischen Bundesamtes (verschiedene Jahrgänge).*

*Abb. 8-16: Relatives Sterberisiko von Ausländern (nach amtlicher Statistik und AZR) und Deutschen nach Alter, (deutsch = 1) sowie 95%-Konfidenzintervallgrenzen, Männer, 2005 – 2009*

## 8.2.4 Migrantengruppen

Mittels AZR sind gruppenspezifische Analysen durchführbar, weil Angaben zu Staatsbürgerschaft(en) gespeichert werden.[70] Aufgrund geringer Bestandszahlen sind jedoch nur wenige Sterbefälle pro Staatsangehörigkeit erfasst. Daher werden analog zu Kap. 7.3. Gruppen gebildet. Türkische Männer (24,5%) sowie Frauen (19,1%) bilden aufgrund ihrer Bevölkerungszahl auch die größte Gruppe der Verstorbenen innerhalb der ausländischen Population (Tab. A-22). Ohne Berücksichtigung altersbezogener Effekte hätten diese unterdurchschnittliche Sterberisiken aufzuweisen, stellen diese doch etwa 26% der Männer und 25% der Frauen im AZR dar. Verstorbene aus Afrika und Amerika waren dagegen selten zu beobachten, was statistische Analysen beeinträchtigt.

---

70 Bei mehr als einer erfassten Staatsbürgerschaft wird jeweils nur die erste Angabe berücksichtigt.

*Gesamtsterblichkeit*

Im Untersuchungszeitraum haben ausländische Personengesamtheiten stets eine niedrigere rohe Sterberate als die deutsche Allgemeinbevölkerung (Tab. 8-3), was vor allem durch die vergleichsweise jungen Bevölkerungsstrukturen bedingt ist. Unter Kontrolle altersstruktureller Effekte zeigt die Kategorie „restliche Welt“ die höchsten Sterberisiken. In dieser heterogen zusammengesetzten Gruppe sind vor allem Personen ohne Angaben zur Staatsbürgerschaft enthalten. Insgesamt ist eine beträchtliche Streuung innerhalb der Gruppen festzustellen. Frauen und Männer aus Afrika und Asien weisen jeweils die niedrigsten standardisierten Sterberisiken auf (Tab. 8-3). Durch Ermittlung der SMR-Werte werden die Ergebnisse tendenziell bekräftigt. Asiaten und Amerikaner besitzen mit etwa 0,60 die niedrigsten Werte, gefolgt von Personen aus Europa und Afrika (0,63). Höhere Risiken zeigen Männer aus den deutschen Nachbarstaaten (0,75), aus der Türkei (0,76) sowie aus den Staaten Ex-Jugoslawiens (0,77) und der restlichen Welt (1,04). Bei Frauen ist ähnliches zu beobachten, außer dass Afrikanerinnen (0,89) innerhalb der ausländischen Personengruppen deutlich erhöhte Werte zeigen. Die Untersuchung der mittleren Lebenserwartung bei Geburt zeigt identische Ergebnisse (Tab. 8-3).

Es gibt Anhaltspunkte, dass bestimmte Personengruppen, die z.B. als Flüchtlinge aus Kriegsgebieten zuwanderten, erhöhte Sterberisiken zeigen (Kap. 4.3.1.2.). Daher werden zusätzlich einzelne Ausländergruppen spezifisch analysiert. Dabei wurden zur Erhöhung der Fallzahlen auch Daten von vor 2005 verwendet, die mit hoher Wahrscheinlichkeit unterschätzte Sterberisiken anzeigen (Kap. 8.2.1.).

Personen ohne Angaben zur Staatsbürgerschaft sowie Frauen aus schwarzafrikanischen Ländern zeigen deutlich erhöhte Sterberisiken, die sogar höher als bei Deutschen sind (Tab. 8-4). Bei Staatenlosen ist zu vermuten, dass ein unklarer Aufenthaltsstatus mit einhergehenden unsicheren Perspektiven zu erhöhten Morbiditäts- und letztlich auch Mortalitätsrisiken führen kann (Kap. 4.2.). Die deutlich erhöhten Risiken bei Frauen aus schwarzafrikanischen Ländern (1,29 bzw. 2,00) könnten dagegen ein Hinweis sein, dass Frauen aus diesen Ländern bereits spezifische Belastungen (z.B. Infektionen, Toxine) im Herkunftskontext erfahren haben (Kap. 4.2.1.). Andererseits spricht die hohe Entfernung (in räumlicher, volkswirtschaftlicher und politischer Hinsicht) zwischen Herkunftskontext und Aufnahmeland eher für geringe Sterberisiken im Zielland der Migration (Kap. 4.3.1.).

*Tab. 8-3: Ausgewählte Sterblichkeitsmaße nach Ausländergruppen, AZR, 2005 – 2009*

| Nachbarländer Dtl. | Türkei | Ex-Jugosl. | ehem. Anwerbeländer | restl. Europa | Afrika | Amerika | Asien | restl. Welt | Ausländer gesamt | Deutsche (amtl. Stat.) |
|---|---|---|---|---|---|---|---|---|---|---|
| Männer | | | | | | | | | | |
| *Rohe Sterberate, $d_{t,M}$, je 1.000* | | | | | | | | | | |
| 6,7 | 3,3 | 4,1 | 4,3 | 3,1 | 1,8 | 3,8 | 1,6 | 6,2 | 3,6 | 10,5 |
| *Standardisierte Sterberate (Europa-Standard), $d_{t,St,M}$, je 1.000* | | | | | | | | | | |
| 5,7 | 5,9 | 5,8 | 5,3 | 5,0 | 4,1 | 4,6 | 4,4 | 8,0 | 5,5 | 7,6 |
| *Standardized Mortality Ratio, $SMR_{t,M}$, Referenz: Deutsche* | | | | | | | | | | |
| 0,75(*) | 0,76(*) | 0,77(+) | 0,67(*) | 0,63(*) | 0,63 | 0,60(+) | 0,59(+) | 1,04 | 0,70(*) | 1,00 |
| *Durchschnittliche Lebenserwartung eines Neugeborenen, $e(0)_{t,M}$, in Jahren* | | | | | | | | | | |
| 80,8 | 80,2 | 80,0 | 81,3 | 81,9 | 82,0 | 82,5 | 82,2 | 77,0 | 80,9 | 77,4 |
| Frauen | | | | | | | | | | |
| *Rohe Sterberate, $d_{t,M}$, je 1.000* | | | | | | | | | | |
| 5,3 | 1,7 | 2,4 | 2,2 | 2,2 | 1,1 | 2,5 | 1,2 | 4,9 | 2,2 | 11,3 |
| *Standardisierte Sterberate (Europa-Standard), $d_{t,St,M}$, je 1.000* | | | | | | | | | | |
| 3,8 | 3,5 | 4,1 | 3,3 | 3,5 | 3,3 | 3,2 | 3,3 | 5,0 | 3,7 | 4,9 |
| *Standardized Mortality Ratio, $SMR_{t,M}$, Referenz: Deutsche* | | | | | | | | | | |
| 0,80(+) | 0,74 | 0,86 | 0,65(+) | 0,71(+) | 0,89 | 0,66 | 0,66 | 1,02 | 0,74(*) | 1,00 |
| *Durchschnittliche Lebenserwartung eines Neugeborenen, $e(0)_{t,M}$, in Jahren* | | | | | | | | | | |
| 84,7 | 84,5 | 83,4 | 85,4 | 85,1 | 84,7 | 85,8 | 85,1 | 82,2 | 84,7 | 82,4 |

*Signifikanzniveau: (*) = $p<0,05$; (+) = $p<0,10$.*

*Quelle: Eigene Berechnungen mit Daten des AZR (Stand: 28.02.2011) und des Statistischen Bundesamtes (verschiedene Jahrgänge).*

Frauen aus Thailand weisen innerhalb der Migrantengruppen etwa 35% erhöhte Sterberisiken auf (Tab. 8-4). Hier spielen womöglich Versorgungsaspekte eine Rolle, die durch geringe deutsche Sprachkenntnisse kurz nach der Zuwanderung und Unterschiede im Gesundheitssystem zwischen Herkunfts- und Aufnahmeland bedingt sind. Da deren Migrationsmotiv zumeist im Zusammenhang mit Heiratsmigration zu finden ist, dürfte zusätzlich eine Wirkung des Healthy-Migrant-Effects nicht vorhanden sein. (Kap. 4.2.1.).

Im Gegensatz dazu deuten die hohen Sterberisiken bei Männern aus Kasachstan (1,55) auf Lebensstilaspekte hin, wie z.B. ungesunde Ernährung, übermäßiger Alkoholkonsum. Dies wurde in vorherigen Sterblichkeitsanalysen von Personengruppen aus den Staaten der ehemaligen Sowjetunion in gleichlaufender Tendenz bereits nachgewiesen (Shkolnikov 2004, Becher et al. 2007). Die besonders niedrigen Sterberisiken männlicher Marokkaner (0,43) lassen dagegen eine Wirkung des Healthy-Migrant-Effects vermuten.

*Tab. 8-4: Sterblichkeit ausgewählter Ausländergruppen, SMR, Referenzkategorie: Deutsche bzw. Ausländer gesamt, AZR, 2003 – 2009*

| Staatsangehörigkeit | Sterbefälle | SMR (Referenz: Deutsche) | SMR (Referenz: Ausländer) |
|---|---|---|---|
| | | *Männer* | |
| Österreich | 4.502 | 0,663(*) | 0,994 |
| Kasachstan | 485 | 0,927 | 1,554 |
| Marokko | 659 | 0,428(+) | 0,632 |
| Irak | 296 | 0,496 | 0,821 |
| Afghanistan | 452 | 0,604 | 0,922 |
| Afrika-Subsahara[71] | 430 | 0,719 | 1,265 |
| Staatenlos | 852 | 1,226 | 1,775 |
| | | *Frauen* | |
| Belgien | 396 | 0,717 | 1,096 |
| Kasachstan | 338 | 0,745 | 1,147 |
| Thailand | 331 | 0,828 | 1,353 |
| Irak | 146 | 0,658 | 0,968 |
| Afghanistan | 464 | 0,796 | 1,192 |
| Afrika-Subsahara | 223 | 1,288 | 1,997(+) |
| Staatenlos | 503 | 1,151 | 1,769 |

*Signifikanzniveau: (*) = p<0,05; (+) = p<0,10.*

*Quelle: Eigene Berechnungen mit Daten des AZR (Stand: 28.02.2011).*

Für Personen aus Irak und Afghanistan sind darüber hinaus eher hohe Sterblichkeitswerte zu erwarten, weil diese im Herkunftskontext zumindest partiell unter kriegerischen Auseinandersetzungen litten. Derartige Stresserfahrungen bedingen in der Regel höhere Gesundheits- und Sterberisiken (Kap. 4.2.1.). Dies konnte jedoch nicht bestätigt werden. So sind für Männer aus diesen Ländern klar niedrigere Sterberisiken und für Frauen eher durchschnittliche Werte auszumachen (Tab. 8-4). Hier ist anzunehmen, dass die stressbedingten Belastungen von den gesundheitlich positiven Wirkungen der Auswahlprozesse bei der Wanderung kompensiert werden. In der Gesamtschau ist es aber nicht möglich, beide Effekte getrennt zu analysieren.

*Altersbezogene Sterblichkeit*

Da in Analysen zur Gesamtsterblichkeit sämtliche Altersgruppen subsumiert sind, ist wiederum eine altersbezogene Untersuchung vorzunehmen (Kap.

71 Ghana, Nigeria, Togo, Kamerun und Republik Kongo. Personen aus diesen Ländern bilden aktuell etwa drei Viertel der Population aus Afrika-Subsahara in Deutschland (Schmid 2010).

6.2.2.). Es ist zu beobachten, dass in jüngeren Altersgruppen (5 bis 14) die Sterberisiken deutscher Jugendlicher geringer als bei ausländischen Personengruppen sind (Abb. 8-17). Kinder und Jugendliche aus der Türkei und Afrika zeigen die höchsten Risiken. Dagegen sind in den Altersstufen der 15 bis 64-Jährigen durchgängig deutlich geringere Sterberisiken bei der ausländischen Population festzustellen. Männer aus Asien zeigen hierbei die niedrigsten Werte. Ab Alter 65 sind vor allem bei Personen aus dem ehemaligen Jugoslawien und der Türkei ansteigende Risiken zu erkennen (Abb. 8-17).

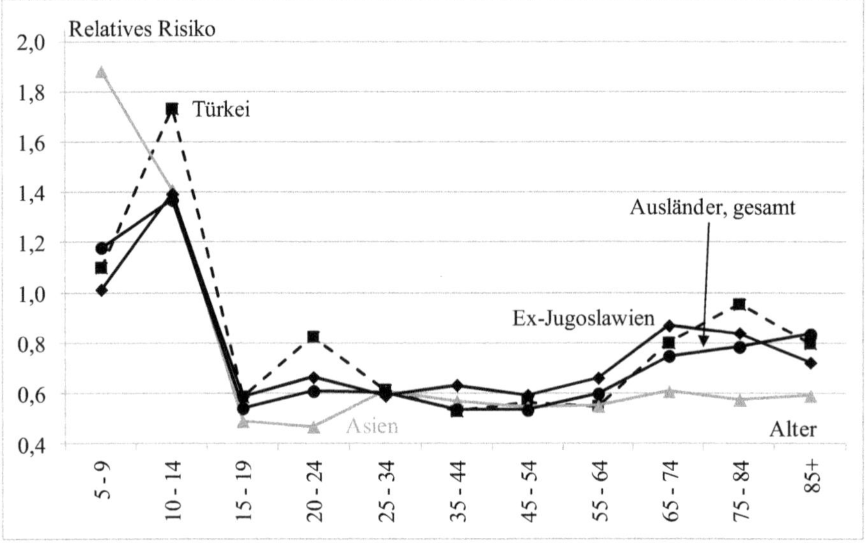


*Quelle: Eigene Berechnungen mit Daten des AZR und des Statistischen Bundesamtes.*

*Abb. 8-17: Altersbezogene Sterberisiken ausgewählter Ausländergruppen (AZR), (deutsch = 1), Männer, 2005 – 2009*

## 8.2.5 Sterblichkeit nach Aufenthaltsdauer

Die Sterberisiken der ausländischen Personengesamtheit sind im Wesentlichen auch von der bisher verbrachten Zeit im Aufnahmeland abhängig. Die Aufenthaltsdauer wird dabei häufig als Indikator für Adaptionsprozesse an die Lebensbedingungen des Ziellandes genutzt. Es wird vermutet, dass mit fortschreitendem Aufenthalt Diskrepanzen hinsichtlich der Sterberisiken zwischen der ausländischen Population und der deutschen Allgemeinbevölkerung verschwinden und durch andere Parameter, vor allem sozioökonomische Gesichtspunkte, kompensiert werden (Kap. 4.3.1.).

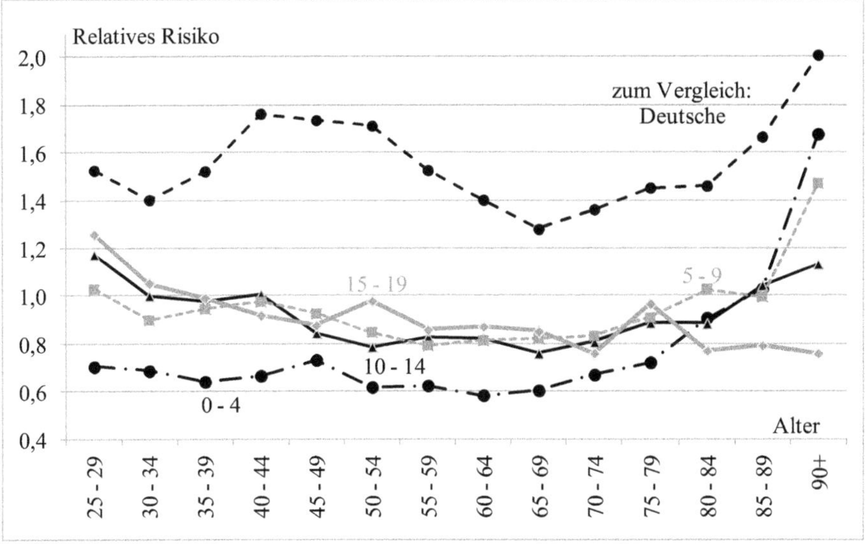


*Quelle: Eigene Berechnungen mit Daten des AZR und des Statistischen Bundesamtes.*

*Abb. 8-18: Altersbezogene Sterberisiken (0 bis 19 Jahre) von Ausländern nach der Aufenthaltsdauer (Sterblichkeit aller Ausländer = 1), Männer, AZR, 2005 – 2009*

Ausländische Personen mit einer Aufenthaltszeit von weniger als fünf Jahren weisen bis Alter 79 unterproportionale Sterberisiken auf (Abb. 8-18).[72] Erst in darüber liegenden Altersklassen werden erhöhte Risiken verzeichnet. In komparativer Analyse ist erkennbar, dass vor allem Personen mit geringer Aufenthaltszeit niedrigere Sterberisiken haben (Abb. 8-18). Diese Personen sind vermutlich überwiegend aus arbeitsmarktorientierten Beweggründen zugewandert (vgl. Kap. 2.2.) und weisen durch die Auswahlprozesse bei der Migration geringere Morbiditäts- und Mortalitätsrisiken auf. Im Gegensatz dazu bewirkt eine kurze Aufenthaltszeit bei älteren Personengruppen eher höhere Sterberisiken, die einerseits durch Versorgungsaspekte infolge unzureichender Sprach- und

72 In den Abb. 8-18 und 8-19 bildet der gestrichelte Verlauf die Sterberisiken der ausländischen Population ohne Einbeziehung der Aufenthaltszeit ab. In den übrigen Verläufen sind jeweils alters- und gruppenbezogene Risiken abgetragen. Ferner wurden zum Vergleich die altersbezogenen Sterberisiken der deutschen Population einbezogen.

Lesefertigkeiten und andererseits durch unbehandelte Vorerkrankungen hervorgerufen werden können.

Bei längeren Aufenthaltszeiten sind indes andere Tendenzen zu verzeichnen. Diese Personen weisen in sämtlichen Altersstufen höhere Risiken als Kurzaufhältige auf (Abb. 8-18, Abb. 8-19). Personen mit einer Aufenthaltszeit von mehr als 40 Jahren erreichen in mittleren Altersklassen sogar fast die Sterberisiken der deutschen Population. Ab dem Alter 60 sind dagegen wieder durchschnittliche Werte zu erkennen. Es ist aber darauf hinzuweisen, dass ausländische Personengruppen in sämtlichen Altersstufen geringere Sterberisiken als die deutsche Allgemeinbevölkerung haben. Die Zusammenhänge sind bei Frauen weniger stark ausgeprägt. Hier haben vor allem Frauen mit mehr als 35 Jahre Aufenthaltszeit in den mittleren Altersklassen überdurchschnittliche Sterberisiken (Abb. A-23, Abb. A-24). Frauen mit geringerer Aufenthaltszeit weisen dagegen keine über die Erkenntnisse bei männlichen Personen hinausgehenden Besonderheiten auf.

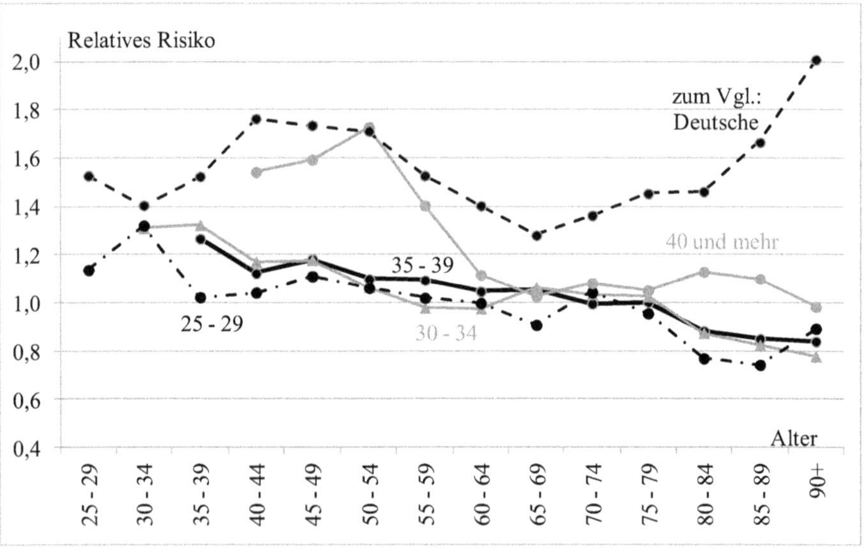


*Quelle: Eigene Berechnungen mit Daten des AZR und des Statistischen Bundesamtes.*

*Abb. 8-19: Altersbezogene Sterberisiken (25 und mehr Jahre) von Ausländern nach der Aufenthaltsdauer (Sterblichkeit aller Ausländer = 1), Männer, AZR, 2005 – 2009*

## 8.2.6 Sterblichkeit nach Aufenthaltsstatus

Zusätzlich erscheint eine Analyse nach Aufenthaltsstatus vielversprechend, um Erkenntnisse zu sozialbedingten Sterberisiken zu gewinnen (Kap. 4.3.). So wird der Sozialstatus einer Person auch durch den aufenthaltsrechtlichen Status bestimmt. Beispielsweise dürften Adaptionsprozesse hinsichtlich Gesundheits- und Risikoverhalten schneller verlaufen, wenn ein zeitlich unbeschränkter Aufenthaltstitel vorliegt. Demgegenüber sind derartige Anpassungstendenzen nicht zu erwarten, wenn infolge eines befristeten Aufenthaltstitels (z.B. Duldung) ein Verbleib im Aufnahmeland unsicher erscheint. Auch ist in diesem Fall die Ausübung einer bezahlten Erwerbstätigkeit zumeist nicht möglich, weshalb sozial bedingte Ungleichheiten die Folge sein können.

Zunächst ist erkennbar, dass ausländische Personen mit einem befristeten Aufenthalt (Duldung, Gestattung) die höchsten standardisierten Sterberisiken zeigen (Tab. 8-5). Diese sind sogar auf einem höheren Niveau als bei der deutschen Allgemeinbevölkerung. Personen, die in Besitz eines älteren Aufenthaltstitels (bis 2004, vor Neuregelung des Aufenthaltsgesetzes) sind, weisen ebenfalls überdurchschnittliche Risiken auf. Dies dürfte auch durch deren fortgeschrittene Aufenthaltszeit begründet sein. So sind Personen mit einem derartigen Aufenthaltstitel zum Ende des Jahres 2009 wenigstens fünf Jahre ansässig, während Personen mit neuerem Status niedrige Aufenthaltszeiten haben. In Anlehnung an die Hypothese, dass eventuell vorhandene Gesundheitsvorteile mit zunehmender Aufenthaltsdauer geringer werden (Kap. 4.3.1.), dürften ausländische Personen mit nach 2005 ausgestellten Aufenthaltspapieren höhere Sterberisiken als Personen mit vor 2005 erteilten Papieren aufzeigen.

Dagegen besitzen Migranten mit einer Niederlassungserlaubnis unterproportionale Werte. Bei ausländischen Frauen sind entsprechend gleichlaufende Ergebnisse festzustellen. Die Erkenntnisse konnten auch mittels SMR bestätigt werden. Bei der altersbezogenen Analyse zeigen ebenfalls ausländische Frauen und Männer mit einem zeitlich begrenzten Aufenthaltstitel der Duldung bzw. Gestattung deutlich erhöhte Sterberisiken (Abb. 8-20, Abb. A-25). Dies kann mit der ungewissen (Lebens-)Perspektive dieser Personen begründet werden, die verknüpft mit einer auferlegten Beschäftigungslosigkeit zu erhöhten Morbiditäts- und letztlich auch Mortalitätsrisiken führen kann.

*Tab. 8-5: Ausgewählte Sterblichkeitsmaße für Ausländer nach Aufenthaltsstatus, AZR, 2005 – 2009*

| Ausländer, gesamt | Aufent-haltsstatus befristet (alt) | Aufent-haltsstatus unbefristet (alt) | EU-Aufent-haltsrechte (befristet + unbefristet) | Aufent-haltser-laubnis, (neu) | Niederlas-sungser-laubnis | Duldung, Aufent-haltsges-tattung | Sonstige | zum Vgl.: Deutsche (amtl. Stat.) |
|---|---|---|---|---|---|---|---|---|
| | | | | Männer | | | | |
| *Beobachtete Sterbefälle* | | | | | | | | |
| 62.063 | 3.796 | 43.570 | 2.550 | 3.049 | 5.257 | 868 | 2.973 | 1.911.131 |
| *Rohe Sterberate, $d_{t,M}$, je 1.000* | | | | | | | | |
| 3,6 | 2,0 | 6,4 | 2,0 | 1,1 | 3,0 | 1,7 | 1,7 | 10,5 |
| *Standardisierte Sterberate (Europa-Standard), $d_{t,St,M}$, je 1.000* | | | | | | | | |
| 5,5 | 4,4 | 5,8 | 6,4 | 6,3 | 5,9 | 7,2 | 3,9 | 7,6 |
| *Standardized Mortality Ratio, $SMR_{t,M}$, Referenz: Deutsche* | | | | | | | | |
| 0,685(*) | 0,584 | 0,708(*) | 0,637 | 0,662 | 0,687 | 0,999 | 0,542 | 1,000 |
| *Standardized Mortality Ratio, $SMR_{t,M}$, Referenz: Ausländer, gesamt* | | | | | | | | |
| 1,000 | 0,866 | 1,015 | 1,011 | 1,037 | 1,036 | 1,593 | 0,790 | 1,337(*) |
| | | | | Frauen | | | | |
| *Beobachtete Sterbefälle* | | | | | | | | |
| 35.879 | 3.184 | 22.420 | 1.654 | 3.298 | 2.781 | 628 | 1.914 | 2.174.520 |
| *Rohe Sterberate, $d_{t,F}$, je 1.000* | | | | | | | | |
| 2,2 | 1,8 | 3,6 | 1,3 | 1,0 | 1,6 | 1,8 | 1,4 | 11,3 |
| *Standardisierte Sterberate (Europa-Standard), $d_{t,St,F}$, je 1.000* | | | | | | | | |
| 3,6 | 3,6 | 3,5 | 4,1 | 3,9 | 3,6 | 5,1 | 3,2 | 4,9 |
| *Standardized Mortality Ratio, $SMR_{t,M}$, Referenz: Deutsche* | | | | | | | | |
| 0,714 | 0,738 | 0,706 | 0,752 | 0,730 | 0,689 | 1,022 | 0,689 | 1,0000 |
| *Standardized Mortality Ratio, $SMR_{t,M}$, Referenz: Ausländer, gesamt* | | | | | | | | |
| 1,000 | 1,013 | 0,989 | 1,079 | 1,024 | 0,991 | 1,412 | 0,936 | 1,318(*) |

*Signifikanzniveau: (*) = p<0,05; (+) = p<0,10.*

*Quelle: Eigene Berechnungen mit Daten des AZR und des Statistischen Bundesamtes.*

Dagegen sind nur geringe Diskrepanzen zwischen zeitlich begrenztem und unbegrenztem Status bei Männern festzustellen (Abb. 8-20). Darüber hinaus haben Frauen in den Altersklassen der 35- bis unter 85-Jährigen mit zeitlich begrenztem Status im Vergleich zu Frauen mit unbegrenztem Status erhöhte Sterberisiken (Abb. A-25). Personen mit sonstigen Aufenthaltstiteln (darunter vor allem Personen ohne genaue Angaben zum Status) zwischen Alter 35 und 74 Jahren haben dagegen unterdurchschnittliche Risiken.

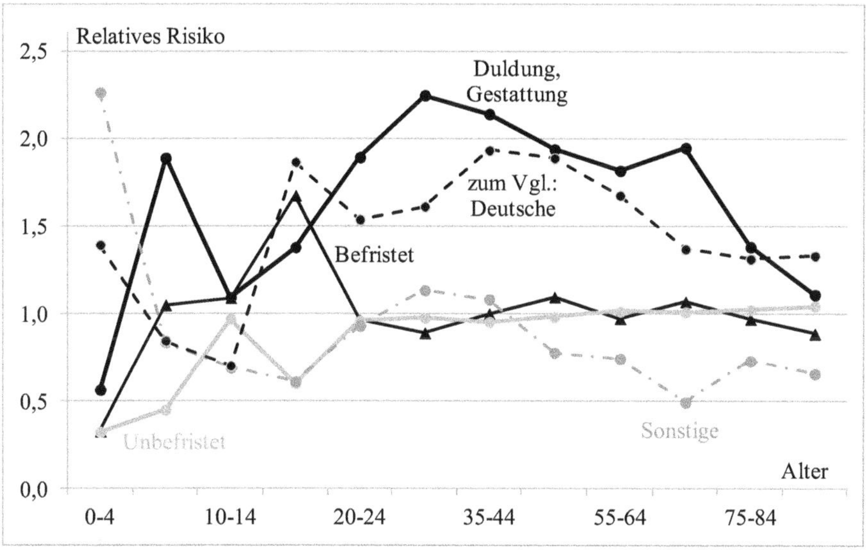


*Quelle: Eigene Berechnungen mit Daten des AZR und des Statistischen Bundesamtes.*

*Abb. 8-20: Altersbezogene Sterberisiken nach ausgewählten Aufenthaltstiteln (Sterblichkeit aller Ausländer = 1), Männer, AZR, 2005 – 2009*

# 8.3 Gesetzliche Rentenversicherung

Die Daten der gesetzlichen Rentenversicherung (GRV) können aufgrund detaillierter Angaben zum Sterbedatum auch zur Analyse der Mortalität genutzt werden (Kap. 6.1.1.). Dafür eignen sich die Statistiken der „Aktiv Versicherten" sowie „Rentenbestand" und „Rentenwegfall" (Kohls 2009a, Kohls 2011b).

## 8.3.1 Datengrundlagen

*Aktiv Versicherte*

Die „Aktiv Versicherten"-Statistik wird auf Basis des § 79 SGB IV geführt und umfasst in der vorliegenden Untersuchung den Zeithorizont von 2002 bis 2007 (Kap. 7.3.1.). Insgesamt wurden fast 37 Mio. Personenfälle zwischen 20 und unter 60 Jahren einbezogen, darunter ca. 3,5 Mio. mit ausländischer Staatsbürgerschaft. Ein Abgleich mit Fortschreibungsdaten beweist, dass die GRV-Daten

2006 etwa 85% der deutschen Population in der amtlichen Statistik ausmachen. Bei der ausländischen Personengesamtheit ist die Ausschöpfung mit knapp 71% geringer (Kohls 2011a).

*Rentenbestand, Rentenwegfall*

Im Rentenbestand werden berichtsjahresweise sämtliche ausgezahlte Versichertenrenten zum Stichtag 31.12. gezählt. Demgegenüber wird im Rentenwegfall nach Beendigung einer Rentenzahlung der Monat der letzten Auszahlung des Berichtsjahres verzeichnet. Beide Statistiken sind voneinander unabhängig und verfolgen ein (Renten-)Fallkonzept. In den verwendeten Datengrundlagen sind nur Regelaltersrenten enthalten, weitere Rentenzahlungen, wie Hinterbliebenen- oder Erwerbsminderungsrenten, wurden ausgeschlossen (Deutsche Rentenversicherung Bund 2009b). Zur Ermittlung von Sterberisiken müssen beide Querschnittsdaten in Bezug zueinander gesetzt werden. Insgesamt konnten Rentenbestandsdaten von 1993 bis 2007 sowie Wegfallsdaten von 1994 bis 2008 ausgewertet werden.[73] Es wurden nur Altersklassen ab 60 Jahre, dem frühestmöglichen Zeitpunkt eines Altersrentenbezugs, einbezogen. Weiterhin wird nach dem aktuellen Wohnsitz (inner-/außerhalb Deutschlands) unterschieden.

Zum Jahresende 2007 sind beispielsweise insgesamt 7,8 Mio. männliche Rentenbestandsfälle verzeichnet worden, die älter als 60 Jahre sind. Der Anteil ausländischer Personen beträgt 12,1%. Bei Frauen waren fast 10,0 Mio. Fälle, darunter 5,4% Ausländerinnen, zu beobachten. Bei den Wegfällen[74] des Jahres 2008 (Männer: 0,34 Mio., Frauen: 0,37 Mio.) waren Anteile von Personen mit ausländischer Staatsbürgerschaft von 11,2% (Männer) und 4,2% (Frauen) festzustellen. Bei Unterscheidung der ausländischen Sterbefälle nach dem aktuellen Wohnsitz konnten insgesamt 13.587 Männer und 5.430 Frauen einem innerdeutschen Wohnort zugeordnet werden. Dies sind 50,2% mehr männliche und 13,4% weniger Sterbefälle in der betrachteten Alterskategorie als in der amtlichen Statistik. Diese Ungleichmäßigkeit kann zum einen durch die in der amtlichen Statistik nicht erfassten Sterbefälle auf ausländischem Gebiet von in Deutschland gemeldeten Ausländern begründet werden (Kap. 2.4.2.). Zum anderen spielt jedoch gerade für ausländische Frauen deren unterdurchschnittliche Erwerbstätigkeit eine Rolle. Dies führte dazu, dass während der Erwerbsphase nur wenig rentenversicherungspflichtige Zeiten erbracht wurden und daher bei Erreichen des

---

73 Die SUF „Rentenbestand" und „Rentenwegfall" stellen jeweils 1%- bzw. 10%-Stichproben dar. Mittels Gastwissenschaftlerarbeitsplatz und Fernrechenanfragen war es möglich, den gesamten Datensatz auszuwerten.

74 Im Weiteren wird nur noch der Begriff Sterbefall verwendet.

Rentenalters häufig kein Anrecht auf Altersrente besteht (Mika 2006).[75] Im Resultat sind diese Frauen unterproportional in der Rentenbestandstatistik enthalten.

### 8.3.2 Sterblichkeit in mittleren Altersklassen (20 bis 59 Jahre)

Auf der Grundlage der „Aktiv Versicherten"-Daten kann festgestellt werden, dass die Sterberisiken der ausländischen Personengesamtheit in mittleren Altersstufen geringer als bei der deutschen Allgemeinbevölkerung sind (Abb. 8-21). Zwischen 35 und 49 Jahren werden bei beiden Geschlechtern die niedrigsten Risiken verzeichnet, bei Jüngeren und Älteren sind die Unterschiede zur deutschen Bevölkerung geringer. Eine Ausnahme bilden die erhöhten Risiken der unter 25-jährigen Frauen, wobei dies aufgrund der geringen Fallzahlen nicht statistisch signifikant ist.

In der Gesamtschau zeigt sich der typische Healthy-Migrant-Effect. So zieht die Mehrheit der arbeitsmarktorientierten Zuwanderer etwa im Alter von 25 bis 40 Jahren zu und weist dabei eine kurze Aufenthaltszeit auf (Kap. 4.3.1.). Als Resultat sind besonders günstige Morbiditäts- und Mortalitätsrisiken in diesen Altersklassen zu erkennen. Dagegen machen ältere Ausländer im Zuge längerer Aufenthaltszeiten Adaptionsprozesse in sämtlichen Lebens- und Gesellschaftsbereichen durch, die verbunden mit sozialen Belastungen zu steigenden Sterberisiken führen können. Ausländische Personen in jüngeren Altersstufen stellen darüber hinaus zumeist Nachkommen einstiger Zuwanderer dar und dürften nicht mehr von den Auswahlprozessen bei der Migration profitieren (Kap. 4.3.1.).

75 Vorrausetzung zum Erhalt einer Altersrente ist der Erwerb von mindestens 60 Monaten Anrechnungszeiten (auch Zeiten für Kindererziehung).

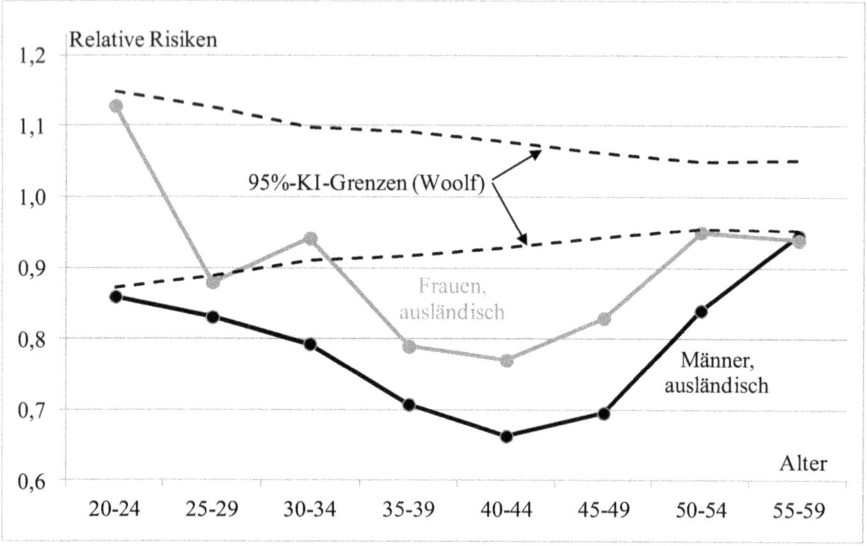


*Quelle: Eigene Berechnungen mit Daten der GRV, SUFAKVS04XVSBB-SUFAKVS07XVSBB.*

*Abb. 8-21: Sterblichkeitsrisiken ausländischer Personen nach Alter (deutsch = 1), GRV, 2003 – 2007*

In der gruppenbezogenen[76] Analyse mittlerer Altersstufen wird deutlich, dass die Sterberisiken erheblich streuen (Tab. 8-6). Männliche Personen aus südeuropäischen Gastarbeiterstaaten und der Türkei ab Alter 50 besitzen hierbei vergrößerte Sterberisiken, die auf Kohorteneffekte hindeuten. Dies dürfte vor allem eine Folge dauerhaft belastender Arbeitsbedingungen und damit verbundener sozialer Belastungen dieser typischen Zuwanderergruppen mit Zuwanderungsjahren in den 1950er bis 1970er Jahre sein. Personen aus Ländern Ex-Jugoslawiens haben ebenfalls erhöhte Sterberisiken, während Personen aus Asien, Amerika und Afrika in den Altersgruppen der 30 bis 55-Jährigen durchschnittlich 30% geringere Risiken als die deutsche Allgemeinbevölkerung aufweisen.

76 Zur Differenzierung der Gruppen, siehe Kap. 7.3.3.

*Tab. 8-6: Sterblichkeitsrisiken ausgewählter Ausländergruppen nach Alter (deutsch = 1), Männer, GRV, 2003 – 2007*

| Alter | Nachbarländer der Dtl. | Türkei | Ex-Jugosl. | ehem. Anwerbeländer | restl. Europa | Afrika | Amerika | Asien | restl. Welt | Ausländer gesamt | Deutsche |
|---|---|---|---|---|---|---|---|---|---|---|---|
| | | | | | | Männer | | | | | |
| *Relatives Risiko ($_nd_{x,dt.}$ = 1)* | | | | | | | | | | | |
| 20-24 | 0,90 | 0,79(*) | 1,04 | 0,87 | 0,89 | 0,62(*) | 1,28 | 0,82 | 1,07 | 0,86(*) | 1,00 |
| 25-29 | 0,97 | 0,83(*) | 0,82(*) | 0,74(*) | 0,92 | 0,55(*) | 0,78 | 0,83 | 1,32 | 0,83(*) | 1,00 |
| 30-34 | 0,94 | 0,75(*) | 0,77(*) | 0,80(*) | 0,83(*) | 0,79(*) | 0,64 | 0,79(*) | 1,02 | 0,79(*) | 1,00 |
| 35-39 | 0,78(*) | 0,67(*) | 0,69(*) | 0,74(*) | 0,79(*) | 0,68(*) | 0,59(*) | 0,63(*) | 0,88 | 0,71(*) | 1,00 |
| 40-44 | 0,85(*) | 0,59(*) | 0,66(*) | 0,71(*) | 0,68(*) | 0,65(*) | 0,65(*) | 0,61(*) | 0,69(*) | 0,66(*) | 1,00 |
| 45-49 | 0,84(*) | 0,61(*) | 0,78(*) | 0,77(*) | 0,71(*) | 0,58(*) | 0,56(*) | 0,54(*) | 0,70(*) | 0,70(*) | 1,00 |
| 50-54 | 1,04 | 0,71(*) | 1,01 | 0,91(*) | 0,75(*) | 0,65(*) | 0,75(*) | 0,54(*) | 0,66(*) | 0,84(*) | 1,00 |
| 55-59 | 1,04 | 0,82(*) | 1,06(*) | 1,03 | 0,79(*) | 0,67(*) | 0,83 | 0,63(*) | 0,75(*) | 0,95(*) | 1,00 |
| | | | | | | Frauen | | | | | |
| *Relatives Risiko ($_nd_{x,dt.}$ = 1)* | | | | | | | | | | | |
| 20-24 | 1,62(*) | 1,03 | 0,74 | 1,30 | 1,31 | 1,06 | 1,04 | 1,22 | 0,43 | 1,13 | 1,00 |
| 25-29 | 1,08 | 0,70(*) | 0,86 | 0,96 | 0,82 | 1,58 | 1,63 | 0,82 | 1,12 | 0,88(*) | 1,00 |
| 30-34 | 0,75 | 0,80(*) | 0,95 | 1,15 | 0,95 | 1,83(*) | 0,95 | 0,96 | 0,75 | 0,94 | 1,00 |
| 35-39 | 0,97 | 0,66(*) | 0,83 | 0,73 | 0,81(*) | 1,61(*) | 0,67 | 0,70(*) | 0,88 | 0,79(*) | 1,00 |
| 40-44 | 0,92 | 0,62(*) | 0,82 | 0,81(*) | 0,84(*) | 0,81 | 0,72 | 0,71(*) | 0,78 | 0,77(*) | 1,00 |
| 45-49 | 1,06 | 0,75(*) | 1,05 | 0,92 | 0,74(*) | 0,75 | 0,92 | 0,51(*) | 0,76 | 0,83(*) | 1,00 |
| 50-54 | 1,07(*) | 0,95 | 1,23(*) | 0,92 | 0,76(*) | 0,99 | 0,61 | 0,55(*) | 0,78(*) | 0,95(*) | 1,00 |
| 55-59 | 1,10 | 0,77(*) | 1,24(*) | 0,84(*) | 0,83 | 0,64 | 0,68 | 0,73(*) | 1,02 | 0,94(*) | 1,00 |

*Signifikanzniveau: (*) = $p<0,05$.*

*Quelle: Eigene Berechnungen mit Daten der GRV, SUFAKVS04XVSBB-SUFAKVS06XVSBB.*

Bei Frauen sind die Diskrepanzen zwischen der deutschen und ausländischen Bevölkerung auf etwas geringerem Niveau (Tab. 8-6), allerdings sind weitgehend ähnliche Tendenzen wie bei Männern feststellbar. Ausnahmen bilden einerseits die türkischen Frauen, die zumindest zwischen 25 und 49 Jahren äußerst niedrige Mortalitätsrisiken aufweisen, und andererseits junge Afrikanerinnen mit klar erhöhten Sterberisiken bis Alter 39. Dies konnte in ähnlicher Aussage auch bereits in den Analysen des AZR festgestellt werden (Kap. 8.2.).

### 8.3.3 Sterblichkeit in höheren Altersklassen (60 bis 100 Jahre)

Unter Verwendung der GRV-Daten Rentenbestand und Rentenwegfall sind Sterblichkeitsanalysen von älteren Personen ab Alter 60 mit Wohnsitz in Deutschland möglich.

Mittels roher Sterberate sind die Abstände zwischen Deutschen und Ausländern besonders groß (Tab. 8-7), weil auch hier altersstrukturelle Effekte zugunsten der ausländischen Population wirken. So ist der Anteil „jüngerer" Personen der Altersgruppen 60 bis 64 sowie 65 bis 69 bei ausländischen Personen deutlich höher als bei der deutschen Population, weswegen ebenfalls standardisierte Sterberisiken ermittelt werden müssen (Kap. 6.2.2.).[77] Die standardisierte Sterblichkeit bei der ausländischen Population (Männer: 51,6; Frauen: 29,9 je 1.000) ist im Jahr 2007 bei beiden Geschlechtern höher als bei der deutschen Bevölkerung (Männer: 43,4; Frauen: 24,1 je 1.000). Die Ermittlung des SMR zeigt gänzlich übereinstimmende Aussagen.

Auch mit Hilfe der mittleren Lebenserwartung im Alter 60 ist zu beobachten, dass die 1994 (Männer: -0,9; Frauen: -1,1 Jahre) beobachteten Diskrepanzen zugunsten der ausländischen Bevölkerung sich bis 2007 (Männer: +1,5; Frauen: +1,2 Jahre) zugunsten der deutschen Bevölkerung wandelten. Zwar nahm bei der ausländischen Personengesamtheit die Lebenserwartung zwischenzeitlich deutlich zu, fiel jedoch bis 2008 wieder auf Werte von 1994 zurück. Durch den kontinuierlichen Anstieg bei Deutschen zeigen diese ab 2002 höhere Werte als ausländische Personen (Tab. 8-7). Im Jahr 2008 beträgt die mittlere Lebenserwartung im Alter 60 bei ausländischen Männern 18,5 Jahre (Frauen: 23,4) und bei deutschen Männern 20,0 Jahre (Frauen: 24,6). Ein Abgleich mit Fortschreibungsdaten weist nach, dass die ermittelten GRV-Werte der Lebenserwartung im Alter 60 für Deutsche etwas und für Ausländer deutlich niedriger sind (Kohls 2009a). Diese Diskrepanzen sind zum einen bei der deutschen Population durch die fehlende Einbeziehung spezifischer Berufsgruppen (z.B. Beamte, Selbstständige) bedingt (Kap. 6.1.1.). Zum anderen sind die Unterschiede bei der ausländischen Population hauptsächlich durch die bereits mehrfach angesprochenen Fehlschätzungen der ausländischen Sterbefälle und Bestandszahlen in der amtlichen Statistik begründet (Kap. 2.4.2.).

77 Als Standard wird der Europa-Standard 1976 ab Alter 60 verwendet.

*Tab. 8-7: Ausgewählte Sterblichkeitskennziffern deutscher und ausländischer Personen, Wohnsitz in Deutschland, GRV, 1994 – 2008*

| | 1994 | 1996 | 1998 | 2000 | 2002 | 2004 | 2006 | 2008 |
|---|---|---|---|---|---|---|---|---|
| | | | | Männer | | | | |
| *Rohe Sterberate, $d_{t,M,60+}$, je 1.000* | | | | | | | | |
| Deutsche | 55,1 | 52,2 | 47,5 | 45,4 | 44,0 | 42,5 | 42,6 | 43,4 |
| Ausländer | 34,5 | 35,1 | 31,3 | 29,9 | 31,5 | 33,1 | 35,8 | 39,4 |
| *Standardisierte Sterberate (Europa-Standard), $d_{t,st,M,60+}$, je 1.000* | | | | | | | | |
| Deutsche | 52,4 | 50,9 | 47,2 | 45,4 | 44,2 | 42,1 | 40,8 | 40,5 |
| Ausländer | 48,2 | 49,7 | 46,0 | 43,3 | 44,6 | 42,7 | 45,3 | 51,6 |
| *Standardized Mortality Ratio, $SMR_{t,M,60+}$, Referenz: Deutsche* | | | | | | | | |
| Deutsche | 1,00 | 1,00 | 1,00 | 1,00 | 1,00 | 1,00 | 1,00 | 1,00 |
| Ausländer | 0,88 | 0,96 | 0,94 | 0,94 | 1,01 | 1,06 | 1,17 | 1,26 |
| *Mittlere Lebenserwartung im Alter 60, $e_{60,t,M,}$ in Jahren* | | | | | | | | |
| Deutsche | 17,6 | 18,0 | 18,6 | 19,0 | 19,3 | 19,7 | 20,0 | 20,0 |
| Ausländer | 18,5 | 18,2 | 19,0 | 19,4 | 19,2 | 19,3 | 18,9 | 18,5 |
| | 1994 | 1996 | 1998 | 2000 | 2002 | 2004 | 2006 | 2008 |
| | | | | Frauen | | | | |
| *Rohe Sterberate, $d_{t,F,60+}$, je 1.000* | | | | | | | | |
| Deutsche | 41,9 | 40,9 | 38,4 | 37,5 | 37,2 | 36,0 | 36,8 | 37,9 |
| Ausländer | 19,6 | 21,4 | 21,1 | 20,2 | 22,4 | 22,2 | 23,1 | 25,7 |
| *Standardisierte Sterberate (Europa-Standard), $d_{t,st,F,60+}$, je 1.000* | | | | | | | | |
| Deutsche | 30,9 | 29,3 | 27,3 | 26,2 | 25,8 | 24,7 | 24,1 | 24,1 |
| Ausländer | 27,3 | 27,4 | 27,0 | 25,4 | 27,5 | 25,8 | 26,4 | 29,9 |
| *Standardized Mortality Ratio, $SMR_{t,F,60+}$, Referenz: Deutsche* | | | | | | | | |
| Deutsche | 1,00 | 1,00 | 1,00 | 1,00 | 1,00 | 1,00 | 1,00 | 1,00 |
| Ausländer | 0,83 | 0,93 | 0,98 | 0,97 | 1,07 | 1,06 | 1,10 | 1,22 |
| *Mittlere Lebenserwartung im Alter 60, $e_{60,t,F,}$ in Jahren* | | | | | | | | |
| Deutsche | 22,5 | 23,0 | 23,5 | 23,9 | 24,0 | 24,3 | 24,5 | 24,6 |
| Ausländer | 23,6 | 23,6 | 23,7 | 24,1 | 23,5 | 24,0 | 23,8 | 23,4 |

*Quelle: Eigene Berechnungen mit Daten der GRV, SUFRTBN93XVST06-SUFRTBN07XVST06, SUFRTWF94XVST06-SUFRTWF08XVST06.*

Mittels Differenzierung nach derzeitigem Wohnsitz sind ferner Analysen von Personen durchführbar, die außerhalb des deutschen Staatsgebietes leben, jedoch Rentenzahlungen aus der GRV erhalten (Kohls 2009a, Kohls 2011b). Im Jahr 2005 lebte der überwiegende Teil der in der GRV erfassten Rentner mit ausländischer Staatsbürgerschaft im Ausland (64%), während dies bei deutschen Rentnern (weniger als 1%) nur selten der Fall ist (Kohls/Dinkel 2006). In der Detailanalyse wird sichtbar, dass die deutsche Population während des Untersuchungshorizonts von 1994 bis 2008 ein höheres Ansteigen der mittleren Lebenserwartung erfahren hat als die ausländische Bevölkerung (Tab. A-26). Bei ausländischen Rentnern beträgt die Lebenserwartung im Jahr 2008 etwa 21,4 Jahre (+3,1 Jahre seit 1994), während Deutsche aktuell 22,2 Jahre aufweisen (+3,9 Jahre seit 1994). Bei Frauen ist auf etwas höherem Niveau ein verzögerter Anstieg erkennbar (Ausländerinnen: +1,7 auf 26,2 Jahre; Deutsche +2,0 auf 26,3 Jahre).

Insgesamt kann festgehalten werden, dass im Ausland wohnende GRV-Rentenempfänger eine höhere Lebenserwartung als im Inland wohnhafte Rentner aufzeigen (Abb. A-26). Bei Deutschen waren derartige Ergebnisse zu vermuten. So bilden Migranten nach dem Healthy-Migrant-Effect eine spezifische Personengesamtheit, die im Vergleich zu Nicht-Wandernden weniger Gesundheits- und Sterblichkeitsrisiken zeigen dürften (Kap. 4.3.1.). Die höheren Werte für ausländische Personen dürften infolge spezifischer Remigrationstendenzen bedingt sein, die zumeist nur von Personen mit überdurchschnittlicher Gesundheit in Angriff genommen werden (Kap. 4.3.1.3.).

*Altersspezifische Sterblichkeit*

Im Rahmen altersbezogener Analysen ist ersichtlich, dass ausländische und deutsche Personen zwischen 1995 und 2005 differierende Muster der Sterblichkeit zeigen. So waren die Sterberisiken ausländischer Personen im Jahr 1995 und 2000 bei den unter 70- und 85-Jährigen und Älteren niedriger als bei Deutschen. Bis 2007 gab es dahingehend eine Veränderung, dass nun die ausländische Personengesamtheit in sämtlichen Altersstufen höhere Sterberisiken als Deutsche haben (Abb. A-27). Dieselben Erkenntnisse können auch bei Frauen beobachtet werden, was auf jahrgangsspezifische Effekte hindeutet (Abb. A-28). So sind vermutlich ab 2007 vermehrt Personen mit ausländischer Staatsbürgerschaft zu Rentenempfängern geworden, die vorher im Rahmen des Gastarbeiterzuzugs nach Deutschland kamen und anschließend hauptsächlich gesundheitlich belastende Beschäftigungen ausübten. Verbunden mit einer zusätzlichen sozialen Belastung kam es langfristig zu ansteigenden Gesundheits- und Sterberisiken (Kap. 4.3.1.).

*Migrantengruppen*

In der Analyse nach ausländischen Personengruppen wird deutlich, dass Personen aus Ländern Ex-Jugoslawiens die höchsten standardisierten Sterberisiken und damit die niedrigsten Werte der mittleren Lebenserwartung im Alter 60 aufweisen (Tab. A-29). Asiatische Männer zeigen dagegen die geringsten Sterberisiken. Die mittlere Lebenserwartung dieser Personengruppe beträgt 21,2

Jahre, die zusammen mit den Afrikanern deutlich höhere Werte als die deutsche Allgemeinbevölkerung (19,8 Jahre) aufweisen. Männer aus Ländern Ex-Jugoslawiens haben mit 16,6 Jahre einen deutlich niedrigeren Wert. Bei Frauen ist auf höherem Niveau annähernd dieselbe Rangfolge festzustellen (Tab. A-29).

*Tab. 8-8: Relative Sterberisiken ausgewählter Ausländergruppen nach Alter (deutsch = 1), Wohnsitz in Deutschland, GRV, 2003 – 2008*

| Alter | Nachbarländer Dtl. | Türkei | Ex-Jugosl. | ehem. Anwerbeländer | restl. Europa | Afrika | Amerika | Asien | restl. Welt | Ausländer gesamt | Deutsche |
|---|---|---|---|---|---|---|---|---|---|---|---|
| | | | | | Männer | | | | | | |
| *Relatives Risiko ($_nd_{x,dt.}$ = 1)* | | | | | | | | | | | |
| 60-64 | 1,11(*) | 0,82(*) | 1,22(*) | 1,03 | 1,19(*) | 0,72(*) | 1,19 | 1,12(*) | 0,79(*) | 0,98(*) | 1,00 |
| 65-69 | 1,05 | 1,09(*) | 1,82(*) | 1,34(*) | 1,12(*) | 0,99 | 0,99 | 0,75(*) | 0,75(*) | 1,24(*) | 1,00 |
| 70-74 | 1,18(*) | 1,01 | 1,73(*) | 1,28(*) | 1,07(*) | 0,84(*) | 1,02 | 0,77(*) | 0,80(*) | 1,18(*) | 1,00 |
| 75-79 | 1,16(*) | 0,99 | 1,51(*) | 1,26(*) | 1,09(*) | 0,96 | 0,84(*) | 0,91 | 1,08(*) | 1,16(*) | 1,00 |
| 80-84 | 1,18(*) | 0,86(*) | 1,33(*) | 1,20(*) | 1,02 | 0,76(*) | 0,90 | 0,63(*) | 1,11(*) | 1,08(*) | 1,00 |
| 85-89 | 1,07 | 0,89 | 1,01 | 1,01 | 0,87(*) | 0,46(*) | 1,28(*) | 0,84(*) | 1,03 | 0,99 | 1,00 |
| 90-94 | 1,08 | 1,07 | 0,94 | 1,12 | 0,90 | 0,63 | / | / | 0,92 | 1,12(*) | 1,00 |
| 95+ | 0,95 | 0,90 | 1,40 | 1,25 | 1,17 | 0,54 | / | / | / | 1,00 | 1,00 |
| | | | | | Frauen | | | | | | |
| *Relatives Risiko ($_nd_{x,dt.}$ = 1)* | | | | | | | | | | | |
| 60-64 | 1,20 | 0,88(*) | 1,20(*) | 0,98 | 0,98 | 0,93 | 1,04 | 0,00 | 0,75(*) | 0,99 | 1,00 |
| 65-69 | 1,17(*) | 1,13(*) | 1,56(*) | 1,21(*) | 0,96 | 0,92 | 1,27(*) | 0,88 | 0,73(*) | 1,17(*) | 1,00 |
| 70-74 | 1,29(*) | 1,10(*) | 1,48(*) | 1,15(*) | 1,02 | 1,40 | 1,04 | 0,96 | 0,77(*) | 1,15(*) | 1,00 |
| 75-79 | 1,30(*) | 1,01 | 1,39(*) | 1,07 | 1,01 | 0,71 | 0,97 | 0,93 | 1,02 | 1,11(*) | 1,00 |
| 80-84 | 1,23(*) | 0,99 | 1,26(*) | 1,08 | 0,95 | 0,92 | 0,948 | 0,69(*) | 1,09(*) | 1,06(*) | 1,00 |
| 85-89 | 1,25 | 0,90 | 1,13 | 0,95 | 1,01 | 1,39 | 1,21(*) | 0,84 | 1,07 | 1,08(*) | 1,00 |
| 90-94 | 1,25(*) | 0,88 | 1,04 | 1,05 | 1,05 | 1,87 | / | 1,33 | 1,06 | 1,14(*) | 1,00 |
| 95+ | 1,33(*) | / | 1,88 | 0,73 | 1,04 | 1,46 | / | / | 0,88 | 1,13(*) | 1,00 |

*Signifikanzniveau: (*) = $p<0,05$.*

*Quelle: Eigene Berechnungen mit Daten der GRV, SUFRTBN93XVST06-SUFRTBN07XVST06, SUFRTWF94XVST06-SUFRTWF08XVST06.*

In der alters- und gruppenbezogenen Untersuchung ist wiederum erkennbar, dass im Beobachtungszeitraum ex-jugoslawische Staatsbürger die höchsten Sterberisiken besitzen, die in einzelnen Altersgruppen zu mehr als 80% über den entsprechenden Risiken für deutsche Personen rangiert (Tab. 8-8). Demgegenüber besitzen Asiaten besonders günstige Sterberisiken, vor allem in der Gruppe der 65 bis 89-Jährigen. Bei einer Unterteilung des Untersuchungszeitraums ist zusätzlich ersichtlich, dass seit 1994 die relative Übersterblichkeit der Personengesamtheit aus den Ländern des ehemaligen Jugoslawiens deutlich angewachsen ist (Abb. A-30, Abb. A-31). Auch bei Personen aus der Türkei und sonstigen Anwerbeländern sind die Sterberisiken gegenüber der deutschen Allgemeinbevölkerung im Zeitverlauf erheblich gestiegen.

### 8.3.4 Multivariate Analysen

Ergänzend zu deskriptiven Analysen werden unter Verwendung der Aktiv-Versicherten-Statistik 2005/2007 für die Population der 20 bis unter 60-Jährigen nachfolgend Zusammenhangsuntersuchungen vorgenommen, um Einflussfaktoren der Mortalität zu bestimmen. Hierfür eignet sich das binäre logistische Regressionsmodell (Kap. 6.2.2.). In einem ersten Schritt werden dabei jeweils Blöcke von Determinanten einzeln einbezogen. Im zweiten Schritt erfolgt dann die Kalkulation des Gesamtmodells einschließlich aller vorher betrachteten Einflussfaktoren. Sämtliche Modelle werden für Männer und Frauen gesondert berechnet. Das Alter und die Staatsangehörigkeit sind aufgrund der Erkenntnisse aus den deskriptiven Analysen jeweils als kontrollierende Variable einbezogen. Weitere Aspekte, wie das Zuwanderungsjahr bzw. die daraus hervorgehende Aufenthaltsdauer und damit zusammenhängende mögliche Kohorteneffekte konnten nicht berücksichtigt werden, weil diese in der prozessproduzierten Aktiv-Versicherten-Statistik nicht erfasst wurden.

Im Basismodell konnten die bisherigen Ergebnisse bekräftigt werden, dass Personen aus Ex-Jugoslawien die höchsten Sterberisiken besitzen (Tab. 8-9). Frauen aus diesen Ländern weisen sogar eine höhere Mortalität als deutsche Frauen auf, ebenso wie Afrikanerinnen (Tab. A-32). Dagegen zeigen asiatische Männer und Frauen erneut die geringsten Sterberisiken.

Im zweiten Modell wurde eine mögliche Rentenzahlung wegen Erwerbsminderung einbezogen. Hier kann vermutet werden, dass Personen mit einem derartigen Rentenbezug auch erhöhte Sterberisiken aufweisen. So wird diese Rentenleistung in der Regel nur bei Erkrankungen gewährt, die die Ausübung einer angemessenen Beschäftigung dauerhaft behindern.[78] Eine medizinische Untersuchung bei den Trägern der Rentenversicherung ist dabei obligatorisch. Im Ergebnis weisen Personen mit einem derartigen Rentenbezug ein mehr als 12-fach höheres Sterberisiko als Personen ohne diesen Bezug auf (Tab. 8-9). Die

78 Vgl. Gesetz zur Reform der Renten wegen verminderter Erwerbsfähigkeit, § 435 SGB III.

Einbeziehung dieser Variable bedingt eine deutliche Änderung der Effektkoeffizienten bei der Staatsbürgerschaft. Die Sterberisiken erhöhen sich vor allem bei Asiaten und Afrikanern, während bei der ausländischen Population aus der Türkei und Ländern des ehemaligen Jugoslawiens die Risiken zurückgehen. Somit beziehen die beiden letztgenannten Personengruppen eine derartige Rentenleistung häufiger. Dies stellt vermutlich eine langfristige Wirkung der dauerhaft belastenden Erwerbsbedingungen der Zuwandergeneration aus den Anwerbeländern der 1950er bis 1970er Jahre dar (Kap. 4.3.1.2.).

*Tab. 8-9: Einflussfaktoren der Sterblichkeit, Ergebnisse der logistischen Regression (blockweiser Einschluss), GRV, Männer, 2005/2007*

| | Modell 1 | | Modell 2 | | Modell 3 | | Modell 4 | | Modell 5 | |
|---|---|---|---|---|---|---|---|---|---|---|
| | Exp(B) | Sig. | Exp(B) | Sig. | Exp(B) | Sig. | Exp(B) | Sig. | Exp(B) | Sig. |
| *Kontrollvariable* | | | | | | | | | | |
| Geburtsjahr | 0,91 | *** | 0,93 | *** | 0,91 | *** | 0,92 | *** | 0,93 | *** |
| *Staatsangehörigkeit (Ref.: deutsch)* | | | | | | | | | | |
| übrige Welt | 0,65 | *** | 0,69 | *** | 0,65 | *** | 0,57 | *** | 0,63 | *** |
| Asien | 0,59 | *** | 0,70 | *** | 0,59 | *** | 0,39 | *** | 0,49 | *** |
| Afrika | 0,67 | *** | 0,75 | *** | 0,67 | *** | 0,47 | *** | 0,56 | *** |
| Türkei | 0,66 | *** | 0,63 | *** | 0,66 | *** | 0,47 | *** | 0,49 | *** |
| Europa ohne Türkei | 0,82 | *** | 0,89 | *** | 0,82 | *** | 0,67 | *** | 0,78 | *** |
| Ex-Jugoslawien | 0,90 | ** | 0,82 | *** | 0,91 | ** | 0,73 | *** | 0,72 | *** |
| *Erwerbsminderungsrente (Ref.: Vorhanden)* | | | | | | | | | | |
| Nicht vorhanden | | | 0,08 | *** | | | | | 0,10 | *** |
| *Zeiten der Pflichtversicherung als Pflegeperson (Ref.: Vorhanden)* | | | | | | | | | | |
| Nicht vorhanden | | | | | 0,73 | *** | | | 1,91 | *** |
| *Langzeitarbeitslosigkeit (Ref.: mehr als 365 Tage in 2005/06)* | | | | | | | | | | |
| Weniger als 365 Tage in 2005/06 | | | | | | | 1,26 | *** | 1,79 | *** |
| *Ausbildung (Ref.: Fach-/Hochschulabschluss)* | | | | | | | | | | |
| Keine Angabe | | | | | | | 4,96 | *** | 3,00 | *** |
| Keine Berufsausbildung | | | | | | | 2,55 | *** | 2,16 | *** |
| Berufsausbildung vorhanden | | | | | | | 1,77 | *** | 1,63 | *** |
| Anzahl der Fälle (n) | 18.551.904 | | 18.551.904 | | 18.551.904 | | 18.551.904 | | 18.551.904 | |
| $R^2$ | 0,057 | | 0,115 | | 0,057 | | 0,081 | | 0,128 | |

*Signifikanz für Beta-Koeffizienten: *** = p<0,001; ** = p<0,01; * = p<0,05.*

*Quelle: Eigene Berechnungen mit Daten der GRV, SUFAKVS07XVSBB.*

Zusätzlich wurde in Modell drei angenommen, dass Belastungen im Rahmen der akuten Angehörigen-Pflege[79] die individuellen Sterberisiken erhöhen. Derartige Belastungen scheinen jedoch nicht bei den überwiegend pflegend ak-

79 „Zeiten der Pflichtversicherung als Pflegeperson" werden von der zuständigen Pflegekasse gewährt, wenn nicht erwerbsmäßige, häusliche Pflege im Umfang von mindestens 14 Stunden geleistet wird (§ 3 Nr. 1a SGB VI).

tiven Frauen (ca. 90%) die Mortalitätsrisiken zu steigern, sondern bei Männern, deren Anteil an aktiv Pflegenden (ca. 10%) deutlich geringer ist (Tab. 8-9, Tab. A-32). Dagegen erfolgt in Modell vier eine Berücksichtigung sozioökonomischer Faktoren (Tab. 8-9, Tab. A-32). Diese determinieren vor allem längerfristig die Gesundheits- und Sterberisiken (Kap. 4.2.1.). Hierbei zeigt sich ein unerwartetes Ergebnis, dass längere Arbeitslosigkeit (mehr als 12 Monate Leistungsbezug nach SGB III in 2005/2006) das Mortalitätsrisiko verringert. Dies stellt jedoch wahrscheinlich ein Scheinzusammenhang dar. So ist ein paralleler Bezug von Leistungen aus der Renten- und Arbeitslosenversicherung in der Regel nicht möglich, weswegen Erwerbsminderungsrentner in der verwendeten Aktiv-Versicherten-Statistik nicht erwerbslos sein können und zwingend der Gruppe der Erwerbstätigen zugeordnet werden. Als Folge sind die Sterberisiken dieser Gruppe deutlich überschätzt.

Ein Blick auf ausbildungsbezogene Faktoren lässt erkennen, dass männliche Personen ohne jegliche berufliche Ausbildung mehr als doppelt so hohe Sterberisiken zeigen als Fach-/Hochschulabsolventen. Männer mit abgeschlossener Ausbildung weisen im Vergleich zu Universitätsabsolventen auch erhöhte Risiken auf, diese sind aber deutlich geringer als bei Personen ohne Ausbildung (Tab. 8-9). Bei Frauen sind ähnliche Tendenzen feststellbar, jedoch ist die relative Übersterblichkeit auf etwas geringerem Niveau als bei Männern (Tab. A-32). Allerdings stellen die häufigen fehlenden Angaben zur aktuellen bzw. vergangenen Ausbildungskonstellation (ca. 30%) die Validität dieser Erklärungsvariablen in Frage. Nichtsdestotrotz bilden diese Ergebnisse vermutlich sozial beeinflusste Sterberisiken ab, weil Niedrigausgebildete zumeist über weniger Einkommensleistungen verfügen und häufiger in risikobelasteten Beschäftigungsverhältnissen angestellt sind als Fach-/Hochschulabsolventen.

In Modell fünf erfolgt die gleichzeitige Einbeziehung sämtlicher erklärender Determinanten. Es zeigt sich, dass durch dieses Modell etwa 12% der Streuung der zu erklärenden Sterberisiken abgebildet werden können (Tab. 8-9, Tab. A-32). Im Gesamtmodell konnten die zuvor beobachteten Zusammenhänge bei Männern und Frauen weitgehend bekräftigt werden. So steigert der Erhalt einer Erwerbsminderungsrente die Mortalitätsrisiken erheblich. Die Effekte der Erwerbslosigkeit und des Ausbildungsstatus bleiben tendenziell erhalten, nur die Effektstärken haben sich verändert. Dagegen senkt die Pflege eines Angehörigen nun bei beiden Geschlechtern die Sterberisiken. Mittels schrittweisem Einschluss der Determinanten in die Regressionsmodelle zeigen sich keine abweichenden Ergebnisse (Tab. A-33).

*Tab. 8-10: Einflussfaktoren der Sterblichkeit bei Deutschen, Ergebnisse der logistischen Regression (blockweiser Einschluss), GRV, Männer, 2005/2007*

| | Modell 1 | | Modell 2 | | Modell 3 | | Modell 4 | |
|---|---|---|---|---|---|---|---|---|
| | Exp(B) | Sig. | Exp(B) | Sig. | Exp(B) | Sig. | Exp(B) | Sig. |
| *Kontrollvariable* | | | | | | | | |
| Geburtsjahr | 0,93 | *** | 0,91 | *** | 0,92 | *** | 0,93 | *** |
| *Erwerbsminderungsrente (Ref.: Vorhanden)* | | | | | | | | |
| Nicht vorhanden | 0,08 | *** | | | | | 0,10 | *** |
| *Zeiten der Pflichtversicherung als Pflegeperson (Ref.: Vorhanden)* | | | | | | | | |
| Nicht vorhanden | | | 0,73 | *** | | | 1,88 | *** |
| *Langzeitarbeitslosigkeit (Ref.: mehr als 365 Tage in 2005/06)* | | | | | | | | |
| Weniger als 365 Tage in 2005/06 | | | | | 1,30 | *** | 1,85 | *** |
| *Ausbildung (Ref.: Fach-/Hochschulabschluss)* | | | | | | | | |
| Keine Angabe | | | | | 5,02 | *** | 3,05 | *** |
| Keine Berufsausbildung | | | | | 2,57 | *** | 2,18 | *** |
| Berufsausbildung vorhanden | | | | | 1,79 | *** | 1,65 | *** |
| Anzahl der Fälle (n) | 16.537.768 | | 16.537.768 | | 16.537.768 | | 16.537.768 | |
| $R^2$ | 0,112 | | 0,055 | | 0,080 | | 0,126 | |

*Signifikanz für Beta-Koeffizienten: *** = p<0,001; ** = p<0,01; * = p<0,05.*

*Quelle: Eigene Berechnungen mit Daten der GRV, SUFAKVS07XVSBB.*

*Tab. 8-11: Einflussfaktoren der Sterblichkeit bei Ausländern, Ergebnisse der logistischen Regression (blockweiser Einschluss), Männer, GRV, 2005/2007*

| | Modell 1 | | Modell 2 | | Modell 3 | | Modell 4 | |
|---|---|---|---|---|---|---|---|---|
| | Exp(B) | Sig. | Exp(B) | Sig. | Exp(B) | Sig. | Exp(B) | Sig. |
| *Kontrollvariable* | | | | | | | | |
| Geburtsjahr | 0,93 | *** | 0,91 | *** | 0,91 | *** | 0,93 | *** |
| *Erwerbsminderungsrente (Ref.: Vorhanden)* | | | | | | | | |
| Nicht vorhanden | 0,06 | *** | | | | | 0,06 | *** |
| *Zeiten der Pflichtversicherung als Pflegeperson (Ref.: Vorhanden)* | | | | | | | | |
| Nicht vorhanden | | | 1,16 | | | | 2,92 | ** |
| *Langzeitarbeitslosigkeit (Ref.: mehr als 365 Tage in 2005/06)* | | | | | | | | |
| Weniger als 365 Tage in 2005/06 | | | | | 0,81 | *** | 1,17 | *** |
| *Ausbildung (Ref.: Fach-/Hochschulabschluss)* | | | | | | | | |
| Keine Angabe | | | | | 3,20 | *** | 1,97 | *** |
| Keine Berufsausbildung | | | | | 1,62 | *** | 1,45 | ** |
| Berufsausbildung vorhanden | | | | | 1,27 | | 1,14 | |
| Anzahl der Fälle (n) | 2.014.136 | | 2.014.136 | | 2.014.136 | | 2.014.136 | |
| $R^2$ | 0,137 | | 0,067 | | 0,078 | | 0,141 | |

*Signifikanz für Beta-Koeffizienten: *** = p<0,001; ** = p<0,01; * = p<0,05.*

*Quelle: Eigene Berechnungen mit Daten der GRV, SUFAKVS07XVSBB.*

Infolge des niedrigen Erklärungsgehalts der Staatsbürgerschaft erfolgte eine gesonderte Analyse nach deutsch und nicht-deutsch (Tab. 8-10, Tab. A-34, Tab. A-35). Dabei wurden in Bezug auf $R^2$ nur geringe Fortschritte erzielt, nur für männliche Ausländer ist ein gesteigerter $R^2$-Wert auszumachen (Tab. 8-10, Tab. 8-11). Insgesamt gesehen bestehen zu den eingangs festgestellten Zusammenhängen keine gravierenden Abweichungen. In komparativer Analyse ist jedoch ersichtlich, dass der mortalitätssteigernde Aspekt des Erhalts einer Erwerbsminderungsrente bei ausländischen Personen leicht höher ist als bei der deutschen Population (Tab. 8-11, Abb. A-35). Im Gegensatz dazu entfalten die ausbildungsbezogenen Aspekte als Abbild der sozial bedingten Mortalität bei der ausländischen Personengesamtheit eine geringere Wirkung als bei der deutschen Allgemeinbevölkerung. Hier ist einzuschränken, dass sich in der Analyse womöglich die Effekte der einbezogenen heterogenen Ausländergruppen mit verschiedenen Ausbildungsniveaus aufheben.

# 9 Diskussion

Nachfolgend werden die gewonnenen Erkenntnisse zur Datenlage (Kap. 9.1.), zur Fertilität (Kap. 9.2.) und zur Mortalität (Kap. 9.3.) von Migrantinnen und Migranten in Deutschland erörtert und mit bekannten Erkenntnissen in Beziehung gesetzt. Nach Modellkritik (Kap. 9.4.) und Diskussion von Restriktionen (Kap. 9.5.) wird abschließend ein Fazit abgeleitet (Kap. 9.6.).

## 9.1 Datenlage

Deutschland ist ein von Migration geprägtes Land. Personen mit Migrationshintergrund stellen aktuell einen bedeutenden und zukünftig einen steigenden Anteil der Population in Deutschland. Für ein besseres Verständnis der Entwicklung von Zahl und Struktur sind daher Analysen des demographischen Verhaltens dieser Bevölkerungsgruppe nötig (vgl. Schwarz 1980, 1996, Kohls 2008a, Schmid/Kohls 2008, Milewski 2010).

Die Datenlage zur Analyse des demographischen Verhaltens von Migrantinnen in Deutschland ist insgesamt unbefriedigend. Hinsichtlich der Fertilität stellt zwar die amtliche Geburtenstatistik eine längerfristig vergleichbare Grundlage dar (vgl. Schulz 1978, Schwarz 1980, Kane 1986, Nauck 1987, Höhn et al. 1990, Mammey 1990, Schoorl 1995, Roloff 1997, Mammey/Schwarz 2002). Gruppenspezifische Analysen sind jedoch nur begrenzt durchführbar. Auch mittels Mikrozensus sind aktuell nur für das Berichtsjahr 2008 detaillierte Untersuchungen der migrationsbezogenen Fertilität möglich (vgl. Statistisches Bundesamt 2009b, BBMFI 2010b, Dorbritz 2011). Hinsichtlich der Mortalität orientierten sich bisherige Studien bisher häufig an den Daten der amtlichen Bevölkerungsstatistik (vgl. Weber et al. 1990, Korporal 1990, Mammey 1990, Linke 1995, Roloff 1997, Mammey/Schwarz 2002), die aber aufgrund von systematischen Datenmängeln nur vorsichtig interpretiert werden können. Hier ist abgesehen von einer selektiven Untererfassung von Geburten und Sterbefällen ausländischer Personen vor allem eine systematische Verzerrung des Bevölkerungsbestandes zu beklagen. Davon sind Analysen zur Sterblichkeit noch stärker betroffen als Untersuchungen zur Fertilität.

Es offenbarten sich Ähnlichkeiten mit der Datenlage hinsichtlich migrationssensitiver Gesundheits- und Pflegeforschung (Schenk 2007, Habermann et al. 2009, Kohls 2010a, BBMFI 2010a). So tragen amtliche Statistiken im Allgemeinen nur wenig an Erkenntnissen bei, weshalb zusätzliche Datengrundlagen (prozessproduzierte Daten, Umfragedaten) erschlossen bzw. auch über gesetzliche Änderungen bei der Erhebung amtlicher Statistiken nachgedacht werden müssen. Daher wurden in der vorliegenden Analyse alternative Datengrundlagen des Ausländerzentralregisters (AZR), der gesetzlichen Rentenversicherung (GRV), des Mikrozensus 2008 sowie der Befragung „Ausgewählter Migrantengruppen in Deutschland 2006/2007" (RAM) zur Analyse des demographischen Verhaltens von Migrantinnen und Migranten herangezogen.

Im internationalen Vergleich zeigt sich, dass das demographische Verhalten von Migrantinnen und Migranten vor allem in typischen Zuwanderungsstaaten bereits früher und umfassender als in Deutschland untersucht wurde. Hierbei wurden zumeist nur die Aspekte der Fertilität und Mortalität einzeln analysiert (vgl. Krueger/Moriyama 1967, Shuval 1982, Marmot et al. 1984, Trovato 1985, Courbage/Khlat 1996, Sundquist/Johansson 1997), jedoch wurden bereits gemeinsame Analysen der Fertilität und Mortalität von Migranten vorgenommen (vgl. Coleman 1982, Young 1991). Auch international ist die Datenlage zum demographischen Verhalten von Migrantinnen und Migranten angespannt. Hierbei werden jedoch mitunter innovative Verknüpfungen relevanter Datengrundlagen vorgenommen (vgl. Weitoft et al. 1999), die weitergehende Analysen des demographischen Verhaltens von Migranten z.B. mit Hilfe der Einkommensstatistik ermöglichen. Derartige Auswertungen sind in Deutschland aufgrund umfangreicher Datenschutzanforderungen bisher nicht realisierbar.

## 9.2 Fertilität

Internationale Wanderungsbewegungen finden überwiegend in den Altersstufen von 18 bis 35 Jahren statt (BAMF 2011). Bei Frauen ist dies in der Regel auch das reproduktive Alter. Die Entscheidung für Kinder wird letztlich individuell gefällt, ist jedoch erheblich von ortsbezogenen Bedingungen abhängig. Diese wandeln sich gerade bei grenzüberschreitenden Wanderungen, weshalb Migration und reproduktives Verhalten eine hohe Forschungsrelevanz hat (vgl. Carlson 1985, Kahn 1988, Young 1991, Stephen/Bean 1992, Lee/Pol 1993, Brockeroff/Yang 1994, Kulu 2005, Genereux 2007, Milewski 2007, Sobotka 2008).

Migrantinnen haben seit Anfang der 1970er Jahre eine durchgehend höhere mittlere Kinderzahl als deutsche Frauen. Aufgrund eines erstmalig vorgenommenen Abgleichs von Daten der amtlichen Statistik, des AZR und der GRV konnten unverzerrte Werte der Geburtenhäufigkeit ausländischer Frauen ermittelt werden. So schwankten Werte der TFR für Frauen ausländischer Herkunft von 2002 bis 2008 zwischen 1,6 und 1,7 Kindern je Frau, während bei einheimischen Deutschen Geburtenhäufigkeiten von 1,3 bis 1,4 Kindern pro Frau beobachtet wurden. Diese Abstände sind mit altersbezogenen Unterschieden verknüpft (vgl. Schwarz 1980, Höhn et al. 1990, Schoorl 1995, Roloff 1997, Mammey/Schwarz 2002). Bislang waren nur wenige Erkenntnisse zum generativen Verhalten von Migrantinnengruppen bekannt. So wurde neben singulären Untersuchungen zu Italienerinnen (vgl. Schulz 1978) und Aussiedlerinnen (vgl. Dinkel/Lebok 1997) zumeist die quantitativ bedeutende Gruppe türkischstämmiger Frauen näher erforscht (vgl. Schwarz 1980, 1996, Kane 1986, Nauck 1987, 1988, Höhn et. al 1990, Schoorl 1995, Haug 2002, Milewski 2007, 2010). Weiterhin waren teilweise große Unterschiede zwischen verschiedenen Gruppen ersichtlich. Afrikanerinnen zeigen mit 2,6 Kindern je Frau die höchsten mittleren Kinderzahlen, es folgen Frauen aus Asien (2,0), den Staaten des einstigen Jugoslawiens (1,9) sowie der Türkei (1,8). Niedrigere Werte finden sich bei Frauen aus den weiteren Staaten Europas (1,4), den früheren Anwerbeländern (1,2) und den deutschen Nachbarstaaten (1,2).

Die Untersuchungen des Mikrozensus 2008 weisen nach, dass Frauen aus der deutschen Allgemeinbevölkerung häufiger kinderlos sind als Frauen mit Migrationshintergrund. So ist Kinderlosigkeit bei den 44- bis 48-Jährigen Migrantinnen nur in 13% der Fälle zu beobachten. Im Vergleich dazu weist annähernd jede fünfte Frau ohne Migrationshintergrund dieses Phänomen auf. Im Gegensatz dazu haben Mütter ohne Migrationshintergrund häufiger drei und mehr Kinder als die Population ohne Migrationshintergrund. Diese Unterschiede stellen sich auch in der mittleren Kinderzahl dar. So verwirklichen Frauen mit Migrationshintergrund im Durchschnitt etwa 1,9 Kinder je Frau, während Frauen der Allgemeinbevölkerung ca. 1,5 Kinder pro Frau realisieren. In der gruppenspezifischen Analyse zeigen Frauen mit türkischem Migrationshintergrund ebenfalls besondere Merkmale. Mehrkinderfamilien sind bei türkischen Frauen besonders häufig. Beinahe die Hälfte aller Türkinnen (46%) haben drei oder mehr Kinder, wohingegen dies bei sämtlichen Ausländergruppen nur für jede vierte Frau zutrifft (24%). Auch bei türkischen Migrantinnen nehmen aber bei später geborenen Jahrgängen die Kinderzahlen tendenziell ab.

Insgesamt konnten nationale Erkenntnisse zum Unterschied der Geburtenhäufigkeit und Fertilitätsmuster zwischen zugewanderten und nicht-zugewanderten Frauen bestätigt werden (vgl. Schulz 1978, Schwarz 1980, Kane 1986, Nauck 1987, Höhn et al. 1990, Mammey 1990, Schoorl 1995, Roloff 1997, Mammey/Schwarz 2002). Ein Blick auf internationale Erkenntnisse zeigt, dass gerade auch in typischen (westeuropäischen) Zuwanderungsstaaten annähernd dieselben Entwicklungen und Muster des generativen Verhaltens von Migrantinnen wie in Deutschland festzustellen sind. So weisen vor allem Migrantinnen aus Entwicklungsländern mit typischen hohen Geburtenzahlen kurz nach der Zuwanderung noch die hohen Fertilitätswerte der Herkunftsländer auf. Diese gehen jedoch mit zunehmender Aufenthaltsdauer im Zielland der

Migration deutlich zurück und gleichen sich zumeist den Mustern der Aufnahmeländer an. Hierbei existieren jedoch ebenso erhebliche Unterschiede zwischen einzelnen Migrantinnengruppen (vgl. Carlson 1985, Hervitz 1985, Kahn 1988, Rumbaut/Weeks 1986, Schoorl 1990, Coleman 1994, Abbasi-Shavazi/McDonald 2000, Andersson 2004, Genereux 2007).

Weiterhin konnten dank detaillierter Analysen des Mikrozensus 2008 und RAM 2006/2007 das verwendete Modell bzw. die Hypothesen zur Erklärung des generativen Verhaltens von Migrantinnen überprüft werden. Die bekannten Hypothesen können nach Stabilitäts- (vgl. Rosenwaike 1973, Schoorl 1990, Landale/Hauan 1996, Alders 2000, Andersson 2004, Milewski 2010) und Ereignisabhängigkeitshypothesen (vgl. Bean/Swicegood 1985, Nauck 1987, Ford 1990, Ram/George 1990, Mulder/Wagner 1993, White et al. 1995, Brockeroff 1995, Schoorl 1995, Singley/Landale 1998, Abbasi-Shavazi/McDonald 2000, Mayer/Riphahn 2000, Kulu 2005, Lindstrom/Saucedo 2007, Milewski 2007) unterschieden werden.

Es zeigt sich, dass Frauen türkischer Herkunft, die vor 1940 geboren wurden, noch etwa 4,2 Kinder je Frau verwirklichten. Dagegen waren bei Frauen der Kohorten der 1961 bis 1965 Geborenen nur mehr 2,9 Geburten pro Frau zu beobachten. Dies stellt eine relative Verminderung um etwa 30% dar und zeichnet ungefähr die Abnahme der Kinderzahlen in der Türkei nach. Insgesamt ist für sämtliche Migrantengruppen zu beobachten, dass in später geborenen Jahrgängen die Geburtenhäufigkeit langfristig zurückgeht. Diese Kohorteneffekte sind durch die Sozialisationshypothese zu erklären, weil auch in den Herkunftsländern die Normen, Werte und Einstellungen hinsichtlich generativen Verhaltens einem Wandel unterliegen und die gewünschten und tatsächlich realisierten Kinderzahlen infolge von Modernisierungstendenzen zurückgehen (vgl. Nauck 1987). Dies zeigt sich im Falle einer Migration dann auch in Form von zurückgehenden Geburtenzahlen im Zielland der Migration.

Bildungsbezogene Faktoren und damit zusammenhängende Lohnunterschiede beeinflussen ferner das generative Verhalten. Höhergebildete Frauen tendieren in Deutschland mit höherer Wahrscheinlichkeit zur Kinderlosigkeit und niedrigeren Kinderzahlen als Geringausgebildete (vgl. Klein/Lauterbach 1994, Huinink 1995, Statistisches Bundesamt 2009b). Dies ist auch bei Migrantinnen zu erkennen. Frauen mit ausländischer Staatsbürgerschaft und weniger als 9 Schuljahren haben eine höhere Geburtenhäufigkeit als dieselbe Personengruppe mit mehr Schulzeit. Bei zusätzlicher Analyse nach dem beruflichen Abschluss sind annähernd identische Zusammenhänge evident. Neben der Bildung determiniert auch der Faktor Familienstand das generative Verhalten bei Migrantinnen. So haben Verheiratete durchschnittlich mehr Kinder als Unverheiratete. Die Kombination von Bildung und Lebensform lässt eine erhebliche

Bandbreite bei den durchschnittlichen Kinderzahlen erkennen. So weisen partnerlose höherqualifizierte Frauen mit Migrationshintergrund lediglich 0,8 Kinder je Frau auf, während Verheiratete ohne berufliche Ausbildung durchschnittlich fast 2,4 Kinder je Frau verwirklichen. In der deutschen Allgemeinbevölkerung ist ein derartiges Ausmaß von 0,6 bis 1,8 Kinder zu beobachten. Hiermit werden nationale Erkenntnisse bestätigt (vgl. Nauck 1987, 1988, 2007, Mayer/Riphahn 2000, Statistisches Bundesamt 2009b, Milewski 2010, BZGA 2010, Dorbritz 2011).

Es konnte außerdem festgestellt werden, dass die Existenz eines deutschen Partners die Kinderzahlen von Migrantinnen (Ausnahme: Polinnen) tendenziell verringert. Bei der Existenz eines Partners bestehen vermehrt Kontakte zu Deutschen, wodurch eine Annäherung an die (geburtensenkenden) Normen und Werte schneller geschehen kann. Frauen aus den Staaten des früheren Jugoslawiens zeigen den eindeutigsten Zusammenhang: Mit deutschem Partner sind die Kinderzahlen um 38% niedriger als ohne. Türkinnen weisen nur in 6% der Fälle einen deutschen Partner auf, wobei diese vermutlich häufig Eingebürgerte mit türkischem Migrationshintergrund sind. Daher fällt auch der Rückgang der Kinderzahlen infolge eines einheimischen Partners vergleichsweise niedrig aus. Frauen mit polnischem Migrationshintergrund haben im Vergleich dazu häufig einen deutschen Partner (64%), weil vermutlich der überwiegende Teil zugewanderter Polinnen aufgrund Heiratsmigration nach Deutschland kam und somit eher familien- und kinderorientiert waren (vgl. Nauck 2007). Insgesamt wird der erwartete Rückgang des generativen Verhaltens bei Migrantinnen aus Ländern mit durchschnittlich höheren Geburtenzahlen als in Deutschland, wie auch in der Anpassungshypothese postuliert, bestätigt (vgl. Nauck 1987). Allerdings kann der Zusammenhang bei Polinnen zum einen mit einer Auswahl im Herkunftsland (Selektionshypothese) und zum anderen mit dem Wanderungsmotiv „Heiratsmigration" (Familiengründungshypothese) begründet werden.

Das generative Verhalten von Frauen mit muslimischer Konfession aus der Türkei und Ex-Jugoslawien ist des Weiteren von der Religion und (selbsteingestuften) Religiosität beeinflusst. Für diese Gruppen konnte die Sozialisationshypothese bekräftigt werden, weil gerade kultur- und religionsbezogene Werte in der Adoleszenz vermittelt werden und sich nur langsam wandeln (vgl. Westoff/Frejka 2007, Philipov/Berghammer 2007, Doblhammer et al. 2009, Haug et al. 2009). Integrationsbezogene Aspekte, die mit dem Angleichungsprozess im Aufnahmeland einhergehen (vgl. Nauck 1988, 2007), bedingen die Geburtenhäufigkeit dahingehend, dass ziellandbezogene Faktoren (Verbundenheit, Sprachkenntnisse) eine Senkung der Geburtenzahlen zur Folge haben. Verstärkte Bindungen zum Herkunftskontext haben dagegen keine Wirkung auf die Geburtenhäufigkeit von Migrantinnen, was als eine Schwächung der Sozialisationsaspekte (Sozialisationshypothese) zugunsten von Angleichungsprozessen (Anpassungshypothese) gedeutet wird. Insgesamt kann geschlussfolgert werden, dass mit fortschreitender Zeit im Aufnahmeland die Bedeutung herkunftsbezogener Faktoren schwindet und ziellandbezogene Faktoren an Einfluss gewinnen.

## 9.3 Mortalität

Migranten sind von anderen Bedingungen hinsichtlich Ernährung, Arbeit und Gesundheit und unterschiedlichen physischen und psychischen Belastungen betroffen als Nicht-Migranten. Differenzen bei den Sterberisiken zwischen Migranten und Nicht-Migranten können unter anderem durch „mitgebrachte" Gesundheitsrisiken, beibehaltene Ernährungs- und Verhaltensungleichheiten, selektive Auswahlprozesse (Healthy-Migrant-Effect), Nachwirkungen gesundheitsbelastender Lebens- und Arbeitsweisen im Herkunfts- und Zielland und durch soziale Unterschiede im Aufnahmeland begründet sein (vgl. Krueger/Moriyama 1967, Coleman 1982, Marmot et al. 1984, Trovato 1985, Young 1987, Courbage/Khlat 1996, Sundquist/Johansson 1997, Anson 2002, Kouris-Blazos 2002, Razum/Rohrmann 2002, Uitenbroek/Verhoff 2002). Daher sind Ungleichheiten hinsichtlich Gesundheits- und Sterberisiken typisch, die dahin tendieren, dass Migranten ungeachtet sozio-ökonomischer Risiken eine niedrigere Sterblichkeit als die nicht-migrierte Allgemeinbevölkerung aufweisen.

Die Analysen auf der Grundlage der Daten der amtlichen Statistik zeigen, dass Sterberisiken von erwachsenen Ausländerinnen und Ausländern deutlich geringer als bei erwachsenen Deutschen sind. Indes weisen Kinder und Jugendliche mit ausländischer Staatsbürgerschaft erhöhte Sterberisiken gegenüber Deutschen auf. Damit wurden nationale Erkenntnisse bestätigt (vgl. Weber et al. 1990, Korporal 1990, Mammey 1990, Altenhofen/Weber 1993, Linke 1995, Roloff 1997, Helmert et al. 2002, Mammey/Schwarz 2002, Razum/Rohrmann 2002, RKI 2008, Kohls 2008b, Kohls 2008c). Ergebnisse auf der Grundlage der amtlichen Statistik sind allerdings zu hinterfragen, weil Verzerrungen bei den Sterbefall- und Bestandszahlen der ausländischen Population vermutet werden (vgl. Linke 1995, Roloff 1997, RKI 2008, Kohls 2008b, Kohls 2008c). Somit wären auftretende Ungleichheiten lediglich die Folge einer fehlerbehafteten Erfassung statistischer Daten (vgl. Weitoft et al. 1999, Razum et al. 2000, Palloni/Arias 2004, Kohls 2008a, Kibele et al. 2008, Kohls 2009a). Dies konnte anhand eines Abgleichs mit Daten des Ausländerzentralregisters und der gesetzlichen Rentenversicherung eindeutig nachgewiesen werden.

In den Analysen zeigte sich ferner, dass die prozessproduzierten GRV-Daten eher geeignet sind, weil darin Fehlschätzungen bei Sterbefällen und Bestandszahlen weitgehend ausgeschlossen werden können (vgl. Scholz 2005, Salzmann/Kohls 2006, Kibele et al. 2008, Kohls 2009a). So wurde nachgewiesen, dass die anfängliche Übersterblichkeit der deutschen gegenüber der ausländischen Population seit Anfang der 1990er Jahre zurückging und sich seit 2002 in eine Übersterblichkeit der ausländischen Bevölkerung wandelte, was auf Kohorteneffekte hindeutet. Dies ist vor allem durch eine Zunahme von Personen in der Rentenstatistik begründet, die in den 1950er bis 1970er Jahren als Gastarbeiter angeworben wurden und vorwiegend unter teils schwierigsten Bedingungen erwerbstätig waren. Aufgrund der langen Aufenthaltszeit spielen hierbei ziellandbezogene Aspekte die bedeutende Rolle (Anpassungshypothese), anfängliche Gesundheitsvorteile (Selektionshypothese) wirken im Rentenalter in der Regel nicht mehr.

Die gegenüber der deutschen Allgemeinbevölkerung beobachteten geringeren Sterberisiken bei der ausländischen Personengesamtheit in mittleren Altersklassen sowie die gesteigerten Risiken in hochaltrigen Altersstufen sind nur auf den ersten Blick nicht miteinander vereinbar. So zieht die Mehrheit der arbeitsmarktorientierten Zuwanderer etwa im Alter von 25 bis 40 Jahren zu und weist dabei eine kurze Aufenthaltszeit auf (Münz et al. 1997, Herbert 2001, Meier-Braun 2002, Bade/Oltmer 2004). Als Resultat von Selektionseffekten im Sinne des klassischen „Healthy-Migrant-Effects“ (Selektionshypothese) sind dann besonders günstige Morbiditäts- und Mortalitätsrisiken in diesen Altersklassen zu erkennen (vgl. Razum/Rohrmann 2002). Dagegen machen ältere Ausländer im Zuge längerer Aufenthaltszeiten Adaptionsprozesse in sämtlichen Lebens- und Gesellschaftsbereichen durch (Anpassungshypothese), die verbunden mit sozialen Belastungen zu steigenden Sterberisiken führen können (vgl. Elkeles/Mielck 1997, Razum/Rohrmann 2002, Razum 2006). Die höchsten Sterberisiken der ausländischen Personengesamtheit wurden bei den 65- bis 69-Jährigen festgestellt, wobei hier auch jahrgangsspezifische Gründe anzunehmen sind. Darin sind vermutlich überdurchschnittlich viele ausländische Personen zu finden, die im Rahmen der Gastarbeiteranwerbung mit Zuwanderungsjahren in den 1950er bis 1970er Jahren nach Deutschland kamen und dauerhaft belastende Beschäftigungen ausübten. Deren Gesundheitsrisiken nahmen aufgrund ziellandbezogener Aspekte (Anpassung) folglich längerfristig zu (vgl. Höhne/Schubert 2007, RKI 2008, Brzoska et al. 2010). Verbunden mit häufig beobachteten (ziellandbezogenen) sozialen Belastungen stiegen Morbiditäts- und letztlich auch Mortalitätsrisiken insgesamt an (vgl. Elkeles/Mielck 1997, Harding 2000, Razum/Rohrmann 2002, Berkman et al. 2004, Razum/Twardella 2004).

Mit Daten der Rentenversicherung konnten überdies erstmals Analysen der im Ausland wohnhaften Rentenempfänger durchgeführt werden. Es zeigt sich, dass im Ausland wohnende eine höhere Lebenserwartung als im Inland wohnhafte Rentner aufzeigen (Ausländer und Deutsche gleichermaßen). Bei Deutschen waren derartige Ergebnisse zu vermuten, weil Migranten im Sinne des „Healthy-Migrant-Effects“ eine durchschnittlich gesündere Personengesamtheit als Nicht-Wandernde darstellen. Somit geht dies höchstwahrscheinlich auf Selektionseffekte zurück. Höhere Werte der Lebenserwartung für ausländische Personen dürften auf Remigrationstendenzen zurückzuführen sein. Diese werden zumeist nur von Personen mit überdurchschnittlicher Gesundheit in Angriff genommen (vgl. Abraido-Lanza et al. 1999, Palloni/Arias 2004, Turra et al. 2005, Razum et al. 2006) und sind daher auch den Selektionseffekten zuzurechnen.

Weiterhin konnten mittels tiefergehender Analysen das verwendete Modell bzw. die Hypothesen zur Erklärung der Sterblichkeit von Migrantinnen und Migranten überprüft werden. So ist aus Analysen bekannt, dass spezifische Morbiditätsrisiken, wie z.B. Herz-Kreislauf-Erkrankungen, bei ausländischen Personen weniger verbreitet sind als in der deutschen Bevölkerung (vgl. Weber 1990 et al., Korporal 1990, Razum et al. 2000). Todesursachenspezifische Unterschiede sind zu vermuten (vgl. Porsch-Oezcueruemez et al. 1999, Zeeb et al. 2002). Die Analysen bestätigen, dass bei deutschen und ausländischen Personen gleichermaßen ein Rückgang der Sterblichkeit an äußeren Ursachen und Herz-Kreislauf-Erkrankungen seit 1980 festzustellen ist. Weiterhin nahmen Sterberisiken der ausländischen Personengesamtheit an äußeren Ursachen stärker ab als in der deutschen Bevölkerung, wohingegen bei Neubildungen gegenläufige Entwicklungen ersichtlich sind. Folglich bilden bei ausländischen Personen die Sterbefälle an Neubildungen im Jahr 2008 den überwiegenden Teil der Verstorbenen, während bei Deutschen Herz-Kreislauf bedingte Sterbefälle die höchste Bedeutung haben. Hierbei spielen „protektive“ Ernährungsgewohnheiten, die Selektionseffekten zuzuschreiben sind (vgl. Courbage/Khlat 1996, Kouris-Blazos 2002) und Strukturunterschiede hinsichtlich Krankheiten und Todesursachen (vgl. Razum et al. 2000, Razum/Twardella 2002) im Herkunfts- und Zielkontext (herkunfts- bzw. ziellandbezogene Aspekte) eine Rolle.

Eine aus Studienergebnissen vermutete höhere Gesamtsterblichkeit infolge erhöhter Prävalenz an infektiösen und parasitären Erkrankungen in den Herkunftsländern (vgl. Mehle 1981, Marmot et al. 1984, Korporal 1990) konnte bei ausländischen Personen in Deutschland nicht festgestellt werden. Weiterhin gibt es Anhaltspunkte, dass Migranten häufiger infolge Magen-Krebses versterben würden (vgl. Rothenbacher et al. 1998). Dies konnte anhand von eigenen Analysen nicht belegt werden. Es sind tendenziell eher bei der deutschen Bevölkerung erhöhte Risiken festzustellen. Darüber hinaus wird infolge internationaler Erkenntnisse davon ausgegangen, dass Migranten infolge des „kritischen Ereignisses“ Migration im Aufnahmekontext häufig gesteigerten Stressrisiken ausgesetzt sind, die eine erhöhte Gefährdung durch Suizid und (Verkehrs-)Unfälle zur Folge haben können (vgl. Young 1987, Trovato/Clogg 1992). Dies konnte für Migranten in Deutschland nicht bestätigt werden, womit Erkenntnisse von RKI (2008) bekräftigt werden. Einzig 15 bis 19-jährige Ausländerinnen weisen erhöhte Suizidsterberisiken auf, was vorliegende Erkenntnisse bekräftigt (vgl. Razum/Zeeb 2004).

Bislang existierten wenige Erkenntnisse zur Sterblichkeit einzelner Migrantengruppen. Vorliegende Studien beschränkten sich auf die Gruppe türkischstämmiger Migranten (vgl. Razum et al. 1998, 2000, Porsch-Oezcueruemez et al. 1999, Zeeb et al. 2002, Razum/Zeeb 2004) sowie der (Spät-)Aussiedler (vgl. Klug et al. 2003, Kyobutungi et al. 2006, Ronellenfitsch et al. 2006, Becher et al. 2007). Mittels der Analysen konnten Hinweise auf unterschiedliche Sterberisiken bei Migrantengruppen verdichtet werden. So weisen Personen aus Amerika und Asien unterdurchschnittliche Mortalitätsrisiken auf, die mit der großen „Distanz“ zwischen Herkunfts- und Zielland der Migration begründet werden können. So ist im Falle einer Migrationsentscheidung die Selektion besonders hoch, wenn zwischen Herkunfts- und Zielland große räumliche und ökonomische Entfernungen zu bewältigen sind (vgl. Jasso et al. 2004). Dagegen treten bei Personen aus Ex-Jugoslawien seit Anfang der 1990er Jahre auffallend hohe Sterberisiken auf. Dies ist womöglich eine Folge von Stressrisiken (vgl. Young 1987, Trovato/Clogg 1992), die Personen im Rahmen des Balkankrieges erfuhren. Diese Effekte sind zum einen herkunftslandbezogenen Aspekten zuzuordnen, weil diese auf die (unsichere) politische und rechtliche Lage im Herkunftsland zurückgehen (vgl. Bade 2001, Bade/Oltmer 2004, Meier-Braun 2002). Andererseits sind hierbei auch Selektionseffekte zu berücksichtigen, weil es durchaus möglich erscheint, dass gerade die Personen ausgewandert sind, die besonders verfolgt und somit erhöhten Stressrisiken ausgesetzt waren.

Eine ebenfalls mit (traumatischen) Kriegserlebnissen in Zusammenhang stehende vermutete höhere Sterblichkeit von Migranten aus Irak und Afghanistan konnte nicht festgestellt werden. Es ist eher das Gegenteil auszumachen, was auf die Relevanz des Selektionsfaktors „Distanz“ (vgl. Jasso et al. 2004) zwischen Herkunfts- und Zielland hindeutet. Männer aus den ehemaligen Anwerbeländern sowie der Türkei zeigen vor allem in der Gruppe der 50-Jährigen und Älteren erhöhte Sterblichkeitsrisiken. Dies ist vermutlich auf die bereits angesprochenen erhöhten Gesundheitsrisiken durch dauerhaft belastende Arbeitstätigkeiten zurückzuführen, was in Studien in Bezug auf Frühberentung und Erwerbsminderung bereits gezeigt wurde (vgl. Höhne/Schubert 2007, RKI 2008, Brzoska et al. 2010). Damit werden wiederum ziellandbezogene Aspekte als Einflussfaktoren der Sterberisiken bekräftigt. Für die auch festgestellten erhöhten Sterberisiken afrikanischer Frauen sind indes vermutlich (Vor-)Erkrankungen (vgl. Razum/Twardella 2002) und Umweltbelastungen (vgl. Zeeb/Razum 2006) des

Herkunftskontextes verantwortlich, die die Sozialisationshypothese stützen. Auch die höheren Sterberisiken von Männern aus Georgien und Kasachstan resultieren vermutlich vor allem aus dem eher ungesunden herkunftsbezogenem Lebensstil (vgl. Shkolnikov 2004, Settertobulte 2005, Aparicio et al. 2005, Becher et al. 2007). Des Weiteren ist bekannt, dass ein dauerhafter Minderheitenstatus mit sozialen Belastungen verknüpft ist und langfristig zu erhöhten Gesundheits- und Sterberisiken führt (vgl. Elkeles/Mielck 1997, Harding 2000, Razum/Rohrmann 2002, Berkman et al. 2004, Razum/Twardella 2004). Die Analysen zeigen, dass staatenlose Personen erhöhte Sterberisiken aufweisen. Dies deutet daraufhin, dass aufenthaltsrechtlich unsichere Lebensverhältnisse verbunden mit niedrigem sozialem Status zu höheren Gesundheits- und letztlich Sterberisiken führen. Diese beiden Einflussfaktoren sind den ziellandbezogenen Aspekten zuzuordnen.

Die Sterberisiken von Migranten sind im Wesentlichen auch von der bisher verbrachten Zeit im Aufnahmeland abhängig. Die Aufenthaltszeit erscheint dabei häufig als Indikator der Angleichungsprozesse an die Lebensbedingungen des Aufnahmekontextes. Demzufolge dürften mit fortschreitender Aufenthaltsdauer Mortalitätsdifferenzen zwischen der ausländischen und deutschen Bevölkerung geringer und durch andere Aspekte (z.B. soziale Parameter) verdrängt werden (vgl. Elkeles/Mielck 1997, Harding 2000, Razum/Rohrmann 2002, Berkman et al. 2004, Razum/Twardella 2004). Die Analysen zeigen, dass vor allem jüngere Personen mit geringer Aufenthaltszeit besonders niedrige Sterberisiken haben. Dies entspricht dem erwarteten Muster (vgl. Razum/Rohrmann 2002). Dagegen bewirkt eine geringe Aufenthaltsdauer bei älteren Personen erhöhte Sterberisiken, die auf der einen Seite durch Versorgungsaspekte (vgl. Zeeb et al. 2004, Borde et al. 2005, RKI 2008, Knipper/Bilgin 2009) und andererseits durch unzureichende Sprach- und Lesefertigkeiten (vgl. Duncan/Simmons 1996, Zeeb et al. 2004, Aparicio et al. 2005, BBMFI 2007a, Knipper/Bilgin 2009, Schenk et al. 2009) begründet sein können. Des Weiteren zeigen Migranten mit längeren Aufenthaltszeiten in sämtlichen Altersklassen höhere Mortalitätsrisiken als Kurzaufhältige. Dies ist ein Hinweis auf Angleichungsprozesse an die Lebensbedingungen des Aufnahmelandes (Anpassungshypothese), die mit einer Annäherung der Sterberisiken ausländischer Personen an die deutsche Allgemeinbevölkerung einhergehen (vgl. Elkeles/Mielck 1997, Razum/Rohrmann 2002, Razum 2006).

Zusätzlich ist eine Sterblichkeitsanalyse nach dem aufenthaltsrechtlichen Status geeignet, die sozialbedingten Sterberisiken (vgl. Elkeles/Mielck 1997, Harding 2000, Razum/Rohrmann 2002, Berkman et al. 2004, Razum/Twardella 2004) zu beschreiben. So dürften Anpassungsprozesse hinsichtlich Gesundheits- und Risikoverhalten schneller verlaufen, wenn ein unbeschränkter Aufenthaltstitel vorliegt. Demgegenüber sind Anpassungstendenzen weniger wahrscheinlich, wenn infolge eines befristeten Aufenthaltstitels ein Verbleib im Aufnahmeland unsicher erscheint. Die Analysen zeigen, dass Personen mit einem befristeten Aufenthaltstitel höhere Sterberisiken als Personen mit unbefristetem Status aufweisen. Hierbei stechen vor allem Personen negativ hervor, die eine Duldung bzw. Aufenthaltsgestattung besitzen. Dies ist vermutlich auf die unsichere Situation bzw. Perspektivlosigkeit zurückzuführen, was verbunden mit einer „verordneten" Erwerbslosigkeit sich letztlich auch auf die Sterblichkeit auswirken kann.

Multivariate Analysen zeigen darüber hinaus, dass der Erhalt einer Erwerbsminderungsrente als Folge eines langfristig schlechteren Gesundheitszustandes ein erhöhtes Sterberisiko bedingt. Dies ist bei der ausländischen und deutschen Bevölkerung gleichermaßen festzustellen. Damit werden nationale Erkenntnisse zur Gesundheit bestätigt (vgl. Höhne/Schubert 2007, RKI 2008, Kohls 2009a, Brzoska et al. 2010). Weiterhin stellen ausbildungsbezogene Aspekte das Abbild der sozial bedingten Sterblichkeit dar (vgl. Elkeles/Mielck 1997, Harding 2000, Razum/Rohrmann 2002, Berkman et al. 2004, Razum/Twardella 2004). So verfügen Niedrigausgebildete zumeist über weniger Einkommensleistungen und sind häufiger in risikobelasteten Beschäftigungsverhältnissen angestellt als Fach-/Hochschulabsolventen. In Hinblick auf ausbildungsbezogene Faktoren zeigt sich, dass männliche und weibliche Personen ohne jegliche berufliche Ausbildung ca. doppelt so hohe Sterberisiken aufweisen als Fach-/Hochschulabsolventen. Bei der ausländischen Bevölkerung sind jedoch geringere Sterblichkeitsunterschiede als bei Deutschen zu beobachten.

Insgesamt konnten nationale Erkenntnisse zu alters- und todesursachenbezogenen Sterblichkeitsunterschieden zwischen Migranten und Nicht-Migranten bestätigt werden (vgl. Weber et al. 1990, Korporal 1990, Mammey 1990, Altenhofen/Weber 1993, Linke 1995, Roloff 1997, Helmert et al. 2002, Mammey/Schwarz 2002, Razum/Rohrmann 2002, Scholz 2005, Salzmann/Kohls 2006, RKI 2008, Kohls 2008b, Kohls 2008c, Kibele et al. 2008). Auch hinsichtlich migrantengruppenspezifischen Differenzen sind nationale Studienergebnisse bekräftigt worden (vgl. Razum et al. 1998, Porsch-Oezcueruemez et al. 1999, Zeeb et al. 2002, Klug et al. 2003, Razum/Zeeb 2004, Kyobutungi et al. 2006, Ronellenfitsch et al. 2006, Becher et al. 2007). Der Vergleich mit internationalen Erkenntnissen beweist, dass in charakteristischen Zuwanderungsländern annähernd dieselben Entwicklungen und Muster der Sterblichkeit von Migrantinnen und Migranten festzustellen sind (vgl. Anson 2002). Ungeachtet sozioökonomischer Risiken haben Migranten zumeist eine niedrigere Sterblichkeit als die nicht-migrierte Allgemeinbevölkerung. Diese Erkenntnisse stehen im Gegensatz zu der bekannten Korrelation von sozioökonomischer Belastung und erhöhten Sterberisiken, weswegen diese vielfach als „Paradox" bezeichnet werden (vgl. Courbage/Khlat 1996, Sundquist/Johansson 1997, Kouris-Blazos 2002, Uitenbroek/Verhoff 2002). So zeigen besonders Zugewanderte aus weniger entwickelten Ländern vor allem in der Zeit kurz nach der Zuwanderung besonders niedrige Gesundheits- und Sterberisiken (vgl. Abraido-Lanza et al. 1999). Mit zunehmender Aufenthaltszeit sind jedoch auch geringer werdende Unterschiede zur jeweiligen Aufnahmelandbevölkerung zu beobachten. Hierbei sind allerdings zumeist auch migrantengruppenspezifische Unterschiede festzustellen (vgl. Krueger/Moriyama 1967, Coleman 1982, Marmot et al. 1984, Trovato 1985, 2003, Young 1987, 1991, Trovato/Clogg 1992).

## 9.4 Modellkritik

In der vorliegenden Arbeit wurde der Ansatz gewählt, aufgrund der ähnlichen Wirkprozesse bei den demographischen Ereignissen Fertilität und Mortalität von Migranten eine gemeinsame Analyse durchzuführen. Hierbei wurde erstmals auch ein gemeinsames Modell abgeleitet (Kap. 5.3.), dass bekannte Modelle zur Erklärung der Gesundheit und Sterblichkeit von Migranten (vgl. Trovato 2003, Schenk 2007, Spallek/Razum 2008, Kohls 2008a) als Grundlage hatte. So kann vereinfachend dargestellt werden, dass grundsätzlich die Fertilität und Mortalität von Migranten von herkunftslandbezogenen Aspekten, vorhergehenden Selektionsprozessen, ziellandbezogenen Faktoren und/oder akuten Migrationsfaktoren beeinflusst wird.

Bei der Diskussion zur Fertilität von Migrantinnen zeigte sich, dass die wesentlichen Selektionsfaktoren, wie Herkunftsland, Familienstand und Bildung das generative Verhalten von Migranten im Zielland der Migration beeinflussen. Hierbei können die Aspekte des Herkunfts- oder Aufnahmekontextes allerdings in der Regel nicht außer Acht gelassen werden. Gerade in Verknüpfung mit bestimmten Herkunftsgruppen erweisen sich migrationsbezogene Aspekte (z.B. Heiratsmigration bei Polinnen), Aspekte des Herkunftslandes (z.B. zugewanderte Muslime) oder des Ziellandes (z.B. Sprachkenntnisse) als besonders relevant. Hierbei zeigt sich zum einen die Stärke des Modells, das verschiedene Erklärungshypothesen in sich vereint, und deren Einfluss auf das generative Verhalten als ein Teil des demographischen Verhaltens von Migrantinnen und Migranten vorhersagt. Auf der anderen Seite wird aber auch deutlich, dass gerade Wechselwirkungen zwischen verschiedenen Determinanten eher die Regel als eine Ausnahme darstellen und damit die Interpretation empirischer Erkenntnisse erheblich verkomplizieren.

Bei der Diskussion zur Mortalität von Migrantinnen und Migranten zeigte sich ebenfalls, dass Selektionseffekte, wie der bekannte „Healthy-Migrant-

Effect“ und damit einhergehende sozio-demographische Merkmale, wie Herkunftsland, Alter und Bildung, die Sterberisiken von Migranten erheblich determinieren. Das Ausmaß dieses Effektes wird dabei vornehmlich durch die „Distanz“ zwischen Aufnahme- und Herkunftsland bestimmt. Selektionseffekte verlieren mit fortschreitender Aufenthaltszeit an Relevanz, weshalb ziellandbezogene Aspekte zur Erklärung herangezogen werden müssen. So werden die mit zunehmender Aufenthaltsdauer zu beobachtenden geringer werdenden Differenzen zwischen Migranten und Nicht-Migranten mit dem vergleichsweise niedrigen sozioökonomischen Status und erschwerten Arbeitsbedingungen im Zielland der Migration begründet. Hierbei sind allerdings für spezifische Migrantengruppen auch überlagernde Kohorteneffekte zu vermuten, z.B. für ältere Rentenempfänger aus der Türkei bzw. ehemaligen Anwerbeländern mit Zuwanderungsjahren in den 1950er bis 1970er Jahren. Dennoch zeigen viele Migrantinnen und Migranten auch bei langer Aufenthaltsdauer und gleichzeitiger sozialer Benachteiligung günstigere todesursachenspezifische Sterberisiken als Nicht-Migranten (z.B. ältere Türken). Hierbei spielen hauptsächlich herkunftslandbezogene Determinanten eine Rolle, dass sich Migranten im Herkunfts- und Zielland in unterschiedlichen Phasen des gesundheitlichen Übergangs befinden, die bei einer Zuwanderung nach Deutschland auch längerfristig eine geringere Sterblichkeit bedingen (z.B. Herz-Kreislauf-Sterblichkeit bei älteren Türken). Allerdings weisen Erkenntnisse auch darauf hin, dass herkunftslandbezogene gesundheitsschädigende Faktoren auch noch im Zielland der Migration wirksam sein können und die entsprechenden Sterberisiken erhöhen (z.B. Personen aus dem ehemaligen Jugoslawien, Männer aus Georgien und Kasachstan). Auch migrationsbezogene Aspekte, dass infolge einer Migrationsentscheidung akut erfahrene Stressbelastungen die Sterberisiken erhöhen, können berücksichtigt werden, wurden aber in der Analyse nicht bestätigt. Der Aspekt methodischer Probleme bei der Ermittlung der Sterblichkeit von Migranten wird darüber hinaus im Modell berücksichtigt.

Insgesamt zeigt sich, dass in Verbindung mit einer herkunftsgruppenspezifischen Analyse die gemeinsame Betrachtung aller einbezogenen Einflussfaktoren besonders wichtig ist. Hierbei wird wiederum die Stärke des Modells deutlich, in dem sämtliche Einflussfaktoren vereint sind, und auch Wechselwirkungen zwischen den Faktoren berücksichtigt werden. Allerdings kann zumeist nicht genau vorhergesagt werden, inwiefern sich bestimmte Wechselwirkungen auf die aktuelle Sterblichkeit auswirken. Auch die Interpretation empirischer Ergebnisse wird dadurch erheblich komplexer. Die Berücksichtigung von Wechselwirkungen stellt ein neuer Aspekt dar, das z.B. im Modell von Trovato (2003) nicht implementiert war. Interdependenzen zwischen Einflussfaktoren wurden dagegen in nachfolgenden Modellen zur Erklärung der Gesundheit von Migranten (Schenk 2007, Spallek/Razum 2008) eingebunden. Diese Modelle sind grundsätzlich auf die Analysen der Mortalität übertragbar. Die von Spallek/Razum (2008) eingeführte explizite Berücksichtigung des Lebensverlaufs-Ansatzes bietet darüber hinaus wichtige Ansatzpunkte, die über die vorliegende querschnittsorientierte Untersuchung, die Lebensverlaufsaspekte lediglich implizit berücksichtigt, hinausgeht. Hierfür werden jedoch vor allem entsprechende längsschnittorientierte Datengrundlagen benötigt, die auch derartige Untersuchungen zulassen. Diese sind jedoch äußerst kostenintensiv und demensprechend selten.

Insgesamt hat sich das abgeleitete theoretische Modell bei der Ergebnisdiskussion bewährt. Allerdings konnten nicht sämtliche potentielle Faktoren empirisch untersucht werden, unter anderem auch, weil Datengrundlagen nicht in ausreichendem Maße und Vielfalt zur Verfügung stehen. Jedoch kann das Modell eine fundierte Basis für zukünftige Untersuchungen des demographischen Verhaltens von Migranten bieten und zur Weiterentwicklung beitragen.

## 9.5 Restriktionen

Ein wesentliches Ergebnis der vorliegenden Analyse ist, dass vor allem die zentralen Faktoren Alter und Bildung häufig in Wechselwirkung mit anderen Einflussfaktoren des demographischen Verhaltens von Migranten stehen. Die genauen Wechselwirkungen konnten allerdings nicht abschließend geklärt werden, vor allem weil Datengrundlagen nicht zur Verfügung stehen, mit denen sämtliche Erklärungsfaktoren in einem Modell zusammenfassend analysiert werden können. Auch ist zu vermuten, dass sich bei Analysen der gesamten Migrantenbevölkerung die Wirkungen heterogener Staatsangehörigkeitsgruppen mit unterschiedlichen Alters- und Ausbildungsstrukturen überlagern. Hierbei spielen zusätzlich auch Kohorteneffekte eine bedeutende Rolle (z.B. bei Zuwanderern aus Anwerbeländern mit Zuwanderungsjahren in den 1950er bis 1970er Jahren), die nur teilweise berücksichtigt werden konnten. Dies ist darauf zurückzuführen, dass aus forschungspragmatischen Gründen nur selten eine tiefergehende Analyse einzelner Migrantengruppen durchführbar war. Das (statistische) Zusammenfügen verschiedener Datengrundlagen (Poolen) bietet in diesem Zusammenhang vielfältige Möglichkeiten für zukünftige Forschungsbestrebungen.

Zusätzlich ist die Interpretation der Selektionsprozesse bei der Zu- und Abwanderung durch methodische Probleme erschwert. So bedingen selektive Migrationsprozesse in faktisch geschlossenen Zuwanderungsgruppen bei der Abwanderung bzw. Remigration infolge von Krankheits-, Alters- oder Unzufriedenheitsgründen den „Late-Entry-Bias“, der kaum kontrolliert werden kann.

Weiterhin werden in Sterblichkeitsstudien kleinere Migrantengruppen zumeist zusammen betrachtet, um überhaupt statistisch belastbare Aussagen zu erhalten. Dadurch werden Sterblichkeitsvor- bzw. -nachteile kleinerer Zuwandererpopulationen zugunsten größerer überdeckt und die (unbeobachtete) innere Heterogenität kann Ergebnisse verzerren. Auch die Kontrolle der Selektivität infolge heterogener Mortalitätsregimes ist nur selten möglich, weil die Mortalität von Migrantengruppen im Zielland der Migration bereits verzerrt ist und für viele Entwicklungsländer keine bzw. unvollständige Mortalitätsrisiken bekannt sind.

Die für die empirischen Analysen verwendeten Daten der GRV gelten aufgrund der Verknüpfung mit einer monetären Rentenauszahlung als vergleichsweise valide und ermöglichen verlässliche Analysen des demographischen Verhaltens zumindest von ausländischen Personengruppen. Nachteilig wirkt sich allerdings aus, dass die Bevölkerung nicht repräsentativ abgebildet wird, weil Beamte, Selbständige und Hausfrauen unvollständig erfasst sind. Verzerrungen der Ergebnisse sind möglich. So sind für die Jahre 2006 bis 2008 leicht verzerrte Resultate zu beobachten, die mittels Abgleich mit Daten des AZR und der amtlichen Statistik behoben werden konnten. Auch das Zuwanderungsjahr bzw. die daraus hervorgehende Aufenthaltsdauer und damit zusammenhängende mögliche Kohorteneffekte konnten nicht berücksichtigt werden, weil diese nicht erfasst wurden. Dagegen haben der Mikrozensus und die RAM 2006/2007 den Vorteil einer hohen Variablenauswahl, allerdings entstanden bei zusätzlichen Schichtungen schnell Einschränkungen der Aussagekraft aufgrund zu geringer Fallzahlen.

Ebenfalls muss beachtet werden, dass die vorgelegten Todesursachenanalysen auch von der Fehlerfassung der Sterbefälle und des Bevölkerungsbestandes von ausländischen Personen beeinflusst wird. Sind darüber hinaus Verzerrungen bei spezifischen Todesursachen zu erwarten, z.B. dass Personen mit Herz-Kreislauf-Erkrankungen mit höherer Wahrscheinlichkeit remigrieren als Personen, bei denen eine Neubildung diagnostiziert wurde, so ist die Validität der Ergebnisse zusätzlich gefährdet. Derartige Effekte konnten aufgrund fehlender Datendifferenzierung nicht kontrolliert werden.

Weiterhin konnte eine umfassende Analyse der Sterblichkeit von Personen mit Migrationshintergrund nicht geleistet werden, weil entsprechende Datengrundlagen nicht zur Verfügung standen. Weil die Abgrenzung nach Staatsbürgerschaft aufgrund hoher Einbürgerungszahlen und „Optionskinder" zunehmende Unschärfen aufweist, sind zukünftig Analysen nach Migrationshintergrund anzustreben. Hierfür sind auch Änderungen der gesetzlichen Grundlagen von prozessproduzierten Daten in Erwägung zu ziehen. Die Determinanten der Mortalität von Migrantinnen und Migranten konnten im Gegensatz zur Fertilität von Migrantinnen ebenfalls nur unvollständig untersucht werden. Hier spielt vor allem der soziale Status bzw. die soziale Lage eine besondere Rolle. Daher stellen Analysen unter Einbeziehung des Migrations- und Sozialstatus ein bedeutendes Ziel zukünftiger Forschungsbestrebungen dar. Möglicherweise können dafür zukünftig auch detaillierte Daten des Ausländerzentralregisters, der gesetzlichen Rentenversicherung oder anderer amtlicher Datenproduzenten genutzt werden.

## 9.6 Fazit

Die Integration der nach Deutschland zugewanderten Migrantinnen und Migranten stellt eine der bedeutenden aktuellen und zukünftigen gesellschaftlichen Herausforderungen. Daher sind verlässliche und fundierte Planungsgrundlagen zum derzeitigen und künftigen Bestand sowie zur Struktur der Migrantenpopulation von elementarer Bedeutung, damit eine sinnvolle, aber auch effektive Integrationspolitik in unterschiedlichen Teilbereichen der Gesellschaft abgeleitet werden kann. Dafür sind tragfähige Erkenntnisse des demographischen Verhaltens von Migranten unbedingt erforderlich, damit fundierte Annahmen für die Zukunft erarbeitet werden können. Gerade für Vorausberechnungen, Prognosen bzw. Projektionen durch Wissenschaft und Träger der Sozialversicherungen sind diese Erkenntnisse vor dem Hintergrund des demographischen Wandels mit einhergehender zunehmender Bedeutung der Migrantenpopulation von wesentlicher Bedeutung. Die vorliegende Arbeit bietet in diesem Zusammenhang viele Erkenntnisse. Damit kann der zukünftige Bedarf an geeigneten zielgruppen- und integrationsspezifischen Maßnahmen ermittelt werden, womit z.B. durch (interkulturelle) Anpassungen des öffentlichen Gesundheitswesens erkannte Ungleichheiten behoben werden können.

Die Analysen zeigen, dass es zwischen dem demographischen Verhalten der ausländischen und deutschen Bevölkerung immer noch Unterschiede gibt. Ein wesentliches Ergebnis der vorliegenden Analyse ist, dass vor allem die zentralen Selektionsfaktoren, wie Alter, Lebensform und Bildung häufig in Wechselwirkung mit den anderen Einflussfaktoren des demographischen Verhaltens (herkunftsland-, ziellandbezogene Aspekte, Wanderungsmotiv, Migrationsvorgang) stehen. Hinsichtlich des generativen Verhaltens wird deutlich, dass die Fertilität von Migrantinnen stark von Angleichungstendenzen an die „geburtensenkenden“ Normen und Werte Deutschland gekennzeichnet ist. Bei der Sterblichkeit von Migrantinnen und Migranten zeigen die Analysen, dass es mitunter beträchtliche Differenzen im Vergleich zur deutschen Bevölkerung gibt. In Abhängigkeit von Alter, Herkunftsland, Aufenthaltsdauer, Aufenthaltsstatus und sozialer Lage sind vergleichsweise viele Konstellationen zu beobachten, in denen Zuwanderinnen und Zuwanderer niedrigere Sterblichkeitsrisiken als Deutsche aufweisen. Allerdings ist durchgängig zu beobachten, dass mit zunehmender Aufenthaltszeit in Deutschland der anfängliche Sterblichkeitsvorteil durch erhöhte Sterberisiken bei Gruppen mit geringem sozialen Status kompensiert und letztlich nur noch durch die sozioökonomische Lage bedingt wird.

# Anhang

*Tab. A-1: Deutsche und ausländische Bevölkerung, Anteil der ausländischen Bevölkerung, 1961 – 2010 – Teil 1*

| Jahr | *Gesamt* | | | *Frauen* | | |
|---|---|---|---|---|---|---|
| | Deutsch | Ausländisch | Anteil | Deutsch | Ausländisch | Anteil |
| | *in 1.000* | *in 1.000* | *in %* | *in 1.000* | *in 1.000* | *in %* |
| 1961 | 55.489 | 686 | 1,2 | 29.548 | 213 | 0,7 |
| 1970 | 58.263 | 2.738 | 4,5 | 30.816 | 968 | 3,0 |
| 1971 | 58.315 | 3.188 | 5,2 | 30.909 | 1.226 | 3,8 |
| 1972 | 58.255 | 3.554 | 5,8 | 30.871 | 1.405 | 4,4 |
| 1973 | 58.110 | 3.991 | 6,4 | 30.791 | 1.597 | 4,9 |
| 1974 | 57.941 | 4.051 | 6,5 | 30.696 | 1.691 | 5,2 |
| 1975 | 57.744 | 3.900 | 6,3 | 30.587 | 1.677 | 5,2 |
| 1976 | 57.590 | 3.852 | 6,3 | 30.497 | 1.683 | 5,2 |
| 1977 | 57.461 | 3.892 | 6,3 | 30.420 | 1.717 | 5,3 |
| 1978 | 57.316 | 4.006 | 6,5 | 30.334 | 1.774 | 5,5 |
| 1979 | 57.189 | 4.251 | 6,9 | 30.253 | 1.869 | 5,8 |
| 1980 | 57.092 | 4.566 | 7,4 | 30.187 | 1.990 | 6,2 |
| 1981 | 56.992 | 4.721 | 7,7 | 30.117 | 2.073 | 6,4 |
| 1982 | 56.874 | 4.672 | 7,6 | 30.036 | 2.083 | 6,5 |
| 1983 | 56.733 | 4.574 | 7,5 | 29.941 | 2.060 | 6,4 |
| 1984 | 56.644 | 4.405 | 7,2 | 29.870 | 1.999 | 6,3 |
| 1985 | 56.539 | 4.482 | 7,3 | 29.792 | 2.039 | 6,4 |
| 1986 | 56.479 | 4.662 | 7,6 | 29.731 | 2.124 | 6,7 |
| 1987 | 56.952 | 4.286 | 7,0 | 29.898 | 1.920 | 6,0 |
| 1988 | 57.092 | 4.624 | 7,5 | 29.936 | 2.086 | 6,5 |
| 1989 | 57.672 | 5.007 | 8,0 | 30.176 | 2.266 | 7,0 |
| 1990 | 58.278 | 5.447 | 8,6 | 30.417 | 2.458 | 7,5 |
| 1991 | 74.208 | 5.882 | 7,3 | 38.723 | 2.712 | 6,5 |
| 1992 | 74.305 | 6.496 | 8,0 | 38.726 | 2.949 | 7,1 |
| 1993 | 74.361 | 6.878 | 8,5 | 38.708 | 3.111 | 7,4 |
| 1994 | 74.421 | 6.991 | 8,6 | 38.691 | 3.202 | 7,6 |
| 1995 | 74.475 | 7.174 | 8,8 | 38.677 | 3.316 | 7,9 |
| 1996 | 74.521 | 7.314 | 8,9 | 38.654 | 3.403 | 8,1 |
| 1997 | 74.638 | 7.366 | 9,0 | 38.669 | 3.397 | 8,1 |
| 1998 | 74.729 | 7.320 | 8,9 | 38.670 | 3.363 | 8,0 |
| 1999 | 74.827 | 7.344 | 8,9 | 38.675 | 3.398 | 8,1 |

*Fortsetzung auf nächster Seite.*

*Tab. A-1:* *Deutsche und ausländische Bevölkerung, Anteil der ausländischen Bevölkerung, 1961 – 2010 – Teil 2*

| Jahr | Gesamt | | | Frauen | | |
|---|---|---|---|---|---|---|
| | Deutsch | Ausländisch | Anteil | Deutsch | Ausländisch | Anteil |
| | *in 1.000* | *in 1.000* | *in %* | *in 1.000* | *in 1.000* | *in %* |
| 2000 | 74.992 | 7.297 | 8,9 | 38.710 | 3.393 | 8,1 |
| 2001 | 75.122 | 7.319 | 8,9 | 38.728 | 3.437 | 8,2 |
| 2002 | 75.189 | 7.336 | 8,9 | 38.715 | 3.477 | 8,2 |
| 2003 | 75.190 | 7.335 | 8,9 | 38.674 | 3.502 | 8,3 |
| 2004 | 75.213 | 6.717 | 8,2 | 38.646 | 3.219 | 7,7 |
| 2005 | 75.149 | 6.756 | 8,2 | 38.575 | 3.262 | 7,8 |
| 2006 | 75.059 | 6.751 | 8,3 | 38.495 | 3.273 | 7,8 |
| 2007 | 74.961 | 6.745 | 8,3 | 38.413 | 3.282 | 7,9 |
| 2008 | 74.817 | 6.728 | 8,3 | 38.307 | 3.284 | 7,9 |
| 2009 | 74.671 | 6.695 | 8,2 | 38.200 | 3.281 | 7,9 |
| 2010 | 74.572 | 6.753 | 8,3 | 38.126 | 3.310 | 8,0 |

*1961: Ergebnisse der Volkszählung.*
*1970-2009: Deutsche: Ergebnisse der Bevölkerungsfortschreibung.*
*1970-2004: Ausländer: Ergebnisse der Bevölkerungsfortschreibung.*
*2005-2009: Ausländer: Ergebnisse des Ausländerzentralregisters.*

*Quelle: Eigene Berechnungen mit Daten des Statistischen Bundesamtes, verschiedene Jahrgänge*

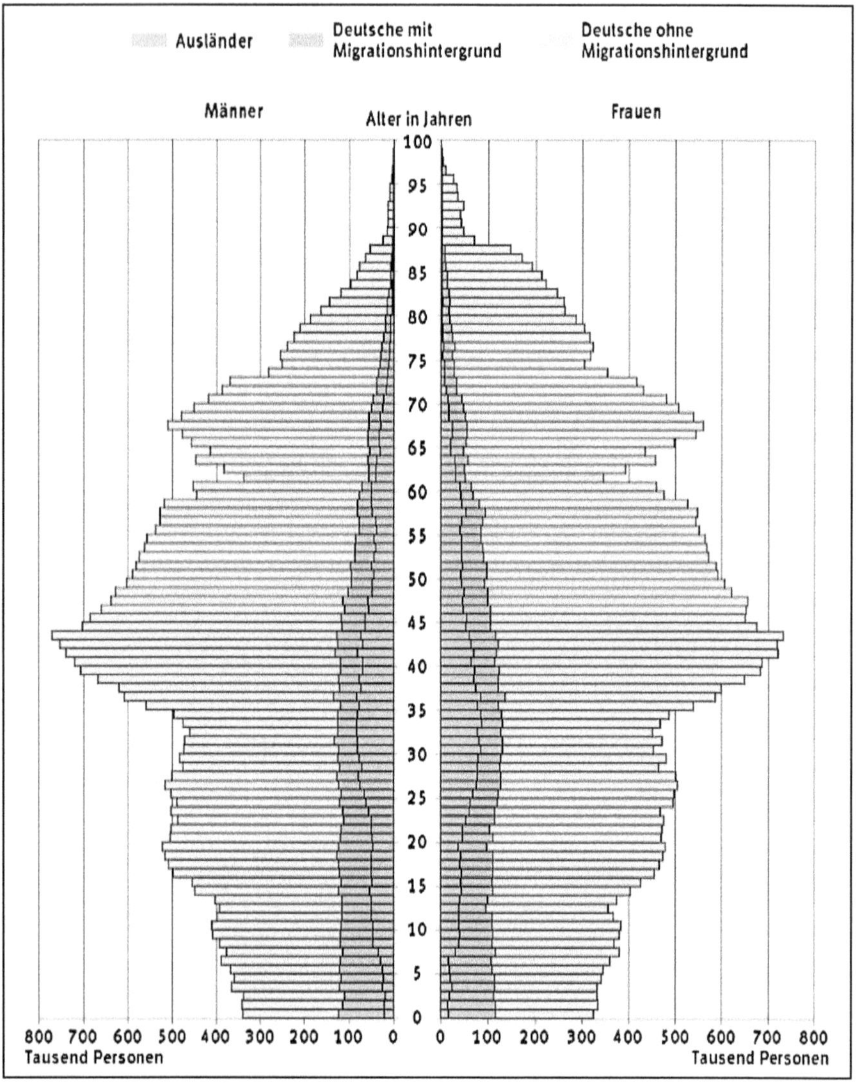


*Quelle: Statistisches Bundesamt (2010b: 14).*

*Abb. A-2: Altersverteilung der Personen mit und ohne Migrationshintergrund, Mikrozensus, 2009*

*Tab. A-3: Anteil von Frauen mit Migrationserfahrung an allen Frauen nach Zahl der Kinder, Mikrozensus 2008*

| Geburtsjahrgang (Alter) | Zusammen | Anzahl Kinder | | | | |
|---|---|---|---|---|---|---|
| | | 1 | 2 | 3 | 4+ | ohne Kinder |
| | in % | | | | | |
| 1984 - 1992 (16-24) | 12,7 | 25,2 | 40,5 | / | / | 11,7 |
| 1974 - 1983 (25-34) | 21,6 | 24,2 | 34,2 | 44,4 | 53,8 | 14,9 |
| 1964 - 1973 (35-44) | 17,8 | 15,2 | 18,9 | 29,0 | 41,6 | 10,2 |
| 1954 - 1963 (45-54) | 15,2 | 13,0 | 15,2 | 20,5 | 30,4 | 9,5 |
| 1944 - 1953 (55-64) | 14,0 | 11,6 | 13,0 | 17,0 | 32,3 | 10,6 |
| 1933 - 1943 (65-75) | 8,2 | 7,0 | 7,3 | 9,0 | 13,5 | 6,7 |

*Mit Angabe zur Geburt von Kindern.*
*Im Ausland geboren und nach Deutschland zugewandert.*

*Quelle: Statistisches Bundesamt 2009b: Tab. 16, eigene Darstellung.*

*Tab. A-4: Durchschnittliche Kinderzahl nach Regionen, Frauen mit Migrationserfahrung, Mikrozensus 2008*

| Geburtsjahrgang (Alter) | ohne Migrations-erfahrung | mit Migrationserfahrung | | | |
|---|---|---|---|---|---|
| | | zusammen | Davon: | | |
| | | | Deutsche | Ausländerinnen | |
| | | | | zusammen | Darunter: Türkinnen |
| *Deutschland* | | | | | |
| 1974-1992 (16-34) | 0,33 | 0,80 | 0,68 | 0,90 | / |
| 1959-1973 (35-49) | 1,44 | 1,95 | 1,93 | 1,97 | 2,60 |
| 1933-1958 (50-75) | 1,82 | 2,21 | 2,11 | 2,33 | 3,55 |
| *Alte Flächenländer* | | | | | |
| 1974-1992 (16-34) | 0,32 | 0,81 | 0,69 | 0,92 | / |
| 1959-1973 (35-49) | 1,43 | 1,97 | 1,94 | 2,00 | 2,62 |
| 1933-1958 (50-75) | 1,82 | 2,22 | 2,11 | 2,35 | 3,59 |
| *Stadtstaaten* | | | | | |
| 1974-1992 (16-34) | 0,24 | 0,70 | 0,54 | 0,78 | / |
| 1959-1973 (35-49) | 1,11 | 1,85 | 1,82 | 1,86 | / |
| 1933-1958 (50-75) | 1,52 | 2,22 | 2,01 | 2,37 | 3,29 |

*Mit Angabe zur Geburt von Kindern.*
*Ohne Migrationserfahrung: In Deutschland geboren.*
*Mit Migrationserfahrung: Im Ausland geboren und nach Deutschland zugewandert.*

*Quelle: Statistisches Bundesamt 2009b: Tab. 18, leicht verändert.*

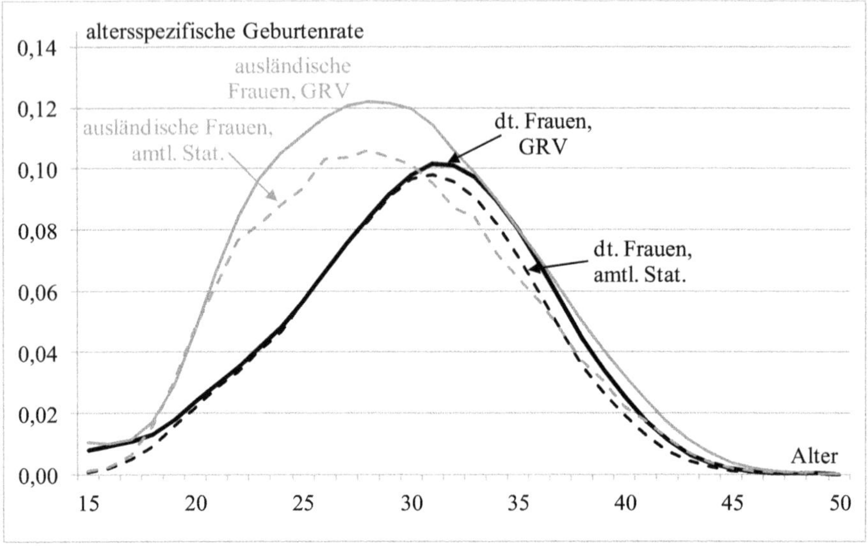


*Staatsangehörigkeit der Mutter.*

*Quelle: Eigene Berechnungen mit Daten der amtlichen Statistik sowie der GRV, SUFAKVS06XVSBB.*

*Abb. A-5: Altersspezifische Geburtenhäufigkeit deutscher und ausländischer Frauen, GRV und amtliche Statistik, 2006 – 2008*

*Tab. A-6: Ausgewählte Maßzahlen des generativen Verhaltens von Migrantinnengruppen, GRV, 2002 – 2008 – Teil 1*

| Nach-barlän-der Dtl. | Türkei | (Ex) Jugosl. | ehem. Anwer-beländer | restl. Europa | Afrika | Amerika | Asien | restl. Welt | zum Vgl.: Deutsche |
|---|---|---|---|---|---|---|---|---|---|
| | | | | 2002 - 2004 | | | | | |
| *Lebendgeburten, $B_t$* | | | | | | | | | |
| 9.975 | 69.250 | 24.452 | 23.060 | 35.065 | 10.905 | 5.966 | 26.654 | 8.068 | 1.544.847 |
| *Allgemeine Fruchtbarkeitsrate, $g_t$ je 1.000* | | | | | | | | | |
| 36,9 | 69,9 | 59,3 | 43,9 | 52,7 | 85,0 | 62,5 | 68,3 | 46,6 | 38,3 |
| *Zusammengefasste Geburtenziffer, $TFR_t$ je Frau* | | | | | | | | | |
| 1,07 | 1,84 | 1,65 | 1,30 | 1,37 | 2,23 | 1,69 | 1,94 | 1,68 | 1,31 |
| *Durchschnittliches Alter bei Geburt, $\varnothing x_t$, in Jahren* | | | | | | | | | |
| 31,8 | 28,8 | 28,9 | 30,1 | 29,9 | 30,8 | 31,1 | 29,9 | 29,2 | 30,5 |
| | | | | 2003 - 2005 | | | | | |
| *Lebendgeburten, $B_t$* | | | | | | | | | |
| 9.991 | 70.752 | 25.938 | 22.571 | 38.619 | 12.827 | 6.181 | 29.879 | 9.603 | 1.549.892 |
| *Allgemeine Fruchtbarkeitsrate, $g_t$ je 1.000* | | | | | | | | | |
| 37,7 | 67,6 | 61,2 | 43,1 | 52,5 | 89,9 | 61,4 | 68,1 | 54,7 | 38,1 |
| *Zusammengefasste Geburtenziffer, $TFR_t$ je Frau* | | | | | | | | | |
| 1,13 | 1,84 | 1,74 | 1,32 | 1,37 | 2,38 | 1,66 | 1,97 | 1,96 | 1,33 |
| *Durchschnittliches Alter bei Geburt, $\varnothing x_t$, in Jahren* | | | | | | | | | |
| 31,8 | 28,9 | 28,8 | 30,1 | 29,9 | 30,8 | 31,4 | 29,8 | 29,2 | 30,6 |
| | | | | 2004 - 2006 | | | | | |
| *Lebendgeburten, $B_t$* | | | | | | | | | |
| 10.455 | 78.336 | 30.086 | 22.786 | 45.779 | 16.618 | 7.181 | 36.950 | 11.185 | 1.568.238 |
| *Allgemeine Fruchtbarkeitsrate, $g_t$ je 1.000* | | | | | | | | | |
| 39,9 | 70,6 | 67,9 | 43,9 | 55,7 | 101,1 | 65,9 | 72,8 | 60,5 | 38,7 |
| *Zusammengefasste Geburtenziffer, $TFR_t$ je Frau* | | | | | | | | | |
| 1,21 | 1,94 | 1,91 | 1,37 | 1,43 | 2,64 | 1,81 | 2,04 | 2,09 | 1,36 |
| *Durchschnittliches Alter bei Geburt, $\varnothing x_t$, in Jahren* | | | | | | | | | |
| 32,0 | 29,0 | 28,8 | 30,2 | 30,0 | 30,6 | 31,3 | 29,8 | 29,3 | 30,6 |

*Fortsetzung auf nächster Seite.*

*Tab. A-6: Ausgewählte Maßzahlen des generativen Verhaltens von Migrantinnengruppen, GRV, 2002 – 2008 – Teil 2*

| Nachbarländer Dtl. | Türkei | (Ex) Jugosl. | ehem. Anwerbeländer | restl. Europa | Afrika | Amerika | Asien | restl. Welt | zum Vgl.: Deutsche |
|---|---|---|---|---|---|---|---|---|---|
| 2005 - 2007 | | | | | | | | | |
| *Lebendgeburten, $B_t$* | | | | | | | | | |
| 10.919 | 84.038 | 33.821 | 22.669 | 53.021 | 20.130 | 8.000 | 43.346 | 12.437 | 1.583.000 |
| *Allgemeine Fruchtbarkeitsrate, $g_t$ je 1.000* | | | | | | | | | |
| 40,9 | 71,1 | 71,3 | 43,1 | 57,8 | 107,3 | 67,1 | 75,0 | 64,1 | 38,4 |
| *Zusammengefasste Geburtenziffer, $TFR_t$ je Frau* | | | | | | | | | |
| 1,26 | 2,04 | 2,06 | 1,38 | 1,52 | 2,88 | 1,86 | 2,17 | 2,23 | 1,39 |
| *Durchschnittliches Alter bei Geburt, $\varnothing x_t$, in Jahren* | | | | | | | | | |
| 32,1 | 29,1 | 28,8 | 30,4 | 30,1 | 30,6 | 31,5 | 29,9 | 29,4 | 30,7 |
| 2006 - 2008 | | | | | | | | | |
| *Lebendgeburten, $B_t$* | | | | | | | | | |
| 11.359 | 86.964 | 36.653 | 22.604 | 59.382 | 22.704 | 8.905 | 47.705 | 12.317 | 1.618.306 |
| *Allgemeine Fruchtbarkeitsrate, $g_t$ je 1.000* | | | | | | | | | |
| 43,6 | 72,3 | 75,6 | 43,9 | 62,7 | 115,6 | 71,5 | 80,1 | 63,7 | 39,9 |
| *Zusammengefasste Geburtenziffer, $TFR_t$ je Frau* | | | | | | | | | |
| 1,38 | 2,14 | 2,26 | 1,45 | 1,69 | 3,13 | 2,00 | 2,33 | 2,18 | 1,45 |
| *Durchschnittliches Alter bei Geburt, $\varnothing x_t$, in Jahren* | | | | | | | | | |
| 32,0 | 29,1 | 28,6 | 30,5 | 29,7 | 30,4 | 31,4 | 29,8 | 29,7 | 30,8 |

*Staatsangehörigkeit der Mutter.*

*Quelle: Eigene Berechnungen mit Daten der amtlichen Statistik sowie der GRV, SUFAKVS04XVSBB bis SUFAKVS08XVSBB.*

*Tab. A-7: Schätzung altersspezifischer und zusammengefasster Geburtenziffern von Migrantinnengruppen mit Daten der GRV, amtlichen Statistik und AZR, 2002 – 2008*

| | Nachbarländer Dtl. | Türkei | (Ex) Jugosl. | ehem. Anwerbeländer | restl. Europa | Afrika | Amerika | Asien | restl. Welt | Ausl., Gesamt |
|---|---|---|---|---|---|---|---|---|---|---|
| | | | | | 2002-2008 | | | | | |
| *Altersspezifische Geburtenhäufigkeit* | | | | | | | | | | |
| 15-19 | 0,0459 | 0,0643 | 0,0991 | 0,0514 | 0,0936 | 0,1246 | 0,1233 | 0,1221 | 0,0776 | 0,0779 |
| 20-24 | 0,0947 | 0,4522 | 0,4439 | 0,2095 | 0,2478 | 0,4505 | 0,2198 | 0,4126 | 0,3120 | 0,3462 |
| 25-29 | 0,2293 | 0,6309 | 0,6020 | 0,3933 | 0,3686 | 0,6215 | 0,3335 | 0,4857 | 0,5811 | 0,4910 |
| 30-34 | 0,4160 | 0,4286 | 0,4215 | 0,3774 | 0,3568 | 0,6035 | 0,4445 | 0,4595 | 0,5203 | 0,4205 |
| 35-39 | 0,2700 | 0,2071 | 0,2044 | 0,2135 | 0,2052 | 0,4230 | 0,3620 | 0,2984 | 0,2466 | 0,2387 |
| 40-44 | 0,0690 | 0,0613 | 0,0509 | 0,0569 | 0,0600 | 0,1655 | 0,1401 | 0,1006 | 0,0617 | 0,0718 |
| 45-49 | 0,0034 | 0,0069 | 0,0029 | 0,0032 | 0,0039 | 0,0184 | 0,0132 | 0,0097 | 0,0041 | 0,0057 |
| *Zusammengefasste Geburtenziffer, $TFR_t$ je Frau* | | | | | | | | | | |
| | 1,128 | 1,851 | 1,825 | 1,305 | 1,336 | 2,407 | 1,637 | 1,889 | 1,804 | 1,652 |
| | | | | | 2006-2008 | | | | | |
| *Altersspezifische Geburtenhäufigkeit* | | | | | | | | | | |
| 15-19 | 0,0608 | 0,0643 | 0,1259 | 0,0592 | 0,1302 | 0,1617 | 0,1512 | 0,1381 | 0,1085 | 0,0921 |
| 20-24 | 0,0951 | 0,3773 | 0,4417 | 0,1587 | 0,2651 | 0,5054 | 0,2307 | 0,4398 | 0,2471 | 0,3279 |
| 25-29 | 0,2257 | 0,6379 | 0,6424 | 0,3499 | 0,3864 | 0,6943 | 0,3290 | 0,5086 | 0,5514 | 0,5002 |
| 30-34 | 0,4168 | 0,4478 | 0,4498 | 0,3734 | 0,3657 | 0,6361 | 0,4546 | 0,4650 | 0,5297 | 0,4336 |
| 35-39 | 0,2845 | 0,2057 | 0,2096 | 0,2201 | 0,2080 | 0,4283 | 0,3394 | 0,3064 | 0,2604 | 0,2420 |
| 40-44 | 0,0730 | 0,0617 | 0,0539 | 0,0588 | 0,0630 | 0,1705 | 0,1340 | 0,1018 | 0,0699 | 0,0742 |
| 45-49 | 0,0041 | 0,0067 | 0,0030 | 0,0038 | 0,0046 | 0,0213 | 0,0153 | 0,0098 | 0,0058 | 0,0064 |
| *Zusammengefasste Geburtenziffer, $TFR_t$ je Frau* | | | | | | | | | | |
| | 1,160 | 1,801 | 1,926 | 1,224 | 1,423 | 2,618 | 1,674 | 1,969 | 1,773 | 1,677 |

*Staatsangehörigkeit der Mutter.*
*Gesamtdeutschland.*
*Geburten ausländischer Mütter aus der gesetzlichen Rentenversicherung.*
*Bestandszahlen der ausländischen Bevölkerung aus dem Ausländerzentralregister.*
*Ausschöpfungsquoten GRV im Vergleich zu amtlicher Statistik (vgl. Tab. A-7).*

*Quelle: Eigene Berechnungen mit Daten des Ausländerzentralregisters sowie der GRV, SUFAKVS08XVSBB.*

*Tab. A-8: Determinanten der Kinderzahl von Migrantinnen in Deutschland, Ergebnisse der multiplen linearen Regression (schrittweiser Einschluss), RAM 2006/07*

| | Modell 1 | | Modell 2 | | Modell 3 | | Modell 4 | | Modell 5 | |
|---|---|---|---|---|---|---|---|---|---|---|
| | Beta | Sig. | Beta | Sig. | Beta | Sig. | Beta | Sig. | Beta | Sig. |
| *Staatsangehörigkeit (Ref.: Polen)* | | | | | | | | | | |
| Türkei | 0,60 | *** | 0,52 | *** | 0,43 | *** | 0,08 | | 0,07 | |
| (Ex-)Jugoslawien | 0,18 | ** | 0,12 | + | 0,08 | | -0,04 | | -0,05 | |
| Italien | 0,20 | *** | 0,21 | *** | 0,19 | ** | 0,16 | * | 0,16 | * |
| Griechenland | 0,12 | * | 0,10 | * | 0,08 | | 0,01 | | 0,01 | |
| *Geburtsjahrgang (Ref.: 1940 und älter)* | | | | | | | | | | |
| 1941 bis 1950 | -0,12 | ** | 0,03 | | 0,05 | | 0,07 | | 0,07 | |
| 1951 bis 1960 | -0,22 | *** | -0,01 | | 0,03 | | 0,03 | | 0,04 | |
| 1961 bis 1965 | -0,29 | *** | -0,03 | | 0,03 | | 0,03 | | 0,04 | * |
| *Aufenthaltsdauer (Ref.: weniger als 10 Jahre)* | | | | | | | | | | |
| 10 bis 20 Jahre | 0,04 | | 0,04 | | 0,02 | | 0,01 | | 0,02 | |
| 20 bis 30 Jahre | 0,01 | | 0,13 | + | 0,12 | + | 0,16 | * | 0,16 | * |
| Mehr als 30 Jahre | -0,11 | | 0,12 | | 0,11 | | 0,18 | * | 0,19 | * |
| *Im Ausland geb. Kinder (Ref.: nicht vorhanden)* | | | | | | | | | | |
| Vorhanden | | | 0,31 | *** | 0,33 | *** | 0,33 | *** | 0,33 | *** |
| *Eig. Nationalität und Nationalität des Partners (Ref.: nicht-deutsch, nicht-deutsch)* | | | | | | | | | | |
| Nicht-deutsch, deutsch | | | -0,09 | * | -0,07 | + | -0,06 | | -0,06 | |
| *Jahre des Schulbesuchs (Ref.: 9 bis 12 Jahre)* | | | | | | | | | | |
| Weniger als 9 Jahre | | | | | 0,05 | | 0,05 | | 0,05 | |
| Mehr als 12 Jahre | | | | | -0,03 | | -0,03 | | -0,04 | |
| *Berufsabschluss (Ref.: abgeschlossene Lehre)* | | | | | | | | | | |
| Keinen Abschluss | | | | | 0,05 | | 0,05 | | 0,05 | |
| Andere Abschlüsse | | | | | 0,00 | | 0,01 | | 0,01 | |
| *Zugehörigkeit zu einer Glaubens- bzw. Religionsgemeinschaft (Ref.: katholisch)* | | | | | | | | | | |
| Orthodox | | | | | | | 0,07 | | 0,06 | |
| Muslimisch | | | | | | | 0,34 | *** | 0,33 | *** |
| Sonstige/keine | | | | | | | 0,07 | + | 0,07 | + |
| *Selbsteingestufte Religiosität (Ref.: wenig bis gar nicht religiös)* | | | | | | | | | | |
| Religiös bis sehr religiös | | | | | | | 0,03 | | 0,03 | |
| Teils / teils | | | | | | | 0,02 | | 0,03 | |
| *Verbundenheitsgefühl mit dem Herkunftsland (Ref.: teils/teils)* | | | | | | | | | | |
| Sehr stark | | | | | | | | | -0,02 | |
| Stark | | | | | | | | | 0,02 | |
| Wenig bis gar nicht | | | | | | | | | -0,01 | |
| *Verbundenheitsgefühl mit Deutschland (Ref.: teils/teils)* | | | | | | | | | | |
| Sehr stark | | | | | | | | | 0,08 | + |
| Stark | | | | | | | | | 0,00 | |
| Wenig bis gar nicht | | | | | | | | | 0,02 | |
| *Sprachkenntnisse des Herkunftslandes (Ref.: gut)* | | | | | | | | | | |
| Sehr gut | | | | | | | | | 0,01 | |
| Mittelmäßig bis gar nicht | | | | | | | | | 0,03 | |
| *Deutsche Sprachkenntnisse (Ref.: gut)* | | | | | | | | | | |
| Sehr gut | | | | | | | | | -0,02 | |
| Mittelmäßig bis gar nicht | | | | | | | | | 0,02 | |
| Anzahl der Fälle (n) | 864 | | 672 | | 618 | | 610 | | 610 | |
| $R^2$ | 0,221 | | 0,300 | | 0,288 | | 0,313 | | 0,319 | |

*Nur Migrantinnen der Geburtsjahrgänge 1965 und älter.*
*Anzahl der Fälle jeweils ungewichtet.*
*Signifikanz für Beta-Koeffizienten: *** = p<0,001; ** = p<0,01; * = p<0,05; + = p<0,10.*

*Quelle: Eigene Berechnungen nach Babka von Gostomski 2008, 2010, Schmid/Kohls 2008, 2009.*

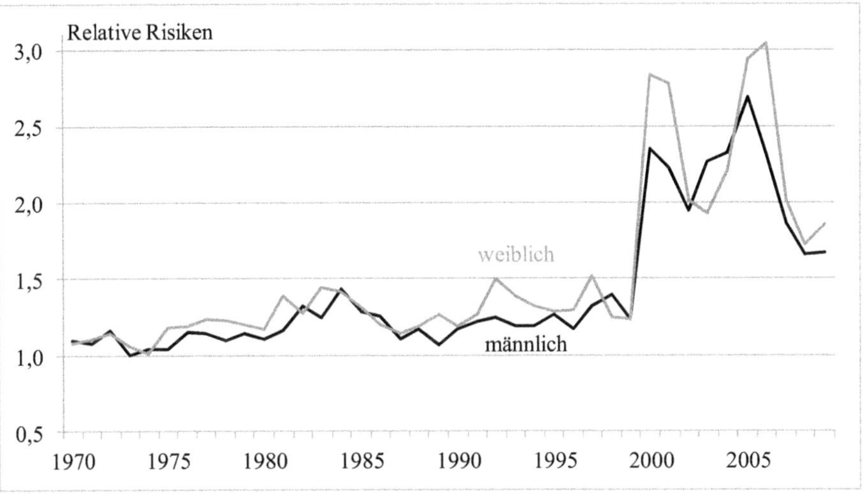


*Quelle: Eigene Berechnungen mit Daten des Statistischen Bundesamtes, verschiedene Jahrgänge.*

*Abb. A-9: Relative Sterberisiken von ausländischen und deutschen Säuglingen (deutsch = 1), amtliche Statistik, 1970 – 2009*

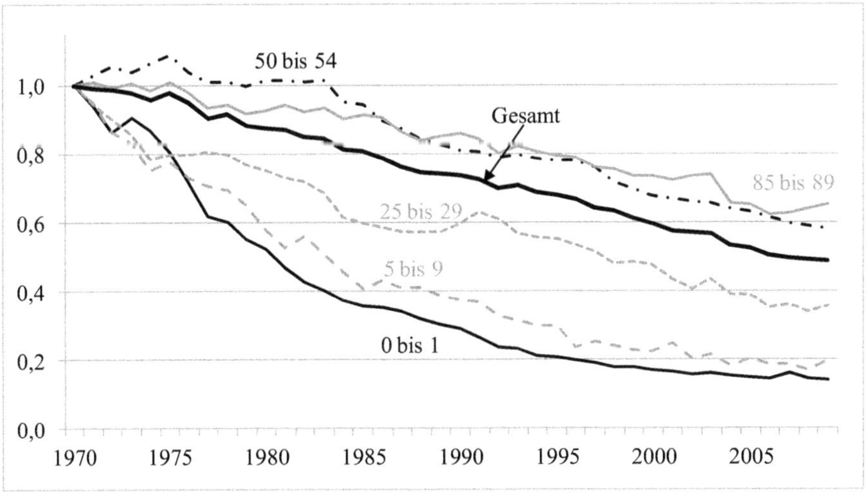


*Quelle: Eigene Berechnungen mit Daten des Statistischen Bundesamts, verschiedene Jahrgänge.*

*Abb. A-10: Sterblichkeitsentwicklung in ausgewählten Altersgruppen, Deutsche, Männer, amtliche Statistik, 1970 – 2009 (1970 = 1)*

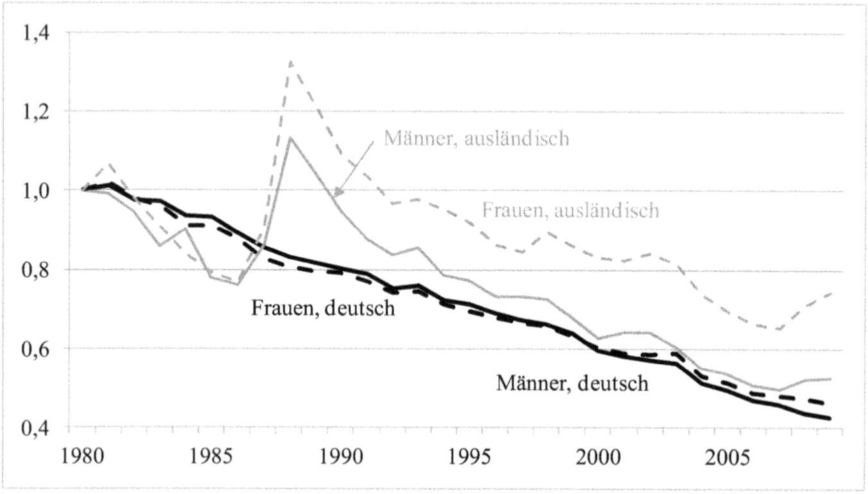


*Quelle: Eigene Berechnungen mit Daten des Statistischen Bundesamtes, verschiedene Jahrgänge.*

*Abb. A-11: Standardisierte Sterblichkeit an Herz-Kreislauf-Erkrankungen, Männer, amtliche Statistik, 1980 – 2009 (1980 = 1)*

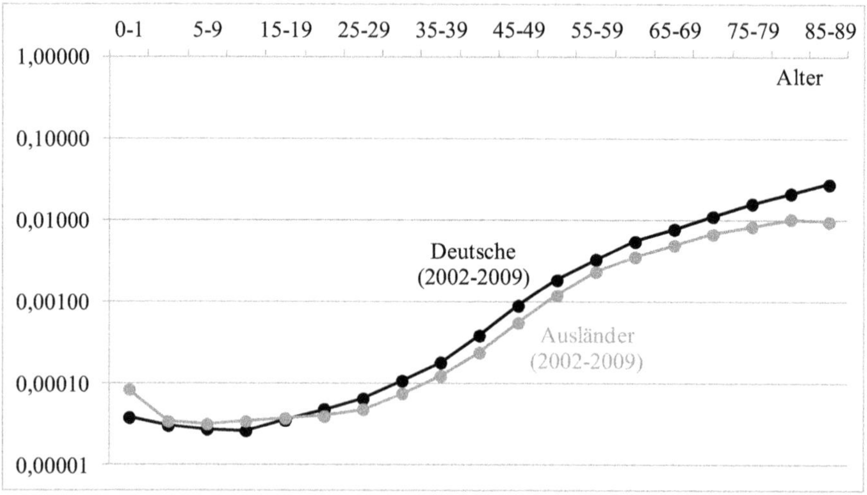


*Quelle: Eigene Berechnungen mit Daten des Statistischen Bundesamtes, verschiedene Jahrgänge.*

*Abb. A-12: Sterblichkeit an Neubildungen nach Alter, Männer, logarithmische Skalierung, amtliche Statistik, 2002 – 2009*

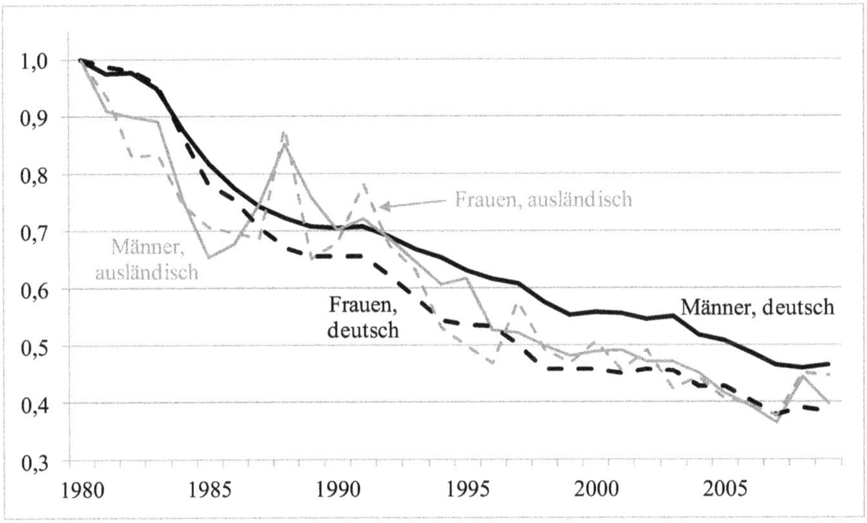


*Quelle: Eigene Berechnungen mit Daten des Statistischen Bundesamtes, verschiedene Jahrgänge.*

*Abb. A-13: Standardisierte Sterblichkeit an äußeren Ursachen, Männer, amtliche Statistik, 1980 – 2009 (1980 = 1)*

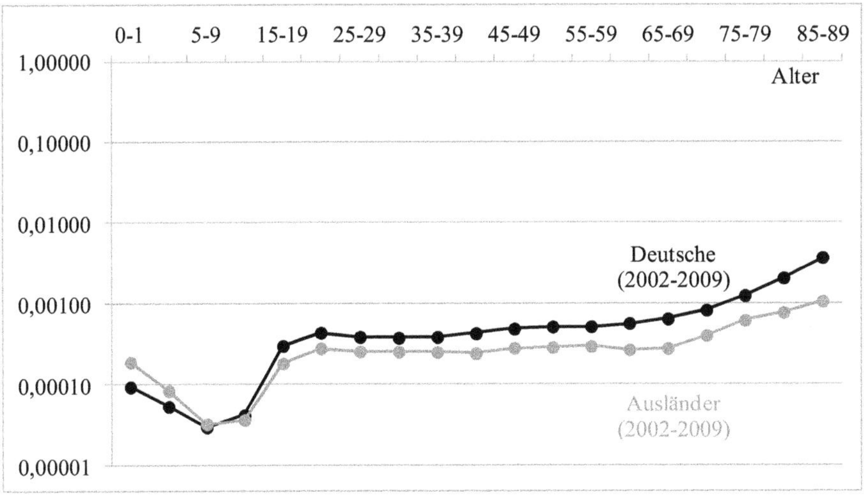


*Quelle: Eigene Berechnungen mit Daten des Statistischen Bundesamtes, verschiedene Jahrgänge.*

*Abb. A-14: Sterblichkeit an äußeren Ursachen nach Alter, Männer, logarithmische Skalierung, amtliche Statistik, 2002 – 2009*

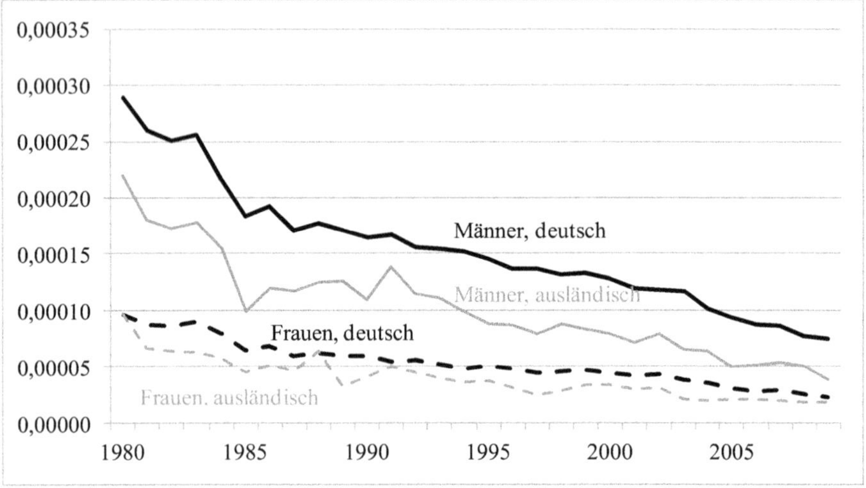


*Quelle: Eigene Berechnungen mit Daten des Statistischen Bundesamtes, verschiedene Jahrgänge.*

*Abb. A-15: Standardisierte Sterblichkeit an Verkehrsunfällen, amtliche Statistik, 1980-2009*

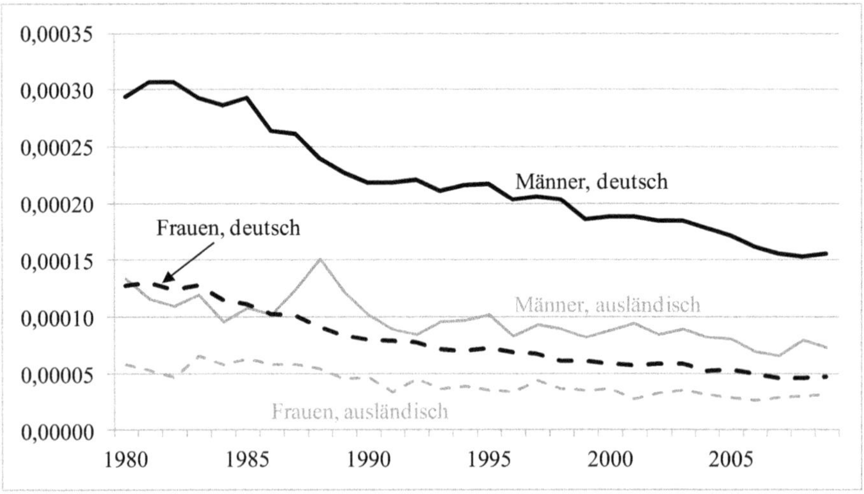


*Quelle: Eigene Berechnungen mit Daten des Statistischen Bundesamtes, verschiedene Jahrgänge.*

*Abb. A-16: Standardisierte Sterblichkeit an vorsätzlicher Selbstbeschädigung (Suizid), amtliche Statistik, 1980 – 2009*

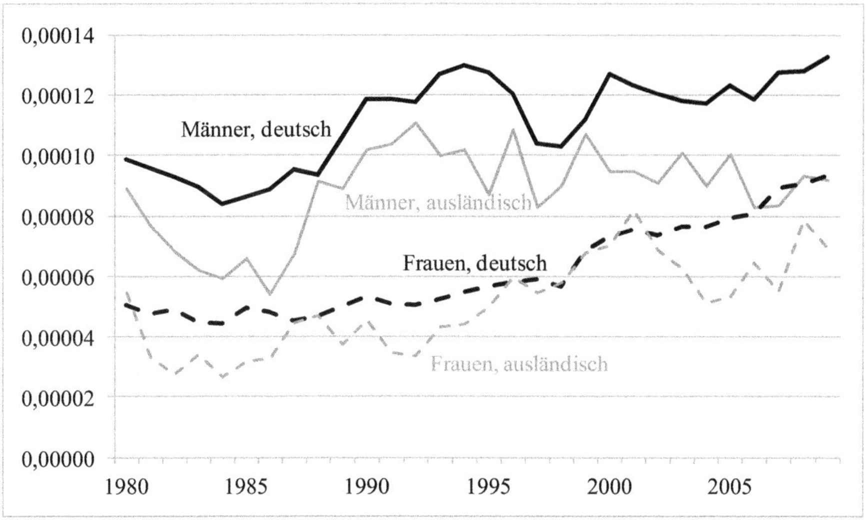


*Quelle: Eigene Berechnungen mit Daten des Statistischen Bundesamtes, verschiedene Jahrgänge.*

*Abb. A-17: Standardisierte Sterblichkeit an infektiösen/parasitären Erkrankungen, amtliche Statistik, 1980 – 2009*

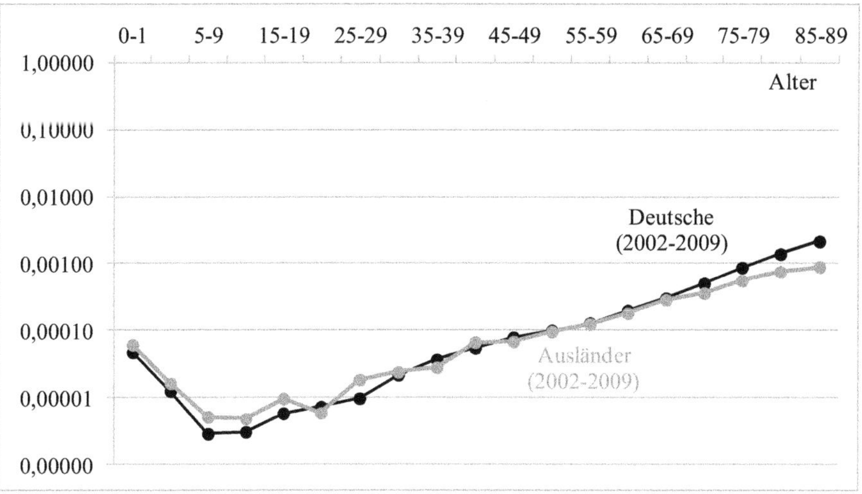


*Quelle: Eigene Berechnungen mit Daten des Statistischen Bundesamtes, verschiedene Jahrgänge.*

*Abb. A-18: Sterblichkeit an infektiösen/parasitären Erkrankungen nach Alter, Männer, logarithmische Skalierung, amtliche Statistik, 2002 – 2009*

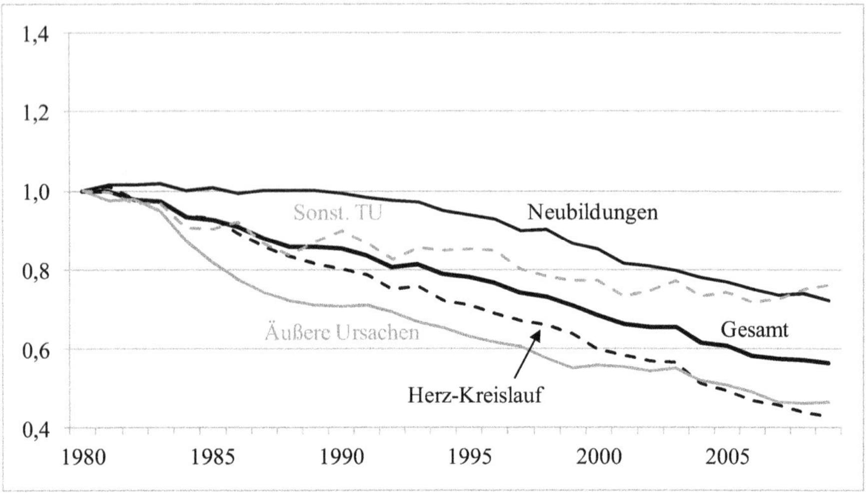


*Quelle: Eigene Berechnungen mit Daten des Statistischen Bundesamtes, verschiedene Jahrgänge.*

*Abb. A-19: Standardisierte Sterblichkeit ausgewählter Todesursachengruppen von deutschen Männern, amtliche Statistik, 1980 – 2009 (1980 = 1)*

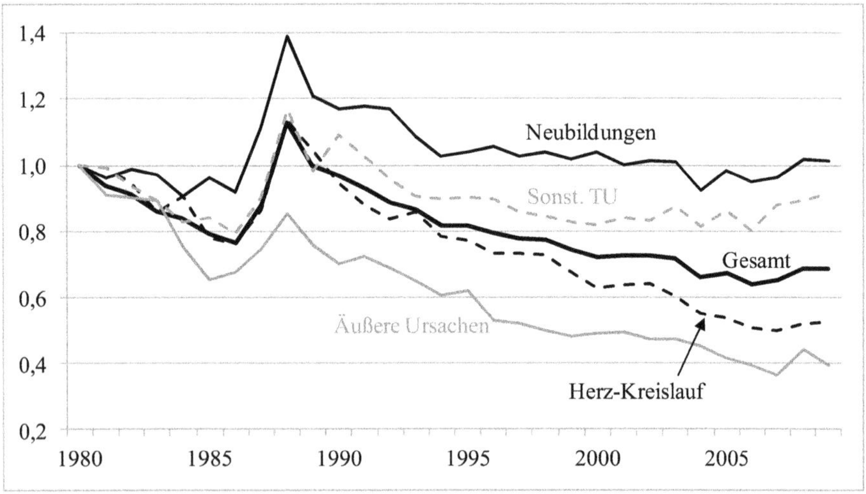


*Quelle: Eigene Berechnungen mit Daten des Statistischen Bundesamtes, verschiedene Jahrgänge.*

*Abb. A-20: Standardisierte Sterblichkeit ausgewählter Todesursachengruppen von ausländischen Männern, amtliche Statistik, 1980 – 2009 (1980 = 1)*

*Tab. A-21: Registrierte Sterbefälle ausländischer Personen nach Alter, AZR, 2003 – 2009*

| Alter | 2003 | 2004 | 2005 | 2006 | 2007 | 2008 | 2009 |
|---|---|---|---|---|---|---|---|
| | | | *Männer* | | | | |
| 0 – 4 | 108 | 85 | 55 | 49 | 52 | 47 | 51 |
| 5 – 9 | 37 | 23 | 25 | 19 | 22 | 11 | 11 |
| 10 – 14 | 28 | 33 | 36 | 32 | 38 | 25 | 20 |
| 15 – 19 | 100 | 74 | 69 | 41 | 36 | 43 | 47 |
| 20 – 24 | 172 | 150 | 135 | 85 | 102 | 89 | 68 |
| 25 – 34 | 526 | 508 | 434 | 330 | 313 | 324 | 278 |
| 35 – 44 | 727 | 697 | 628 | 581 | 553 | 577 | 580 |
| 45 – 54 | 1.262 | 1.108 | 1.183 | 938 | 1.001 | 1.022 | 1.112 |
| 55 – 64 | 3.124 | 2.956 | 2.877 | 2.130 | 2.252 | 2.196 | 2.326 |
| 65 – 74 | 3.322 | 3.626 | 3.727 | 3.917 | 4.107 | 4.184 | 4.190 |
| 75 – 84 | 1.886 | 1.897 | 2.089 | 2.655 | 2.692 | 2.967 | 2.963 |
| 85 – 94 | 643 | 614 | 679 | 1.066 | 1.035 | 1.162 | 999 |
| 95+ | 61 | 58 | 68 | 191 | 163 | 158 | 145 |
| Gesamt | 11.996 | 11.829 | 12.005 | 12.034 | 12.366 | 12.805 | 12.790 |
| | | | *Frauen* | | | | |
| 0 – 4 | 75 | 57 | 44 | 53 | 42 | 47 | 44 |
| 5 – 9 | 32 | 20 | 26 | 16 | 15 | 11 | 16 |
| 10 – 14 | 24 | 20 | 27 | 30 | 20 | 18 | 13 |
| 15 – 19 | 31 | 37 | 38 | 28 | 28 | 33 | 36 |
| 20 – 24 | 56 | 66 | 51 | 42 | 35 | 40 | 49 |
| 25 – 34 | 220 | 208 | 205 | 156 | 153 | 146 | 169 |
| 35 – 44 | 379 | 354 | 321 | 306 | 300 | 316 | 352 |
| 45 – 54 | 733 | 713 | 686 | 512 | 520 | 584 | 574 |
| 55 – 64 | 1.173 | 1.226 | 1.279 | 1.076 | 1.195 | 1.217 | 1.271 |
| 65 – 74 | 1.250 | 1.345 | 1.333 | 1.473 | 1.488 | 1.592 | 1.623 |
| 75 – 84 | 1.497 | 1.543 | 1.543 | 1.505 | 1.608 | 1.651 | 1.699 |
| 85 – 94 | 994 | 936 | 936 | 1.323 | 1.275 | 1.453 | 1.463 |
| 95+ | 213 | 209 | 226 | 408 | 372 | 425 | 312 |
| Gesamt | 6.677 | 6.734 | 6.715 | 6.928 | 7.051 | 7.533 | 7.621 |

*Quelle: AZR (Stand: 28.02.2011).*

*Tab. A-22: Registrierte Sterbefälle ausländischer Personen nach Alter und Ausländergruppen, AZR, 2005 – 2009*

| Alter | Nachbarländer Dtl. | Türkei | (Ex) Jugosl. | Anwerbeländer | restl. Europa | Afrika | Amerika | Asien | restl. Welt | Ausländer (Summe) | Deutsche (amtl. Stat.) |
|---|---|---|---|---|---|---|---|---|---|---|---|
| | | | | | | *Männer* | | | | | |
| 0 - 4 | 14 | 67 | 43 | 13 | 34 | 27 | 3 | 46 | 7 | 254 | 7.980 |
| 5 - 9 | 1 | 27 | 13 | 6 | 4 | 7 | 2 | 21 | 7 | 88 | 909 |
| 10 - 14 | 3 | 79 | 23 | 11 | 4 | 7 | 0 | 19 | 5 | 151 | 1.037 |
| 15 - 19 | 4 | 100 | 36 | 22 | 31 | 12 | 2 | 26 | 3 | 236 | 4.554 |
| 20 - 24 | 10 | 171 | 65 | 66 | 75 | 18 | 6 | 58 | 10 | 479 | 6.800 |
| 25 - 34 | 56 | 447 | 220 | 198 | 311 | 145 | 31 | 248 | 23 | 1.679 | 15.164 |
| 35 - 44 | 179 | 722 | 402 | 452 | 463 | 210 | 76 | 380 | 35 | 2.919 | 46.206 |
| 45 - 54 | 537 | 987 | 585 | 1.060 | 991 | 242 | 180 | 581 | 93 | 5.256 | 126.555 |
| 55 - 64 | 1.539 | 2.317 | 2.878 | 2.391 | 1.449 | 220 | 239 | 536 | 212 | 11.781 | 228.894 |
| 65 - 74 | 2.200 | 7.029 | 3.803 | 4.256 | 1.432 | 308 | 372 | 574 | 151 | 20.125 | 505.513 |
| 75 - 84 | 2.110 | 3.036 | 1.551 | 3.290 | 1.831 | 229 | 527 | 493 | 299 | 13.366 | 624.748 |
| 85+ | 1.725 | 223 | 273 | 918 | 1.386 | 42 | 435 | 255 | 409 | 5.666 | 342.771 |
| Gesamt | 8.378 | 15.205 | 9.892 | 12.683 | 8.011 | 1.467 | 1.873 | 3.237 | 1.254 | 62.000 | 1.911.131 |
| | | | | | | *Frauen* | | | | | |
| 0 - 4 | 8 | 62 | 35 | 9 | 27 | 36 | 7 | 38 | 8 | 230 | 6.043 |
| 5 - 9 | 3 | 25 | 10 | 6 | 12 | 8 | 1 | 18 | 1 | 84 | 659 |
| 10 - 14 | 3 | 41 | 17 | 18 | 4 | 9 | 2 | 13 | 1 | 108 | 842 |
| 15 - 19 | 5 | 78 | 16 | 16 | 14 | 10 | 1 | 21 | 2 | 163 | 1.957 |
| 20 - 24 | 7 | 68 | 19 | 29 | 43 | 9 | 6 | 32 | 4 | 217 | 2.443 |
| 25 - 34 | 28 | 162 | 114 | 98 | 199 | 68 | 26 | 121 | 13 | 829 | 6.354 |
| 35 - 44 | 97 | 317 | 198 | 220 | 339 | 120 | 58 | 232 | 14 | 1.595 | 23.763 |
| 45 - 54 | 333 | 458 | 523 | 451 | 587 | 106 | 93 | 302 | 23 | 2.876 | 65.323 |
| 55 - 64 | 860 | 1.517 | 1.486 | 723 | 882 | 70 | 116 | 332 | 52 | 6.038 | 119.094 |
| 65 - 74 | 840 | 2.473 | 1.515 | 1.116 | 926 | 96 | 150 | 342 | 51 | 7.509 | 297.506 |
| 75 - 84 | 1.344 | 1.331 | 1.166 | 1.460 | 1.590 | 49 | 368 | 477 | 221 | 8.006 | 702.820 |
| 85+ | 2.881 | 302 | 373 | 997 | 2.249 | 22 | 585 | 455 | 329 | 8.193 | 947.716 |
| Gesamt | 6.409 | 6.834 | 5.472 | 5.143 | 6.872 | 603 | 1.413 | 2.383 | 719 | 35.848 | 2.174.520 |

*Quelle: Eigene Berechnungen mit Daten des AZR (Stand: 28.02.2011) und des Statistischen Bundesamtes (verschiedene Jahrgänge).*

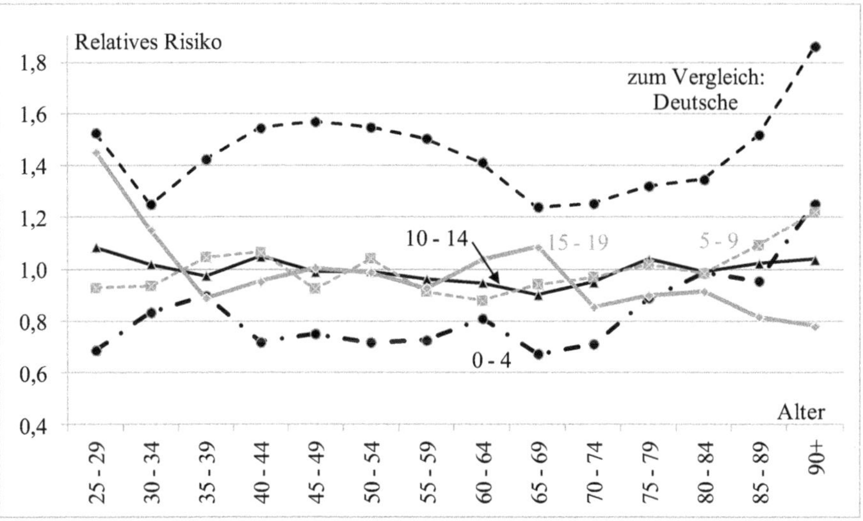


*Quelle: Eigene Berechnungen mit Daten des AZR und des Statistischen Bundesamtes.*

*Abb. A-23: Altersbezogene Sterberisiken (0 bis 19 Jahre) von Ausländern nach der Aufenthaltsdauer (Sterblichkeit aller Ausländer = 1), Frauen, AZR, 2005 – 2009*

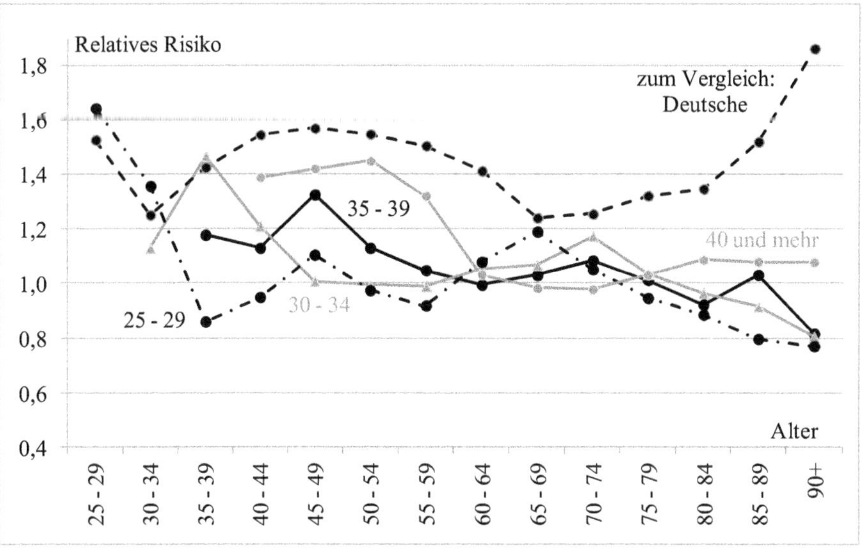


*Quelle: Eigene Berechnungen mit Daten des AZR und des Statistischen Bundesamtes.*

*Abb. A-24: Altersbezogene Sterberisiken (25 und mehr Jahre) von Ausländern nach der Aufenthaltsdauer (Sterblichkeit aller Ausländer = 1), Frauen, AZR, 2005 – 2009*

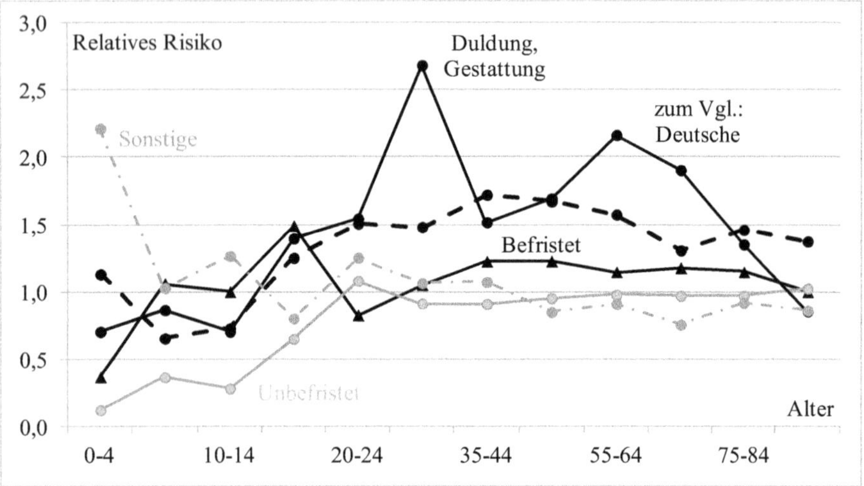


*Quelle: Eigene Berechnungen mit Daten des AZR und des Statistischen Bundesamtes.*

*Abb. A-25: Altersbezogene Sterberisiken nach ausgewählten Aufenthaltstiteln (Sterblichkeit aller Ausländer = 1), Frauen, AZR, 2005 – 2009*

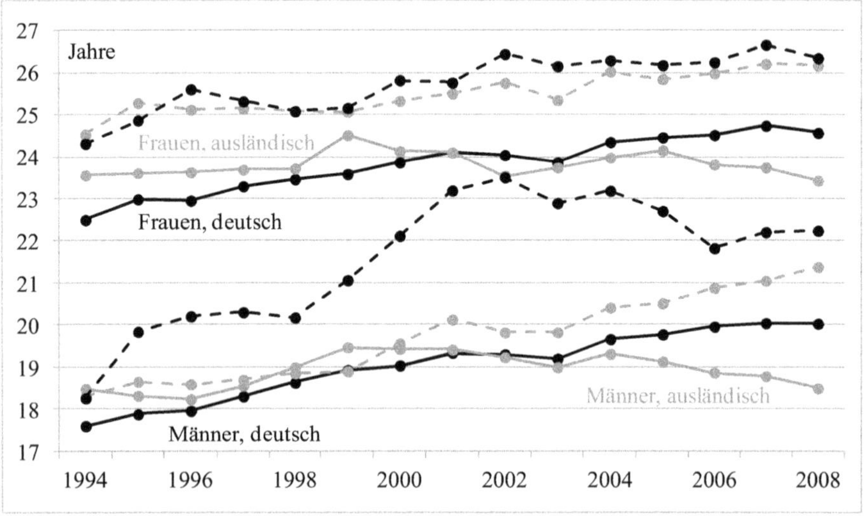


*Quelle: Eigene Berechnungen mit Daten der GRV, SUFRTBN93XVST06DEMO-SUFRTBN07XVST06DEMO, SUFRTWF94XVST06DEMO-SUFRTWF07XVST08DEMO.*

*Abb. A-26: Mittlere Lebenserwartung im Alter 60 von Deutschen und Ausländern, Wohnsitz innerhalb (durchgezogene Linie) bzw. außerhalb (gestrichelte Linie) Deutschlands, GRV, 1994 – 2008*

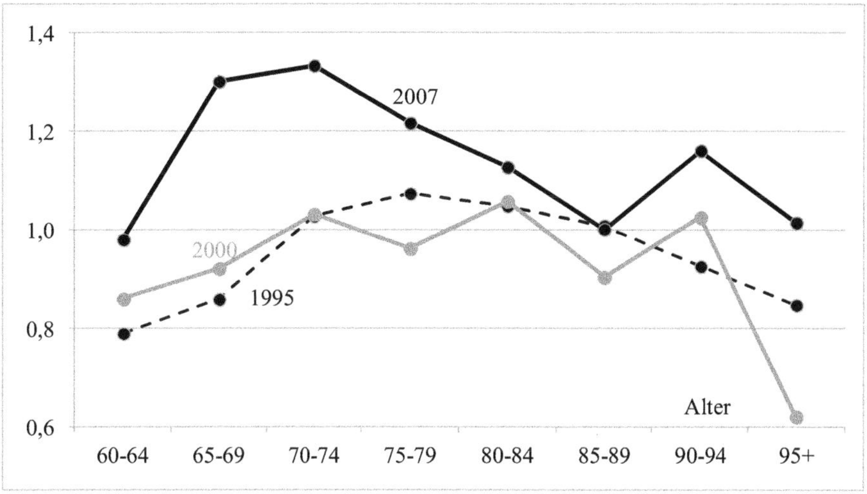


*Quelle: Eigene Berechnungen mit Daten der GRV, SUFRTBN94XVST06DEMO-SUFRTBN04XVST06DEMO, SUFRTWF95XVST06DEMO-SUFRTWF07XVST06DEMO.*

*Abb. A-27: Sterberisiken ausländischer Personen nach Alter (deutsch = 1), Wohnsitz in Deutschland, Männer, GRV, 1995 – 2007*

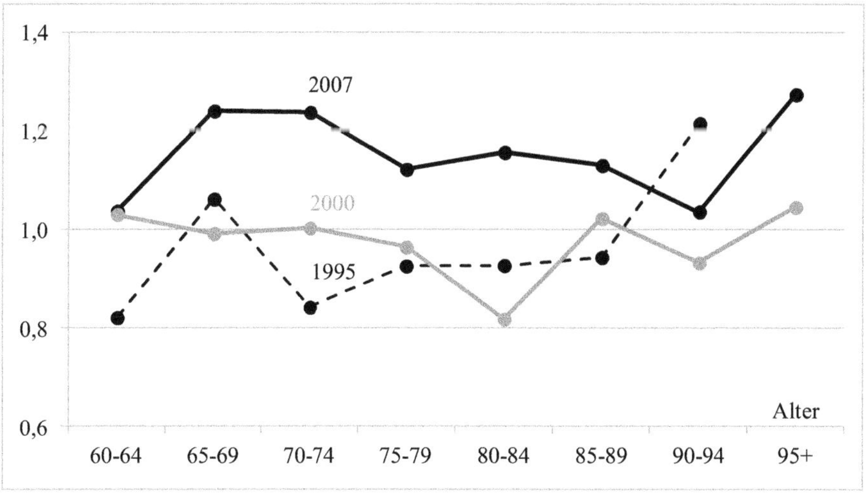


*Quelle: Eigene Berechnungen mit Daten der GRV, SUFRTBN93XVST06DEMO-SUFRTBN06XVST06DEMO, SUFRTWF94XVST06DEMO-SUFRTWF07XVST06DEMO.*

*Abb. A-28: Sterberisiken ausländischer Personen nach Alter (deutsch = 1), Wohnsitz in Deutschland, Frauen, GRV, 1995 – 2007*

*Tab. A-29: Ausgewählte Sterblichkeitskennziffern ausländischer Personengruppen, Wohnsitz in Deutschland, GRV, 2003 – 2008*

| Nachbarländer Dtl. | Türkei | Ex-Jugosl. | ehem. Anwerbeländer | restl. Europa | Afrika | Amerika | Asien | restl. Welt | zum Vgl.: Deutsche |
|---|---|---|---|---|---|---|---|---|---|
| | | | | Männer | | | | | |
| *Rohe Sterberate, $d_{t,M,60+}$, je 1.000* | | | | | | | | | |
| 43,0 | 25,3 | 42,2 | 38,2 | 45,0 | 26,0 | 50,8 | 32,2 | 40,0 | 43,1 |
| *Standardisierte Sterberate (Europa-Standard), $d_{t,St,M,60+}$, je 1.000* | | | | | | | | | |
| 46,7 | 40,4 | 57,8 | 48,9 | 43,6 | 36,1 | 49,1 | 39,5 | 38,3 | 41,7 |
| *Standardized Mortality Ratio, $SMR_{t,M,60+}$, Referenz: Deutsche* | | | | | | | | | |
| 1,124 | 0,984 | 1,562 | 1,243 | 1,056 | 0,868 | 1,121 | 0,839 | 0,926 | 1,000 |
| *Durchschnittliche, fernere Lebenserwartung im Alter 60, $e(60)_{t,M}$, in Jahren* | | | | | | | | | |
| 18,8 | 20,3 | 16,6 | 18,3 | 19,1 | 21,2 | 19,6 | 21,2 | 20,5 | 19,8 |
| | | | | Frauen | | | | | |
| *Rohe Sterberate, $d_{t,M,60+}$, je 1.000* | | | | | | | | | |
| 36,5 | 12,9 | 20,7 | 19,1 | 31,1 | 18,3 | 40,3 | 26,7 | 25,3 | 37,0 |
| *Standardisierte Sterberate (Europa-Standard), $d_{t,St,M,60+}$, je 1.000* | | | | | | | | | |
| 30,4 | 25,4 | 31,5 | 25,6 | 24,4 | 26,8 | 28,3 | 23,3 | 23,3 | 24,5 |
| *Standardized Mortality Ratio, $SMR_{t,M,60+}$, Referenz: Deutsche* | | | | | | | | | |
| 1,245 | 1,039 | 1,392 | 1,099 | 0,997 | 1,040 | 1,168 | 0,891 | 0,954 | 1,000 |
| *Durchschnittliche, fernere Lebenserwartung im Alter 60, $e(60)_{t,M}$, in Jahren* | | | | | | | | | |
| 22,9 | 24,3 | 22,4 | 24,0 | 24,5 | 23,8 | 23,9 | 25,5 | 24,9 | 24,4 |

*Quelle: Eigene Berechnungen mit Daten der GRV, SUFRTBN02XVST06-SUFRTBN07XVST06, SUFRTWF03XVST06-SUFRTWF08XVST06.*

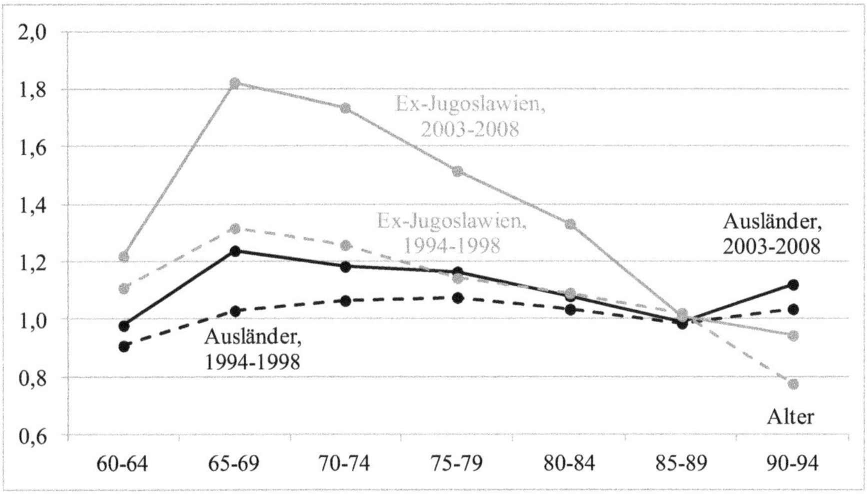


*Quelle: Eigene Berechnungen mit Daten der GRV, SUFRTBN93XVST06DEMO-SUFRTBN06XVST06DEMO, SUFRTWF94XVST06DEMO-SUFRTWF07XVST06DEMO.*

*Abb. A-30: Sterblichkeit ausgewählter Gruppen nach Alter (deutsch = 1), Wohnsitz in Deutschland, Männer, GRV, 1994-1998, 2003-2008*

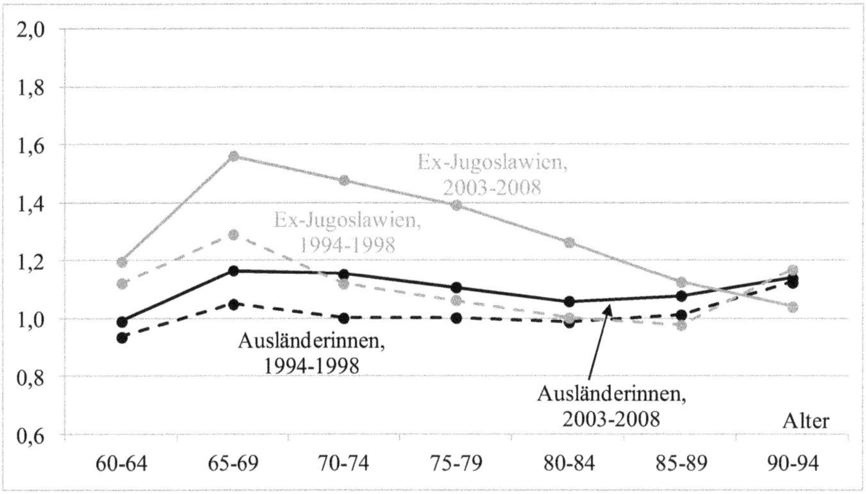


*Quelle: Eigene Berechnungen mit Daten der GRV, SUFRTBN93XVST06DEMO-SUFRTBN06XVST06DEMO, SUFRTWF94XVST06DEMO-SUFRTWF07XVST06DEMO.*

*Abb. A-31: Sterblichkeit ausgewählter Gruppen nach Alter (deutsch = 1), Wohnsitz in Deutschland, Frauen, GRV, 1994-1998, 2003-2008*

*Tab. A-32: Einflussfaktoren der Sterblichkeit, Ergebnisse der logistischen Regression (blockweiser Einschluss), GRV, Frauen, 2005-2007*

| | Modell 1 | | Modell 2 | | Modell 3 | | Modell 4 | | Modell 5 | |
|---|---|---|---|---|---|---|---|---|---|---|
| | Exp(B) | Sig. | Exp(B) | Sig. | Exp(B) | Sig. | Exp(B) | Sig. | Exp(B) | Sig. |
| *Kontrollvariable* | | | | | | | | | | |
| Geburtsjahr | 0,92 | *** | 0,93 | *** | 0,92 | *** | 0,92 | *** | 0,93 | *** |
| *Staatsangehörigkeit (Ref.: deutsch)* | | | | | | | | | | |
| übrige Welt | 0,69 | *** | 0,72 | ** | 0,69 | *** | 0,65 | *** | 0,69 | *** |
| Asien | 0,64 | *** | 0,76 | ** | 0,64 | *** | 0,47 | *** | 0,57 | *** |
| Afrika | 1,04 | | 1,18 | | 1,04 | | 0,75 | | 0,88 | |
| Türkei | 0,77 | *** | 0,70 | *** | 0,77 | *** | 0,56 | *** | 0,56 | *** |
| Europa ohne Türkei | 0,78 | *** | 0,85 | *** | 0,78 | *** | 0,65 | *** | 0,74 | *** |
| Ex-Jugoslawien | 1,09 | | 0,96 | | 1,08 | | 0,92 | | 0,86 | ** |
| *Erwerbsminderungsrente (Ref.: vorhanden)* | | | | | | | | | | |
| Nicht vorhanden | | | 0,06 | *** | | | | | 0,06 | *** |
| *Zeiten der Pflichtversicherung als Pflegeperson (Ref.: vorhanden)* | | | | | | | | | | |
| Nicht vorhanden | | | | | 1,05 | | | | 1,63 | *** |
| *Langzeitarbeitslosigkeit (Ref.: mehr als 365 Tage in 2005/2006)* | | | | | | | | | | |
| Weniger als 365 Tage in 2005/2006 | | | | | | | 1,24 | *** | 1,79 | *** |
| *Ausbildung (Ref.: Fach-/Hochschulabschluss)* | | | | | | | | | | |
| Keine Angabe | | | | | | | 2,75 | *** | 1,85 | *** |
| Keine Berufsausbildung | | | | | | | 1,68 | *** | 1,54 | *** |
| Berufsausbildung vorhanden | | | | | | | 1,24 | *** | 1,19 | *** |
| Anzahl der Fälle (n) | 18.223.064 | | 18.223.064 | | 18.223.064 | | 18.223.064 | | 18.223.064 | |
| $R^2$ | 0,047 | | 0,110 | | 0,047 | | 0,058 | | 0,117 | |

*Signifikanz für Beta-Koeffizienten: *** = p<0,001; ** = p<0,01; * = p<0,05.*

*Quelle: Eigene Berechnungen mit Daten der GRV, SUFAKVS07XVSBB.*

*Tab. A-33: Einflussfaktoren der Sterblichkeit, Ergebnisse der logistischen Regression (schrittweiser Einschluss), GRV, Männer, 2005 – 2007*

| | Modell 1 | | Modell 2 | | Modell 3 | | Modell 4 | |
|---|---|---|---|---|---|---|---|---|
| | Exp(B) | Sig. | Exp(B) | Sig. | Exp(B) | Sig. | Exp(B) | Sig. |
| *Kontrollvariable* | | | | | | | | |
| Geburtsjahr | 0,91 | *** | 0,93 | *** | 0,91 | *** | 0,93 | *** |
| *Staatsangehörigkeit (Ref.: deutsch)* | | | | | | | | |
| übrige Welt | 0,65 | *** | 0,69 | *** | 0,69 | *** | 0,63 | *** |
| Asien | 0,59 | *** | 0,70 | *** | 0,70 | *** | 0,49 | *** |
| Afrika | 0,67 | *** | 0,75 | *** | 0,75 | *** | 0,56 | *** |
| Türkei | 0,66 | *** | 0,63 | *** | 0,63 | *** | 0,49 | *** |
| Europa ohne Türkei | 0,82 | *** | 0,89 | *** | 0,89 | *** | 0,78 | *** |
| Ex-Jugoslawien | 0,90 | ** | 0,82 | *** | 0,82 | *** | 0,72 | *** |
| *Erwerbsminderungsrente (Ref.: vorhanden)* | | | | | | | | |
| Nicht vorhanden | | | 0,08 | *** | 0,08 | | 0,10 | *** |
| *Zeiten der Pflichtversicherung als Pflegeperson (Ref.: vorhanden)* | | | | | | | | |
| Nicht vorhanden | | | | | 1,57 | *** | 1,91 | *** |
| *Langzeitarbeitslosigkeit (Ref.: mehr als 365 Tage in 2005/2006)* | | | | | | | | |
| Weniger als 365 Tage in 2005/2006 | | | | | | | 1,79 | *** |
| *Ausbildung (Ref.: Fach-/Hochschulabschluss)* | | | | | | | | |
| Keine Angabe | | | | | | | 3,00 | *** |
| Keine Berufsausbildung | | | | | | | 2,16 | *** |
| Berufsausbildung vorhanden | | | | | | | 1,63 | *** |
| Anzahl der Fälle (n) | 18.551.904 | | 18.551.904 | | 18.551.904 | | 18.551.904 | |
| $R^2$ | 0,057 | | 0,115 | | 0,115 | | 0,128 | |

*Signifikanz für Beta-Koeffizienten: *** = p<0,001; ** = p<0,01; * = p<0,05.*

*Quelle: Eigene Berechnungen mit Daten der GRV, SUFAKVS07XVSBB.*

*Tab. A-34: Einflussfaktoren der Sterblichkeit bei deutschen Frauen, Ergebnisse der logistischen Regression (blockweiser Einschluss), GRV, 2005 – 2007*

| | Modell 1 | | Modell 2 | | Modell 3 | | Modell 4 | |
|---|---|---|---|---|---|---|---|---|
| | Exp(B) | Sig. | Exp(B) | Sig. | Exp(B) | Sig. | Exp(B) | Sig. |
| *Kontrollvariable* | | | | | | | | |
| Geburtsjahr | 0,93 | *** | 0,92 | *** | 0,92 | *** | 0,93 | *** |
| *Erwerbsminderungsrente (Ref.: vorhanden)* | | | | | | | | |
| Nicht vorhanden | 0,06 | *** | | | | | 0,06 | *** |
| *Zeiten der Pflichtversicherung als Pflegeperson (Ref.: vorhanden)* | | | | | | | | |
| Nicht vorhanden | | | 1,04 | | | | 1,63 | *** |
| *Langzeitarbeitslosigkeit (Ref.: mehr als 365 Tage in 2005/2006)* | | | | | | | | |
| Weniger als 365 Tage in 2005/2006 | | | | | 1,29 | *** | 1,86 | *** |
| *Ausbildung (Ref.: Fach-/Hochschulabschluss)* | | | | | | | | |
| Keine Angabe | | | | | 2,82 | *** | 1,90 | *** |
| Keine Berufsausbildung | | | | | 1,72 | *** | 1,59 | *** |
| Berufsausbildung vorhanden | | | | | 1,27 | *** | 1,22 | *** |
| Anzahl der Fälle (n) | 16.438.800 | | 16.438.800 | | 16.438.800 | | 16.438.800 | |
| $R^2$ | 0,108 | | 0,046 | | 0,058 | | 0,126 | |

*Signifikanz für Beta-Koeffizienten: *** = p<0,001; ** = p<0,01; * = p<0,05.*

*Quelle: Eigene Berechnungen mit Daten der GRV, SUFAKVS07XVSBB.*

*Tab. A-35: Einflussfaktoren der Sterblichkeit bei ausländischen Frauen, Ergebnisse der logistischen Regression (blockweiser Einschluss), GRV, 2005 – 2007*

| | Modell 1 | | Modell 2 | | Modell 3 | | Modell 4 | |
|---|---|---|---|---|---|---|---|---|
| | Exp(B) | Sig. | Exp(B) | Sig. | Exp(B) | Sig. | Exp(B) | Sig. |
| *Kontrollvariable* | | | | | | | | |
| Geburtsjahr | 0,94 | *** | 0,92 | *** | 0,91 | *** | 0,94 | *** |
| *Erwerbsminderungsrente (Ref.: vorhanden)* | | | | | | | | |
| Nicht vorhanden | 0,04 | *** | | | | | 0,04 | *** |
| *Zeiten der Pflichtversicherung als Pflegeperson (Ref.: vorhanden)* | | | | | | | | |
| Nicht vorhanden | | | 1,18 | | | | 1,93 | ** |
| *Langzeitarbeitslosigkeit (Ref.: mehr als 365 Tage in 2005/2006)* | | | | | | | | |
| Weniger als 365 Tage in 2005/2006 | | | | | 0,78 | *** | 1,19 | * |
| *Ausbildung (Ref.: Fach-/Hochschulabschluss)* | | | | | | | | |
| Keine Angabe | | | | | 1,63 | ** | 1,08 | |
| Keine Berufsausbildung | | | | | 0,99 | | 0,89 | |
| Berufsausbildung vorhanden | | | | | 0,94 | | 0,87 | |
| Anzahl der Fälle (n) | 1.784.264 | | 1.784.264 | | 1.784.264 | | 1.784.264 | |
| $R^2$ | 0,128 | | 0,054 | | 0,057 | | 0,130 | |

*Signifikanz für Beta-Koeffizienten: *** = p<0,001; ** = p<0,01; * = p<0,05.*

*Quelle: Eigene Berechnungen mit Daten der GRV, SUFAKVS07XVSBB.*

# Literaturverzeichnis

Abbasi-Shavazi, Mohammad J./McDonald, Peter (2000): Fertility and Multiculturalism: Immigrant Fertility in Australia, 1977-1991, in: International Migration Review, 34, 215-242.
Abbasi-Shavazi, Mohammad J./McDonald, Peter (2002): A comparison of fertility patterns of European immigrants in Australia with those in the countries of origin, in: Genus, 58, 53-76.
Abraido-Lanza, Ana F./Dohrenwend, Bruce P./Ng-Mak, Daisy S./Turner, J. Blake (1999): The Latino mortality paradox: a test of the "salmon bias" and healthy migrant hypotheses, in: American Journal of Public Health, 89, 1543-1548.
Acker, Kristin (2010): Vorausberechnung der Bevölkerung mit Migrationshintergrund in Bayern bis 2020, in: Beiträge zur Statistik Bayerns, Heft 540. München: Bayerisches Landesamt für Statistik und Datenverarbeitung.
Alders, Marteen (2000): Cohort fertility of migrant women in the Netherlands. Paper for the BSPS-NVD-URU Conference 2000. Utrecht: Statistics Netherlands. Online: [http://www.cbs.nl/NR/rdonlyres/DFC60648-6E68-428D-9481-F16978D62C77/0/ papernvd31080001.pdf], Zugriff: 18.11. 2011.
Alt, Jörg (2003): Leben in der Schattenwelt. Problemkomplex illegale Migration. Karlsruhe: von Loeper.
Altenhofen, Lutz/Weber, Ingberg (1993): Mortalität der ausländischen und der einheimischen Bevölkerung in der Bundesrepublik Deutschland, in: Sozial- und Präventivmedizin, 38, 222-230.
Andersson, Gunnar (2004): Childbearing after migration: fertility patterns of foreign-born women in Sweden, in: International Migration Review, 38, 747-774.
Anson, Jon (2002): Immigrant Mortality in Belgium: The Person and the Place, in: Archiv Public Health, 60, 1-21.
Aparicio, Mary L./Döring, Angela/Mielck, Andreas/Holle, Rolf (2005): Unterschiede zwischen Aussiedlern und der übrigen deutschen Bevölkerung bezüglich Gesundheit, Gesundheitsversorgung und Gesundheitsverhalten: eine vergleichende Analyse anhand des KORA-Surveys 2000, in: Sozial- und Präventivmedizin, 50, 107-118.

Babka von Gostomski, Christian (2008): Türkische, griechische, italienische und polnische Personen sowie Personen aus den Nachfolgestaaten des ehemaligen Jugoslawien in Deutschland. Erste Ergebnisse der Repräsentativbefragung „Ausgewählte Migrantengruppen in Deutschland 2006/2007" (RAM). Working Paper 11. Nürnberg: Bundesamt für Migration und Flüchtlinge.

Babka von Gostomski, Christian (2010): Fortschritte der Integration: Zur Situation der fünf größten in Deutschland lebenden Ausländergruppen. Forschungsbericht 8. Nürnberg: Bundesamt für Migration und Flüchtlinge.

Bach, Robert L. (1981): Migration and Fertility in Malaysia: A Tale of Two Hypotheses, in: International Migration Review, 15, 502-521.

Backhaus, Klaus/Erichson, Bernd/Plinke, Wulff/Weiber, Rolf (2000): Multivariate Analysemethoden: eine anwendungsorientierte Einführung. Berlin, Heidelberg, New York: Springer.

Bade, Klaus J. (1980): Massenwanderung und Arbeitsmarkt im deutschen Nordosten von 1880 bis zum Ersten Weltkrieg: Überseeische Auswanderung, interne Abwanderung und kontinentale Zuwanderung, in: Archiv für Sozialgeschichte, 20, 265-323.

Bade, Klaus J. (1994): Ausländer – Aussiedler – Asyl. Eine Bestandsaufnahme. München: Beck.

Bade, Klaus J. (2001): Die ‚Festung Europa' und die illegale Migration, in: Bade, Klaus J. (Hrsg.): Integration und Illegalität in Deutschland. Osnabrück: Rat für Migration, 65-75.

Bade, Klaus J. (2002): Europa in Bewegung: Migration vom späten 18. Jahrhundert bis zur Gegenwart. München: Beck.

Bade, Klaus J./Oltmer, Jochen (1999): Aussiedler: deutsche Einwanderer aus Osteuropa. Osnabrück: VR Unipress.

Bade, Klaus J./Oltmer, Jochen (2004): Normalfall Migration: Deutschland im 20. und frühen 21. Jahrhundert. Bonn: Bundeszentrale für politische Bildung.

Bales, Stefan/Baumann, Hans G./Schnitzler, Norbert (2003): Infektionsschutzgesetz – Kommentar und Vorschriftensammlung. Stuttgart: Kohlhammer.

Bean, Frank. D./Swicegood, Gray (1985): Mexican American fertility patterns. Austin: University of Texas Press.

Beauftragte der Bundesregierung für Migration, Flüchtlinge und Integration (BBMFI) (2003): Gesunde Integration. Berlin, Bonn: Bundesweiter Arbeitskreis Migration und öffentliche Gesundheit.

Beauftragte der Bundesregierung für Migration, Flüchtlinge und Integration (BBMFI) (2007a): Gesundheit und Integration. Ein Handbuch für Modelle guter Praxis. Berlin: Beauftragte der Bundesregierung für Migration, Flüchtlinge und Integration.

Beauftragte der Bundesregierung für Migration, Flüchtlinge und Integration (BBMFI) (2007b): 7. Bericht der Beauftragten der Bundesregierung für Migration, Flüchtlinge und Integration über die Lage der Ausländerinnen und Ausländer in Deutschland. Berlin: Beauftragte der Bundesregierung für Migration, Flüchtlinge und Integration.

Beauftragte der Bundesregierung für Migration, Flüchtlinge und Integration (BBMFI) (2010a): Migrationssensible Datenerhebung für die Gesundheits- und Pflegeberichterstattung. Berlin: Beauftragte der Bundesregierung für Migration, Flüchtlinge und Integration.

Beauftragte der Bundesregierung für Migration, Flüchtlinge und Integration (BBMFI) (2010b): Bericht der Beauftragten der Bundesregierung für Migration, Flüchtlinge und Integration über die Lage der Ausländerinnen und Ausländer in Deutschland. Berlin: Beauftragte der Bundesregierung für Migration, Flüchtlinge und Integration.

Becher, Stephan/ Sumadi, C./Güthoff, D./Haas, J. (1997): Ausländische Arbeitnehmer in der BRD – eine Auswertung von betriebsärztlich untersuchten Gastarbeitern zur Feststellung von Gesundheitsstörungen, in: Gesundheitswesen, 59, 174-180.

Becher, Heiko/ Razum, Oliver/Kyobutungi, Catherine/Laki, Judit/Ott, Jördis J./ Ronellenfitsch, Ulrich/Winkler, Volker (2007): Mortalität von Aussiedlern aus der ehemaligen Sowjetunion. Ergebnisse einer Kohortenstudie, in: Deutsches Ärzteblatt, 104, 1655-1661.

Bender, Ralf/Ziegler, Andreas/Lange, Stefan (2007): Logistische Regression, in: Deutsche Medizinische Wochenschrift, 132, 33-35.

Berkman, Lisa F./Melchior, Maria/Chastang, Jean-François/Niedhammer, Isabelle/Leclerc, Annette/Goldberg, Marcel (2004): Social integration and mortality: a prospective study of French employees of Electricity of France-Gas of France: the GAZEL Cohort, in: American Journal of Epidemiology, 159, 167-174.

Bollini, Paola/Siem, Harald (1995): No real progress towards equity: Health of migrants and ethnic minorities on the eve of the year 2000, in: Social Science and Medicine, 41, 819-828.

Bongaarts, John/Feeney, Griffith (1998): In the quantum and tempo of fertility, in: Population and Development Review, 24, 271-291.

Borde, Theda/Braun, Tanja/David, Mathias (2005): Unterschiede in der Inanspruchnahme klinischer Notfallambulanzen durch deutsche Patienten/innen und Migranten/innen – Problembeschreibung, Ursachenanalyse, Lösungsansätze. Schlussbericht. Berlin: Universitätsklinikum Charité.

Brockeroff, Martin/Yang, Xiushi S. (1994): Impact of migration on fertility in Sub-Saharan Africa, in: Social Biology, 41, 19-43.

Brockeroff, Martin (1995): Fertility and family-planning in African citys: the impact of female migration, in: Journal of Biosocial Science, 27, 347-358.

Brzoska, Patrick/Voigtländer, Sven/Reutin, Barbara/Yilmaz-Aslan, Yüce/Barz, Irina/Starikow, Klara/Reiss, Katharina Reiss/Dröge, Angela/Hinz, Julia/Exner, Anne/Striedelmeyer, Lena/Krupa, Elzbieta/Spallek, Jacob/Berg-Beckhoff, Gabriele/Schott, Thomas/Razum, Oliver (2010): Rehabilitative Versorgung und gesundheitsbedingte Frühberentung von Personen mit Migrationshintergrund in Deutschland, Abschlussbericht. Forschungsbericht 402. Berlin: Bundesministerium für Arbeit und Soziales.

Bundesamt für Migration und Flüchtlinge (BAMF) (2011): Migrationsbericht 2009 des Bundesamtes für Migration und Flüchtlinge im Auftrag der Bundesregierung. Nürnberg: Bundesamt für Migration und Flüchtlinge.

Bundesministerium für Familie, Senioren, Frauen und Jugend (BMFSFJ) (2009): Der Mikrozensus im Schnittpunkt von Geschlecht und Migration: Möglichkeiten und Grenzen einer sekundäranalytischen Auswertung des Mikrozensus 2005. Forschungsreihe Band 4. Baden-Baden: Bundesministerium für Familie, Senioren, Frauen und Jugend.

Bundesministerium für Familie, Senioren, Frauen und Jugend (BMFSFJ) (2010a): Familien mit Migrationshintergrund. Lebenssituation, Erwerbsbeteiligung und Vereinbarkeit von Familie und Beruf. Berlin: Bundesministerium für Familie, Senioren, Frauen und Jugend.

Bundesministerium für Familie, Senioren, Frauen und Jugend (BMFSFJ) (2010b): Familienreport 2010. Berlin: Bundesministerium für Familie, Senioren, Frauen und Jugend.

Bundeszentrale für gesundheitliche Aufklärung (BZGA) (2010): Frauen leben – Familienplanung und Migration im Lebenslauf, Zusammenfassung. Bonn: Bundeszentrale für gesundheitliche Aufklärung.

Bundesregierung (2007): Der Nationale Integrationsplan. Neue Wege – Neue Chancen. Berlin: Die Bundesregierung.

Butler, Jeffrey (2009): Impflücken bei jugendlichen Migranten und Migrantinnen – Erfahrungen mit der Erreichbarkeit der Zielgruppe im Rahmen der Jugendarbeitsschutzgesetzuntersuchung im Berliner Bezirk Mitte, in: Bundeszentrale für gesundheitliche Aufklärung (Hrsg.): Gesundheitsförderung konkret, Band 12: Migration und Gesundheitsförderung. Köln: Bundeszentrale für gesundheitliche Aufklärung, 135-143.

Breslow, Norman E./Day, Nicholas E. (1987): Statistical methods in cancer research. New York: Oxford University Press.

Brückner, Gunter (1993): Todesursachen 1990/91 im vereinten Deutschland. Methodische Bemerkungen und Ergebnisse, in: Wirtschaft und Statistik, 4, 257-278.

Bundesverband der Betriebskrankenkassen (BBKK) (2007): BKK-Gesundheitsreport 2007. Gesundheit in Zeiten der Globalisierung. Essen: BKK Bundesverband.

Caldwell, John C./Caldwell Pat (1987): The Cultural Context of High Fertility in Sub-Saharan Africa, in: Population and Development Review, 13, 409-437.

Carlson, Elwood D. (1985): The impact of international migration upon the timing of marriage and childbearing, in: Demography, 22, 61-72.

Castles, Stephen/Miller, Mark J. (1998): The Age of Migration. International Population Movements in the Modern World. London: Guilford Publications.

Chaturvedi, Nishi/McKeigue, Paul M. (1994): Methods for epidemiological surveys of ethnic minority groups, in: Journal of Epidemiology and Community Health, 48, 107-111.

Chiang, Chin L. (1984): The Life Table and its Applications. Malabar: Krieger Publishing.

Clayton, David/Hills, Michael (1993): Statistical Models in Epidemiology. Oxford: University press.

Coker, Richard (2004): Compulsory screening of immigrants for tuberculosis and HIV, in: British Medical Journal, 328, 298-300.

Coleman David A. (1982): Demography of Immigrants and Minority Groups in the United Kingdom. London: Academic Press.

Coleman, David A. (1994): Trends in Fertility and Intermarriage among Immigrant Populations in Western Europe as Measure of Integration, in: Journal of Biosocial Science, 26, 107-136.

Coleman, David A. (2006): Immigration and ethnic change in low-fertility countries: A third demographic transition?, in: Population and Development Review, 23, 401-446.

Collatz, Jürgen (1989): Brennpunkte sozialer Ungleichheit bei der medizinischen Versorgung ausländischer Arbeitnehmer und Flüchtlinge in der Bundesrepublik Deutschland, in: Zeitschrift für Sozialreform, 35, 682-696.

Collatz, Jürgen (1994): Zur Realität von Krankheit und Krankheitsversorgung von Migranten in Deutschland, in: Jahrbuch für kritische Medizin, 23, 101-132.

Courbage, Youssef/Khlat, Miriam (1996): Mortality and causes of death of Maroccans in France, 1979-91, in: Population: an English selection, 8, 59-94.

Courgeau, Daniel (1989): Family formation and urbanization, in: Population: An English Selection, 44, 123-146.

Danesh, John/Saracci, R./Berglund, G./Feskens, E./Overvad, K./Panico, S./Thompson, S./Fournier, A./Clavel-Chapelon, F./Canonico, M./Kaaks, R./Linseisen, J./Boeing, H./Pischon, T./Weikert, C./Olsen, A./Tjønneland, A./Johnsen, S.P./Jensen, M.K./Quirós, J.R./Svatetz, C.A./Pérez, M.J./Larrañaga, N./Sanchez, C.N./Iribas, C.M./Bingham, S./Khaw, K.T./Wareham, N./Key, T./Roddam, A./Trichopoulou, A./Benetou, V./Trichopoulos, D./Masala, G./Sieri, S./Tumino, R./Sacerdote, C./Mattiello, A./Verschuren, W.M./Bueno-de-Mesquita, H.B./Grobbee, D.E./van der Schouw, Y.T./Melander, O./Hallmans, G./Wennberg, P./Lund, E./Kumle, M./Skeie, G./Ferrari, P./Slimani, N./Norat, T./Riboli, E. (2007): EPIC-Heart: The cardiovascular component of a prospective study of nutritional, lifestyle and biological factors in 520,000 middle-aged participants from 10 European countries, in: European Journal of Epidemiology, 22, 129-141.

Deutsche Rentenversicherung Bund (2009a): Codeplan Aktiv Versicherte 2007. Scientific Use File SUFAKVS07XVSBB. Deutsche Rentenversicherung Bund.

Deutsche Rentenversicherung Bund (2009b): Codeplan SUF Demographie. Rentenbestand und Rentenwegfall 1993-2007. Deutsche Rentenversicherung Bund.

Dickerhoff, Roswitha/von Rücker, Alexander/Kohne, Elisabeth (1998): Sichelzellenerkrankungen in Deutschland. Verlaufsbeobachtungen über zehn Jahre, in: Deutsches Ärzteblatt, 95, 1675-1680.

Dietz, Barbara (2000): German and Jewish migration from the former Soviet Union to Germany: background, trends and implications, in: Journal of Ethnic and Migration Studies, 26, 635-652.

Dietzel-Papakyriakou, Maria (1987): Krankheit und Rückkehr. Frühindividualität ausländischer Arbeitnehmer am Beispiel griechischer Rückkehrer. Berlin: Edition sigma.

Dinkel, Reiner H. (1989): Bevölkerungsdynamik. München: Vahlen.
Dinkel, Reiner H. (1990): Der Einfluss von Wanderungen auf die langfristige Bevölkerungsdynamik, in: Acta Demographica, 1, 47-62.
Dinkel, Reiner H. (1992): Kohortensterbetafeln für die Geburtsjahrgänge ab 1900 bis 1962 in den beiden Teilen Deutschlands, in: Zeitschrift für Bevölkerungswissenschaft, 18, 95-116.
Dinkel, Reiner H. (1994): Die Sterblichkeitsentwicklung der Geburtsjahrgänge in den beiden deutschen Staaten. Ergebnisse und mögliche Erklärungshypothesen, in: Imhof, Arthur E./Weinknecht, Rita (Hrsg.): Erfüllt leben – in Gelassenheit sterben: Geschichte und Gegenwart. Berlin: Duncker & Humbolt, 155-170.
Dinkel, Reiner H. (2003): Die Sterblichkeitsunterschiede zwischen dem östlichen und westlichen Teil Deutschlands seit der Wende: Die Lehren aus einigen überraschenden Entwicklungen, in: Sitzungsberichte der Leibniz-Sozietät, 62, 65-87.
Dinkel, Reiner H. (2008): Was ist demographische Alterung? Der Beitrag der Veränderungen der demographischen Parameter zur demographischen Alterung in den alten Bundesländern seit 1950, in: Staudinger, Ursula M./Häfner, Heinz (Hrsg.): Was ist Alter(n)? Neue Antworten auf eine scheinbar einfache Frage. Berlin, Heidelberg: Springer, 97-117.
Dinkel, Reiner H./Kohls, Martin (2006): Gibt es für die Prävalenz der Pflegebedürftigkeit in einem allgemeinen Sterblichkeitsrückgang einen Ruhezustand?, in: Blätter der Deutschen Gesellschaft für Versicherungs- und Finanzmathematik, 27, 419-433.
Dinkel, Reiner H./Lebok, Uwe H. (1997): The fertility of migrants before and after crossing the border, in: International Migration, 35, 253-270.
Doblhammer, Gabriele/Berghammer, Caroline/Jonassen, Rico (2009): Demographie: Trends und Muster im Europäischen Kontext und der Einfluss von Religion auf das demographische Verhalten, in: Klie, Tomas /Kumlehn, Martina/Kunz, Ralph (Hrsg.): Praktische Theologie des Alterns. Berlin: deGruyter, 7-34.
Dorbritz, Jürgen (2011) Kinderzahlen bei Frauen mit und ohne Migrationshintergrund im Kontext von Lebensformen und Bildung, in: Bundesinstitut für Bevölkerungsforschung (Hrsg.): Bevölkerungsforschung aktuell 1, 7-12.
Duncan, Laura/Simmons, Mary (1996): Health Practices Among Russian and Ukrainian Immigrants, in: Journal of Community Health Nursing, 13, 139-137.
Duncan, Otis D. (1965): Farm background and differential fertility, in: Demography, 2, 240-249.

Elkeles, Thomas/Seifert, Wolfgang (1993): Migration und Gesundheit, in: Sozialer Fortschritt, 42, 235-241.

Elkeles, Thomas/Seifert, Wolfgang (1996): Immigrants and health: Unemployment and health-risks of labour migrants in the Federal Republic of Germany, 1984-1992, in: Social Science and Medicine, 43, 1035-1047.

Elkeles, Thomas/Mielck, Andreas (1997): Entwicklung eines Modells zur Erklärung gesundheitlicher Ungleichheit, in: Gesundheitswesen, 59, 137-143.

Esenwein-Rothe, Ingeborg (1982): Einführung in die Demographie. Wiesbaden: Steiner.

Esser, Hartmut (1980): Aspekte der Wanderungssoziologie. Darmstadt: Luchterhand.

Esser, Hartmut (2008): Assimilation, ethnische Schichtung oder selektive Akkulturation? Neuere Theorien der Eingliederung von Migranten und das Modell der intergenerationalen Integration, in: Kölner Zeitschrift für Soziologie und Sozialpsychologie, 48, 81-107.

Ette, Andreas/Hullen, Gert/Leven, Ingo/Ruckdeschel, Kerstin (2007): Generation and Gender Survey. Dokumentation der Befragung von türkischen Migranten in Deutschland. Materialien zur Bevölkerungswissenschaft 121b. Wiesbaden: Bundesinstitut für Bevölkerungsforschung.

Fabian Thomas/Straka Gerald A. (1993): Lebenszufriedenheit älterer türkischer Migranten, in: Zeitschrift für Gerontologie, 26, 404-409.

Farber, Stephen C./Lee, Bun S. (1984): Fertility adaptation of rural-to-urban migrant women: a method of estimation applied to Korean women, in: Demography, 21, 339-345.

Fassmann, H./Münz, Reiner (1994): European East-West Migration 1945-1992, in: International Migration Review, 28, 520-538.

Feichtinger, Gustav (1973): Bevölkerungsstatistik. Berlin: Walter de Gruyter.

Fleischer, Henning (1989): Entwicklung der Ausländerzahl seit 1987, in: Wirtschaft und Statistik, 9, 594-599.

Flaskämper, Paul (1962): Bevölkerungsstatistik. Hamburg: Richard Meiner.

Ford, Kathleen (1990): Duration of Residence in the United States and the Fertility of U.S. Immigrants, in: International Migration Review, 24, 34-68.

Fox, Anthony J./Collier, P.F. (1976): Low mortality rates in industrial cohort studies due to selection for work and survival in the industry, in: British Journal of Prevention and Social Medicine, 30, 225-230.

Fox, Anthony J./Goldblatt, Peter (1982): Longitudinal study 1971-75. Sociodemographic mortality differentials. London: HMSO.

Frank, Reanne/Heuveline, Patrick (2005): A cross-over in Mexican and Mexican-American fertility rates: Evidence and explanations for an emerging paradox, in: Demographic Research 12, 77-104.

Freedman, Ronald/Slesinger, Doris P. (1961): Fertility differentials for the indigenous non-farm population of the United States, in: Population Studies, 15, 161-173.

Genereux, Anne (2007): A review of migration and fertility through the lens of African immigrant fertility in France, Working paper 2007-008. Rostock: Max-Planck-Institut für demographische Forschung.

Gesundheitsamt Nürnberg (1997): Stadtteilgesundheitsbericht Gostenhof. Zur Gesundheit von Kindern und Jugendlichen. Nürnberg: Gesundheitsamt Nürnberg.

Geyer, Siegfried/Peter, Richard (1999): Occupational status and all-cause mortality: A study with the health insurance data from Nordrhein-Westfalen, Germany, in: European Journal of Public Health, 9, 119-123.

Goldberg, David (1959): The fertility of two-generation urbanities, in: Population Studies, 12, 214-222.

Goldstein, Sidney (1973): Interrelations between migration and fertility in Thailand, in: Demography, 10, 225-241.

Goldstein, Sidney/Goldstein, Alice (1981): The impact of migration on fertility: an 'own children' analysis for Thailand, in: Population Studies, 35, 265-281.

Haas, Walter/Brodhun, Bonita/Starker, Anne (2006): Tuberkulose. Gesundheitsberichterstattung des Bundes, Heft 35. Berlin: Robert Koch-Institut.

Habermann, Monika/Schenk, Liane/Albrecht, Niels-Jens/Gavranidou, Maria/Lindert, Jutta/Butler, Jeffrey (2009): Planung und Steuerung der Pflegeversorgung auch für Migranten und Migrantinnen? Eine Analyse der Pflege und Gesundheitsberichterstattung in der ambulanten und stationären Altenpflege, in: Gesundheitswesen, 71, 1-5.

Harding, Seeromanie (2000): Examining the contribution of social class to high cardiovascular mortality among Indian, Pakistani and Bangladeshi male migrants living in England and Wales, in: Health Statistics Quarterly, 5, 26-29.

Haug, Sonja (2002): Familie, soziales Kapital und soziale Integration. Zur Erklärung ethnischer Unterschiede in Partnerwahl und generativem Verhalten bei jungen Erwachsenen deutscher, italienischer und türkischer Abstammung, in: Zeitschrift für Bevölkerungswissenschaft, 27, 393-425.

Haug, Sonja (2005): Interethnische Kontakte, Homogenität und Multikulturalität der Freundesnetzwerke, in: Haug, Sonja/Diehl, Claudia (Hrsg.): Aspekte der Integration. Eingliederungsmuster und Lebenssituationen italienisch- und türkischstämmiger junger Erwachsener in Deutschland. Wiesbaden: VS Verlag, 251-276.

Haug, Sonja (2007): Soziodemographische Merkmale, Berufsstruktur und Verwandtschaftsnetzwerke jüdischer Zuwanderer. Working Paper 8. Nürnberg: Bundesamt für Migration und Flüchtlinge.

Haug, Sonja/Schimany, Peter (2005): Jüdische Zuwanderer in Deutschland. Working Paper 3. Nürnberg: Bundesamt für Migration und Flüchtlinge.

Haug, Sonja/Sauer, Lenore (2007): Zuwanderung und Integration von (Spät-) Aussiedlern – Ermittlung und Bewertung des Wohnortzuweisungsgesetzes. Forschungsbericht 3. Nürnberg: Bundesamt für Migration und Flüchtlinge.

Haug, Sonja/Müssig, Stephanie/Stichs, Anja (2009): Muslimisches Leben in Deutschland. Im Auftrag der Deutschen Islam Konferenz. Forschungsbericht 6. Nürnberg: Bundesamt für Migration und Flüchtlinge.

Heckmann, Friedrich (1981): Die Bundesrepublik: Ein Einwanderungsland? Zur Soziologie der Gastarbeiterbevölkerung als Einwandererminorität. Stuttgart: Klett-Cotta.

Heckmann, Friedrich/Tomei, Veronica (1996): Freizügigkeit in Europa: Migrations- und europapolitische Aspekte des Schengen-Vertrages. Bonn: Europa-Union Verlag.

Heckmann, Friedrich/Krobisch, Verena (2008): Migration und Integration in Deutschland - Chronologie der Ereignisse und Debatten, in: Bommes, Michael/Krüger-Pongratz, Marianne (Hrsg.): Migrationsreport 2008. Frankfurt/New York: Campus, 239-318.

Helmert, Uwe/Voges, Wolfgang/Sommer, Torsten (2002): Soziale Einflussfaktoren für die Mortalität von männlichen Krankenversicherten in den Jahren 1989 bis 2000, in: Gesundheitswesen, 64, 3-10.

Herbert, Ulrich (2001): Geschichte der Ausländerpolitk in Deutschland. Saisonarbeiter, Zwangsarbeiter, Gastarbeiter, Flüchtlinge. München: Beck.

Hergenc, Gulay/Schulte, Helmut/Assmann, Gerd/von Eckardstein, Arnold (1999): Associations of obesity markers, insulin, and sex hormons with HDL cholesterol levels in Turkish and German individuals, in: Atherosclerosis, 145, 147-156.

Hervitz, Hugo M. (1985): Selectivity, adaptation, or disruption? A comparison of alternative hypotheses on the effects of migration on fertility: the case of Brazil, in: International Migration Review, 19, 293-317.

Hiday, Virginia A. (1978): Migration, Urbanization, and Fertility in the Philippines, in: International Migration Review, 12, 370-385.

Hill, Paul B./ Kopp, Johannes (2004): Familiensoziologie. Grundlagen und theoretische Perspektiven. Wiesbaden: VS Verlag.

Höhn, Charlotte/Mammey, Ulrich/Wendt, Hartmut (1990): Bericht 1990 zur demographischen Lage: Trends in beiden Teilen Deutschlands und Ausländer in der Bundesrepublik Deutschland, in: Zeitschrift für Bevölkerungswissenschaft, 16, 135-205.

Höhne, Anke/Schubert, Michael (2007): Vom Healthy-Migrant-Effekt zur gesundheitsbedingten Frühberentung. Erwerbsminderungsrenten bei Migranten in Deutschland, in: DRV-Schriften, 55, 103-126.

Hoem, Jan M. (1975): Fertility and out-migration: reflections on research approaches in empirical investigations of the association between two demographic phenomena. Working Paper 1. University of Copenhagen.

Höpflinger, Francois (1997): Bevölkerungssoziologie: eine Einführung in bevölkerungssoziologische Ansätze und demographische Prozesse. Weinheim/München: Juventa.

Huinink, Johannes (1995): Familienentwicklung und Haushaltsgründung in der DDR: Vom traditionellen Muster zur instrumentellen Lebensplanung?, in: Nauck, Bernhard/Schneider, Norbert F./Tölke, Angelika (Hrsg.): Familie und Lebensverlauf im gesellschaftlichen Umbruch. Stuttgart: Enke, 39-55.

Huinink, Johannes/Konietzka, Dirk (2007): Familiensoziologie. Frankfurt/Main: Campus.

Hull, Diana (1979): Migration, adaption and illness: a review, in: Social Sciences and Medicine, 13A, 25-36.

Ibison, Judith M./Swerdlow, Anthony J./Head, Jenny A./Marmot, Michael (1996): Maternal mortality in England and Wales 1970-1985: an analysis by country of birth, in: British Journal of Obstetrics and Gynaecology, 103, 973-980.

Jaffe, Abraham J./Cullen, Ruth M. (1975): Fertility of the Puerto Rican Origin Population-Mainland United States and Puerto Rico: 1970, in: International Migration Review, 9, 193-209.

Jasso, Guillermina/Massey, Douglas S./Rosenzweig, Mark R./Smith, James P. (2004): Immigrant Health – Selectivity and Acculturation, in: Labor and Demography 0412002. Economics Working Paper Archive. Online: [http://129.3.20.41/eps/ lab/papers/0412/0412002.pdf], Zugriff: 18.11. 2011.

Jones, Michael E./Swerdlow, Anthony J. (1998): Bias in the standardized mortality ratio when using general population rates to estimate expected number of deaths, in: American Journal of Epidemiology, 148, 1012-1017.

Kaa, Dirk J. van de (1987): Europe's Second Demographic Transition, in: Population Bulletin, 42, 1.

Kaa, Dirk J. van de (2003): Second Demographic Transition, in: Demeny, P./McNicoll, G. (Hrsg.): Encyclopedia of Population. New York, 872-875.

Kahn, Joan R. (1988): Immigrant Selectivity and Fertility Adaptation in the United States, in: Social Forces, 67, 108-128.

Kahn, Joan R. (1994): Immigrant and native fertility during the 1980s: adaptation and expectations for the future, in: International Migration Review, 28, 501-519.

Kane, Thomas T. (1986): The fertility and assimilation of guestworker populations in the Federal Republic of Germany: 1961-1981, in: Zeitschrift für Bevölkerungswissenschaft, 12, 99-131.

Kasl, Stanislav V./Berkman, Lisa (1985): Health consequences of the experience of migration, in: Annual Review of Public Health, 4, 69-90.

Kentenich, Heribert/Reeg, Peter/Wehkamp, Karl H. (1984): Zwischen zwei Kulturen, was macht Ausländer krank? Berlin: Verlagsgesellschaft Gesundheit mbH.

Kibele, Eva/Scholz, Rembrandt/Shkolnikov, Vladimir M. (2008): Low migrant mortality in Germany for men aged 65 and older: fact or artifact? in: European Journal of Epidemiology, 23, 389-393.

King, Haitung/Locke, Francis B. (1987): Health effects of migration: U.S. Chinese in and outside the Chinatown, in: International Migration Review, 21, 555-575.

Klein, Thomas (1993a): Soziale Position und Lebenserwartung. Eine kohortenbezogene Analyse mit den Daten des Sozio-ökonomischen Panels, in: Zeitschrift für Gerontologie, 26, 313-320.

Klein, Thomas (1993b): Soziale Determinanten der Lebenserwartung, in: Kölner Zeitschrift für Soziologie und Sozialpsychologie, 45, 712-730.

Klein, Thomas/Lauterbach, Wolfgang (1994): Bildungseinflüsse auf Heirat, die Geburt des ersten Kindes und die Erwerbsunterbrechung von Frauen, in: Kölner Zeitschrift für Soziologie und Sozialpsychologie, 46, 278-298.

Kliewer Erich V. (1992): Epidemiology of diseases among migrants, in: International Migration, 141-164.

Klug, Stefanie/Zeeb, Hajo/Blettner, Maria (2003): Neue Möglichkeit der Recherche von Todesursachen in Deutschland über Statistische Landesämter am Beispiel einer retrospektiven Kohortenstudie, in: Gesundheitswesen, 65, 243-249.

Knipper, Michael/Bilgin, Yasar (2009): Migration und Gesundheit. Sankt Augustin/Berlin: Konrad Adenauer Stiftung.

Korporal, Johannes (1990): Zur gesundheitlichen Situation der ausländischen Bevölkerung in der Bundesrepublik, in: Psychomed, 2, 11-16.

Kohler, Hans-Peter/Philipov, Dimiter (2001): Variance Effects in the Bongaarts-Feeney Formula, in: Demography, 38, 1-16.

Kohls, Martin (2007): Mobilität der Jugend in globaler Perspektive, in: Villanyi, Dirk/ Witte, Matthias/Sander, Uwe (Hrsg.): Globale Jugend und Jugendkulturen – Aufwachsen im Zeitalter der Globalisierung. Weinheim: Juventa-Verlag, 113-126.

Kohls, Martin (2008a): Erfassungsfehler, Healthy-Migrant-Effect und andere Schwierigkeiten bei der Analyse der Mortalität von Migranten – Eine Bestandsaufnahme. Working Paper 15. Nürnberg: Bundesamt für Migration und Flüchtlinge.

Kohls, Martin (2008b): Leben Migranten wirklich länger? Eine empirische Analyse der Mortalität von Migranten in Deutschland. Working Paper 16. Nürnberg: Bundesamt für Migration und Flüchtlinge.

Kohls, Martin (2008c): Mortality of Immigrants in Germany. Working Paper at European Population Conference 2008, Barcelona. Online: [http://epc2008. princeton.edu/download.aspx?submissionId=80131], Zugriff: 18.11.2011.

Kohls, Martin (2009a): Einfluss von Auswahlprozessen auf die Sterblichkeit verschiedener Zuwanderergruppen in Deutschland, in: DRV-Schriften 2008, 55, 153-175.

Kohls, Martin (2009b): Migration und der Einfluss auf die Bevölkerungsstruktur, in: Sozialwissenschaften und Berufspraxis, 31, 237-249.

Kohls, Martin (2010a): Die Nachfrage und das Angebot von Pflegeleistungen bei Migranten - Erheblicher Forschungsbedarf, aber nur wenig überregionale Datengrundlagen, in: Beauftragte der Bundesregierung für Migration, Flüchtlinge und Integration (Hrsg.): Migrationssensible Gesundheits- und Pflegeberichterstattung. Berlin: Beauftragte der Bundesregierung für Migration, Flüchtlinge und Integration, 119-131.

Kohls, Martin (2010b): Selectivity, social status or data artifact – What determines the mortality of migrants in Germany?, in: Edmonston, Barry/Raymer, James/Salzmann, Thomas (Hrsg.): Demographic Aspects of Migration. Wiesbaden: VS Verlag, 153-178.

Kohls, Martin (2011a): Morbidität und Mortalität von Migranten in Deutschland. Forschungsbericht 9. Nürnberg: Bundesamt für Migration und Flüchtlinge.

Kohls, Martin (2011b): Das demographische Verhalten der ausländischen Bevölkerung in Deutschland – Analysen mit Daten des FDZ-RV, in: DRV-Schriften 2010, 55, 149-173.

Kohls, Martin/Dinkel, Reiner H. (2006): Ehemalige Zuwanderer als heutige Rentenempfänger - Kaufkraftverlust oder -gewinn, in: Swiaczny, Frank/Haug, Sonja (Hrsg.): Neue Zuwanderergruppen in Deutschland, Materialien zur Bevölkerungswissenschaft 118. Wiesbaden: Bundesinstitut für Bevölkerungsforschung, 25-40.

Krämer, Alexander/Prüfer-Krämer, Luise (2004): Gesundheit von Migranten. Internationale Bestandsaufnahme und Perspektiven. Weinheim: Juventa.

Kreienbrink, Axel/Rühl, Stefan (2007): Familiennachzug in Deutschland. Working Paper 10. Nürnberg: Bundesamt für Migration und Flüchtlinge.

Kreyenfeld, Michaela/Konietzka, Dirk (2002): The Performance of migrants in occupational labour markets. Evidence from Aussiedler in Germany, in: European Societies, 1, 53-78.

Kreyenfeld, Michaela/Mika, Tatjana (2006): Analysemöglichkeiten der Biografiedaten des Scientific Use Files VVL 2004 im Bereich Fertilität und Familie, in: Deutsche Rentenversicherung (Hrsg.): 9-10, 583-608.

Krueger, Dean E./Moriyama, Iwao M. (1967): Mortality of the foreign-born, in: American Journal of Public Health, 57, 496-503.

Kouris-Blazos, Antigone (2002): Morbidity mortality paradox of 1st generation Greek Australians, in: Asia Pacific Journal Clinical Nutrition, 11, 569-575.

Kulu, Hill (2005): Migration and fertility: competing hypotheses re-examined, in: European Journal of Population, 21, 51-87.

Kyobutungi, Catherine/Ronellenfitsch, Ulrich/Razum, Oliver/Becher, Heiko (2006): Mortality from external causes among ethnic German immigrants from former Soviet Union countries, in Germany, in: European Journal of Public Health, 16, 376-382.

Lampert, Thomas (2010): Soziale Determinanten des Tabakkonsums bei Erwachsenen in Deutschland, in: Bundesgesundheitsblatt, 53, 108-116.

Landale, Nancy S./Hauan, Susan M. (1996): Migration and Premarital Childbearing Among Puerto Rican Women, in: Demography, 33, 429-442.

Lechner, Irmtraud/Mielck, Andreas (1998): Die Verkleinerung des Healthy Migrant Effects: Entwicklung der Morbidität von ausländischen und deutschen Befragten im SOEP 1984 bis 1992, in: Gesundheitswesen, 60, 715-720.

Lederer, Harald W. (1999): Illegale Migration in Deutschland: Formen, Zahlen und Trends, in: Wendt, Hartmut (Hrsg.): Zuwanderung nach Deutschland – Prozesse und Herausforderungen. Materialien zur Bevölkerungswissenschaft 94. Wiesbaden: Bundesinstitut für Bevölkerungsforschung, 84-96.

Lederer, Harald W. (2004): Indikatoren der Migration. Zur Messung des Umfangs und der Arten der Migration in Deutschland unter besonderer Berücksichtigung des Ehegatten- und Familiennachzugs sowie der illegalen Migration. Bamberg: Europäisches Forum für Migrationsstudien.

Lee, Bun S./Pol, Louis G. (1993): The influence of rural-urban migration on migrants fertility in Korea, Mexico and Cameroon, in: Population Research and Policy Review, 12, 3-26.

Lee, Everett S. (1966): A Theory of Migration, in: Demography, 3, 47-57.

Lindstrom, David P./Saucedo, Silvia G. (2007): The interrelationship of fertility, family maintenance, and Mexico-U.S. Migration, in: Demographic Research, 17, 821-858.

Linke, Wilfried (1995): Mortality trends of immigrant populations, in: Voets, Saskia/ Schoorl, Jeanette/de Bruijn, Bart: Demographic consequences of international migration, NIDI Report 44. Den Haag: NIDI, 123-161.

Luy, Marc (2004): Verschiedene Aspekte der Sterblichkeitsentwicklung in Deutschland von 1950 bis 2000, in: Zeitschrift für Bevölkerungswissenschaft, 29, 3-62.

Luy, Marc (2007): Estimating the Migrant Survival Advantage from Orphanhood of Second Generation Migrants. Rostocker Zentrum Discussion Paper 17. Rostock: Rostocker Zentrum zur Erforschung des Demografischen Wandels.

Macisco, John/Bouvier, Leon F./Weller, Robert H. (1970): The effect of labour force participation on the relation between migration status and fertility in San Juan, Puerto Rico, in: Milbank Memorial Fund Quarterly, 48, 51-70.

Mackenroth, Gerhard (1953): Bevölkerungslehre – Theorie, Soziologie und Statistik der Bevölkerung. Berlin: Springer.

Mai, Ralf/Roloff, Juliane/Micheel, Frank (2007): Regionale Alterung in Deutschland unter besonderer Berücksichtigung der Binnenwanderungen. Materialien zur Bevölkerungswissenschaft 120. Wiesbaden: Bundesinstitut für Bevölkerungsforschung.

Mammey, Ulrich (1990): 35 Jahre Ausländer in der Bundesrepublik Deutschland – die demographische Entwicklung, in: Höhn, Charlotte/Rein, Detlev B. (Hrsg.): Ausländer in der Bundesrepublik Deutschland. Boppard am Rhein: Boldt, 55-82.

Mammey, Ulrich/Schwarz, Karl (2002): The demographic characteristics of the immigrant population in Germany, in: Haug, Werner/Compton, Paul/Courbage, Youssef (Hrsg.): The demographic characteristics of immigrant populations. Population Studies 38. Strassburg: Council of Europe, 193-244.

Marmot Michael G./Adelstein, Abraham M./Bulusu, Lak (1984): Immigrant mortality in England and Wales 1970-1978. OPCS Studies of Medical and Population Subjects 47. London: HMSO.

Marmot, Michael G./Davey-Smith, G./Stansfeld, S.A./Patel, C./North, F./Head, J./White, I./Brunner, E./Feeney, A. (1991): Health Inequalities among British civil servants: the Whitehall II study, in: Lancet, 337, 1387-1393.

Massey, Douglas S. (1981): Dimensions of the New Immigration to the United States and the Prospects for Assimilation, in: Annual Review of Sociology, 7, 57-85.

Massey, Douglas S./Arango, Joaquin/Hugo, Graeme/Kouaouci, Ali/Pellegrino, Adela/Taylor, Edward J. (1993): Theories of international migration: a review and appraisal, in: Population and Development Review, 19, 431-466.

Massey, Douglas S./Arango, Joaquin/Hugo, Graeme/Kouaouci, Ali/Pellegrino, Adela/Taylor, Edward J. (1998): Worlds in Motion. Understanding International Migration at the End of the Millennium. Oxford: University press.

Mayer, Jochen/Riphahn, Regina T. (2000): Fertility assimilation of immigrants: Evidence from count data models, in: Journal of Population Economics, 13, 241-261.

McMichael Anthony J. (1976): Standardized mortality ratios and the healthy worker effect: scratching beneath the surface, in: Journal of Occupational Medicine, 18, 165-168.

Meier-Braun, Karl-Heinz (2002): Deutschland, Einwanderungsland. Frankfurt am Main: Edition Suhrkamp.

Mehle, Jürgen (1981): Evaluation der deutschsprachigen medizinischen Literatur von 1962 bis 1979 über die Epidemiologie und die Konfliktfelder im Gesundheitsverhalten ausländischer Arbeitnehmer in der Bundesrepublik. Dissertation. Bochum.

Michielin, Francesca (2004): Lowest low fertility in an urban context: the role of migration in Turin, Italy, in: Population, Space and Place, 10, 331-347.

Milewski, Nadja (2007): First child of immigrant workers and their descendants in West Germany: Interrelation of events, disruption, or adaption? in: Demographic Research, 17, 859-896.

Milewski, Nadja (2010): Fertility of Immigrants. A Two-Generational Approach in Germany. Demographic Research Monographs. Dissertation. Hamburg: Springer.

Ministerium für Generationen, Familie, Frauen und Integration des Landes Nordrhein-Westfalen (MGFFI) (2008): Nordrhein-Westfalen: Land der neuen Integrationschancen – 1. Integrationsbericht der Landesregierung. Bielefeld: Matthiesen.

Mulder, Clara H./Wagner, Michael (1993): Migration and marriage in the life course: a method for studying synchronized events, in: European Journal of Population, 9, 55-76.

Münz, Rainer/Seifert, Wolfgang/Ulrich, Ralf (1997): Zuwanderung nach Deutschland. Strukturen, Wirkungen, Perspektiven. New York: Campus.

Münz, Rainer/Ulrich, Ralf (1998): Germany and its immigrants: a socio-demographic analysis, in: Journal of Ethnic and Migration Studies, 24, 25-56.

Münz, Reiner/Ulrich, Ralf (2000): Die ethnische und demographische Struktur von Ausländern und Zuwanderern in Deutschland, in: Alba, R./Schmidt, P./Wasmer, M. (Hrsg.): Deutsche und Ausländer: Freunde, Fremde oder Feinde? Empirische Befunde und theoretische Erklärungen. Wiesbaden: Westdeutscher Verlag, 11-54.

Myers, George C./Morris, Earl W. (1966): Migration and fertility in Puerto Rico, in: Population Studies, 20, 85-96.

Nauck, Bernhard (1987): Individuelle und kontextuelle Faktoren der Kinderzahl in türkischen Migrantenfamilien, in: Zeitschrift für Bevölkerungswissenschaft, 13, 319-344.

Nauck, Bernhard (1988): Dreißig Jahre Migrantenfamilien in der Bundesrepublik. Familiärer Wandel zwischen Situationsanpassung, Akkulturation, Segregation und Remigration, in: Nave-Herz, Rosemarie (Hrsg): Wandel und Kontinuität der Familie in der Bundesrepublik Deutschland. Stuttgart: Enke, 315-339.

Nauck, Bernhard (1993): Bildung, Migration und generatives Verhalten bei türkischen Frauen, in: Diekmann, Andreas/Weick, Stefan: Der Familienzyklus als sozialer Prozess. Berlin: Duncker & Humboldt, 309-346.

Nauck, Bernhard (2001): Der Wert von Kindern für ihre Eltern. 'Value of Children' als spezielle Handlungstheorie des generativen Verhaltens und von Generationenbeziehungen im interkulturellen Vergleich, in: Kölner Zeitschrift für Soziologie und Sozialpsychologie, 53, 407-435.

Nauck, Bernhard (2007): Migrantenfamilien in Deutschland. Familiärer Wandel zwischen Situationsanpassung, Akkulturation, Segregation und Remigration, in: Zeitschrift für Familienforschung, 19, 34-54.

Nave-Herz, Rosemarie (2004): Ehe- und Familiensoziologie. Weinheim und München: Juventa.

Neumann, Gerhard (1991): Todesursachenstatistik – Sterbetafeln, in: Deutsches Ärzteblatt, 88, 722-723.

Ng, Edward/Nault, Francois (1997): Fertility among Recent Immigrant Women to Canada, 1991: An Examination of the Disruption Hypothesis, in: International Migration Review, 35, 559-580.

Omran, Abdel R. (1971): The epidemiological transition: A theory of the epidemiology of population change, in: Milbank Memorial Fund Quarterly, 49, 509-538.

Opfermann, Heike/Grobecker, Claire/Krack-Roberg, Elle (2006): Auswirkung der Bereinigung des Ausländerzentralregisters auf die amtliche Ausländerstatistik, in: Wirtschaft und Statistik, 5, 480-494.

Oppolzer, Alfred (1986): Wenn Du arm bist, musst du früher sterben. Soziale Unterschiede in Gesundheit und Sterblichkeit. Hamburg: VSA-Verlag.

Oswald, Ingrid (2007): Migrationssoziologie. Konstanz: UVK.

Palloni, Alberto/Arias, Elisabeth (2004): Paradox lost: explaining the Hispanic adult mortality advantage, in: Demography, 41, 385-415.

Philipov, Dimiter/Berghammer, Caroline (2007): Religion and fertility ideals, intentions and behavior: a comparative study of European countries, in: Vienna Yearbook of Population Research 2007, 271-305.

Preston, Samuel H./Heuveline, Patrick/Guillot, Michel (2001): Demography. Measuring and Modeling Population Processes. Oxford: Blackwell.

Pries, Ludger (2001): Internationale Migration. Bielefeld: Transcript Verlag.

Poethko-Müller, Christina/Kunert, Ronny/Schlaud, Martin (2007): Durchimpfung und Determinanten des Impfstatus in Deutschland. Ergebnisse des Kinder- und Jugendgesundheitssurveys (KiGGS), in: Bundesgesundheitsblatt, 50, 851-862.

Pollard, Alfred H. (1974): Demographic Techniques. Sydney: Pergamon Press.

Porsch-Oezcueruemez, Mustafa/Bilgin, Yasar/Wollny, Michaela/Gediz, Ayla/Arat, Alev/Karatay, Erdogan/Akinci, Ahmet/Sinterhauf, Klaus/Koch, Heinz/Siegfried, Ingeborg/von Georgi, Ricard/Brenner, Gerhard, Kloer, Hans-Ulrich (1999): Prevalence of risk factors of coronary heart disease in Turks living in Germany: The Giessen Study, in: Atherosclerosis, 144, 185-198.

Ram, Bali/George, M.V. (1990): Immigrant fertility patterns in Canada, 1961–1986, in: International Migration, 28, 413-426.

Ravenstein, Edward G. (1885): The laws of migration, in: Journal of the Royal Statistical Society, 48, 167-227. Reprint 1976. New York: Arno press.

Razum, Oliver /Zeeb, Hajo/Gerhardus, Ansgar (1998): Cardiovascular mortality of Turkish nationals residing in West Germany, in: Annals of Epidiomology, 8, 334-341.

Razum, Oliver/Zeeb, Hajo (1998): Epidemiologische Studien unter ausländischen Staatsbürgern in Deutschland: Notwendigkeit und Beschränkungen, in: Gesundheitswesen, 60, 283-286.

Razum, Oliver/Zeeb, Hajo/Akgün, H.Seval/Yilmaz, Selma (1998): Low overall mortality of Turkish residents in Germany persists and extends into a second generation: merely a healthy migrant effect, in: Tropical Medicine and International Health, 3, 297-303.
Razum, Oliver/Jahn, Albrecht/Blettner, Maria/Reitmaier, Pitt (1999): Trends in maternal mortality ratio among women of German and non-German nationality in West Germany, 1980-1996, in: International Journal of Epidemiology, 28, 919-924.
Razum, Oliver/Zeeb, Hajo/Rohrmann, Sabine (2000): The ‚healthy migrant effect' – not merely a fallacy of inaccurate denominator figures, in: International Journal of Epidemiology, 29, 191-192.
Razum, Oliver/Rohrmann, Sabine (2002): Der Healthy-migrant-Effekt: Bedeutung von Auswahlprozessen bei der Migration und Late-entry-bias, in: Gesundheitswesen, 64, 82-88.
Razum, Oliver/Twardella, Dorothee (2002): Time travel with Oliver Twist – Towards an explanation for a paradoxically low mortality among recent immigrants, in: Tropical Medicine and International Health, 7, 4-10.
Razum, Oliver/Twardella, Dorothee (2004): Niedrige Sterblichkeit unter Migranten – wirklich ein Paradox? Ein Gedankenexperiment, in: Krämer, Alexander/Prüfer-Krämer, Luise (Hrsg.): Gesundheit von Migranten, Internationale Bestandsaufnahme und Perspektiven. Weinheim: Juventa, 61-74.
Razum, Oliver/Zeeb, Hajo (2004): Suizidsterblichkeit unter Türkinnen und Türken in Deutschland, in: Nervenarzt, 75, 1092-1098.
Razum, Oliver/Geiger, Ingrid/Zeeb, Hajo/Ronellenfitsch, Ulrich (2004): Gesundheitsversorgung von Migranten, in: Deutsches Ärzteblatt, 43, 2882-2887.
Razum, Oliver (2006): Migration, Mortalität und der Healthy-Migrant-Effekt, in: Richter, Mathtthias/Hurrelmann, Klaus: Gesundheitliche Ungleichheit - Grundlagen, Probleme, Perspektiven. Wiesbaden: VS Verlag, 255-270.
Rehfeld, Uwe G. (1991): Ausländische Arbeitnehmer und Rentner in der gesetzlichen Rentenversicherung, in: Deutsche Rentenversicherung, 7, 468-492.
Richter, Alexander (2006): Einzeldaten der Bevölkerungsstatistik – Die natürliche Bevölkerungsbewegung in Deutschland, in: Statistisches Monatsheft Baden-Württemberg, 12, 11-16.
Robert-Koch-Institut (RKI) in Zusammenarbeit mit dem Statistischen Bundesamt (2008): Schwerpunktbericht: Migration und Gesundheit. Berlin: Robert-Koch-Institut.

Roloff, Juliane (1997): Die ausländische und deutsche Bevölkerung in der Bundesrepublik Deutschland – ein bevölkerungsstatistischer Vergleich, in: Zeitschrift für Bevölkerungswissenschaft, 22, 73-98.

Ronellenfitsch, Ulrich/Kyobutungi, Catherine/Becher, Heiko/Razum, Oliver (2006): All-cause and cardiovascular mortality among ethnic German immigrants from the Former Soviet Union: a cohort study, in: BMC Public Health, 6, 16.

Rosenwaike, Ira (1973): Two generations of Italians in America: their fertility experience, in: International Migration Review, 7, 271-280.

Rothenbacher, Dietrich/Bode, Günter/Berg, Gabriele/Gommel, Regina/Gonser, Theodor/ Adler, Guido, Brenner, Hermann (1998): Prevalence and determinants of Helicobacter pylori infection in preschool children: a population-based study from Germany, in: International Journal of Epidemiology, 27, 135-141.

Rother, Nina (2008): Das Integrationspanel. Ergebnisse zur Integration von Teilnehmern zu Beginn ihres Integrationskurses. Working Paper 19. Nürnberg: Bundesamt für Migration und Flüchtlinge.

Ruckdeschel, Kerstin/Ette, Andreas/Hullen, Gert/Leven, Ingo (2006): Generation and Gender Survey. Dokumentation der ersten Welle der Hauptbefragung in Deutschland, Materialien zur Bevölkerungswissenschaft 121a. Wiesbaden: Bundesinstitut für Bevölkerungsforschung.

Rumbaut, Ruben G./Weeks, John R. (1986): Fertility and Adaptation: Indochinese Refugees in the United States, in: International Migration Review, 20, 428-466.

Rühl, Stefan (2009): Grunddaten der Zuwandererbevölkerung in Deutschland. Working Paper 27. Nürnberg: Bundesamt für Migration und Flüchtlinge.

Rübenach, Stefan (2007): Todesursache Suizid, in: Wirtschaft und Statistik, 10, 960-971.

Ryder, Norman B. (1964): The process of demographic translation, in: Demography, 1, 74-82.

Sabagh, Georges/Yim, Sun Bin (1980): The Relationship between Migration and Fertility in an Historical Context: The Case of Morocco in the 1960s, in: International Migration Review, 14, 525-538.

Sachs, Wolfgang/Staniszewski, Johannes/Röper, Gerhard (1954): Vom Wesen der Auslese. Analytisch-Kritisches über die Grundlagen der Lebensversicherung erhöhter Risiken, in: Mitteilungen der Vereinigung schweizerischer Versicherungsmathematiker, 54, 81-98.

Sachverständigenrat deutscher Stiftungen für Integration und Migration (SVR) (2010): Einwanderungsgesellschaft 2010. Jahresgutachten 2010 mit Integrationsbarometer. Berlin: Sachverständigenrat deutscher Stiftungen für Integration und Migration.

Salzmann, Thomas/Kohls, Martin (2006): Mortalitätsanalyse mit den Daten der Deutschen Rentenversicherung – Methodische Überlegungen zum Stichprobencharakter, in: DRV-Schriften, 55, 185-199.

Sander, Monika (2007): Return Migration and the „healthy immigrant effect". SOEPapers on Multidisciplinary Panel Data Research 60. Berlin: Deutsches Institut für Wirtschaftsforschung.

Schenk, Liane (2002): Migrantenspezifische Teilnahmebarrieren und Zugangsmöglichkeiten im Kinder- und Jugendgesundheitssurvey, in: Gesundheitswesen, 64, 59-68.

Schenk, Liane (2007): Migration und Gesundheit – Entwicklung eines Erklärungs- und Analysemodells für epidemiologische Studien, in: International Journal of Public Health, 52, 87-96.

Schenk, Liane/Knopf, Hiltraud (2007): Mundgesundheitsverhalten von Kindern und Jugendlichen in Deutschland: Erste Ergebnisse aus dem Kinder- und Jugendgesundheitssurvey (KiGGS), in: Bundesgesundheitsblatt, 50, 653-658.

Schenk, Liane/Ellert, Ute/Neuhauser, Hannelore (2009): Inanspruchnahme von Früherkennungsuntersuchungen bei Kindern aus Migrationsfamilien, in: Bundeszentrale für gesundheitliche Aufklärung (Hrsg.): Gesundheitsförderung konkret, Band 12. Migration und Gesundheitsförderung. Köln: Bundeszentrale für gesundheitliche Aufklärung, 118-124.

Schimany, Peter (2003): Die Alterung der Gesellschaft – Ursachen und Folgen des demographischen Umbruchs. Frankfurt: Campus.

Schimany, Peter (2007): Migration und demographischer Wandel. Forschungsbericht 5. Nürnberg: Bundesamt für Migration und Flüchtlinge.

Schmid, Susanne (2008): Bevölkerungsentwicklung/-politik, in: Woyke, Wichard (Hrsg.): Handwörterbuch Internationale Politik. Leverkusen: Barbara Budrich, 39-51.

Schmid, Susanne (2010): Vor den Toren Europas. Das Potenzial der Migration aus Afrika. Forschungsbericht 7. Nürnberg: Bundesamt für Migration und Flüchtlinge.

Schmid, Susanne/Kohls, Martin (2008): Sind die FDZ-RV Daten für eine Analyse des generativen Verhaltens von Migrantinnen geeignet?, in: DRV-Schriften, 55, 121-143.

Schmid, Susanne/Kohls, Martin (2009): Reproductive behaviour of migrant women in Germany: Data, patterns and determinants, in: Vienna Yearbook of Population Research, 39-61.

Schmid, Susanne/Kohls, Martin (2010): Fertility of female immigrants in Germany, in: Edmonston, Barry/Raymer, James/Salzmann, Thomas (Hrsg.): Demographic Aspects of Migration. Wiesbaden: VS Verlag, 179-208.

Schneider, Astrid/Hommel, Gerhard/Blettner, Maria (2010): Lineare Regressionsanalyse, in: Deutsches Ärzteblatt, 107, 776-782.

Scholz, Rembrandt D. (2005): Differentielle Sterblichkeit in der GRV: Problemaufriss und erste Berechnungen, in: DRV-Schriften, 55, 253-266.

Schoorl, Jeanette (1990): Fertility Adaptation of Turkish and Moroccan Women in the Netherlands, in: International Migration, 28, 477-495.

Schoorl, Jeanette (1995): Fertility trends of immigrant populations, in: Voets, Saskia/Schoorl, Jeanette/Brujin, Bart de: Demographic consequences of international migration, NIDI-Report 44. Den Haag: NIDI, 97-122.

Schulz, Reiner (1978): Die Entwicklung der Fruchtbarkeit ausländischer Staatsangehöriger im Deutschen Reich bzw. der Bundesrepublik Deutschland, Materialien zur Bevölkerungswissenschaft 7. Wiesbaden: Bundesinstitut für Bevölkerungsforschung.

Schwarz, Karl (1980): Demographische Charakteristika der Türken in der Bundesrepublik Deutschland, in: Zeitschrift für Bevölkerungswissenschaft, 6, 411-420.

Schwarz, Karl (1996): Die Kinderzahl der Ausländer und ihre Bedeutung für die Bevölkerungsentwicklung in den alten Bundesländern, in: Zeitschrift für Bevölkerungswissenschaft, 21, 57-67.

Settertobulte, Wolfgang (2005): Gesundheitliche Lage und Risikoverhalten bei Jugendlichen aus Migrantenfamilien, in: Marschalck, Peter/Wiedl, Karl Heinz (Hrsg.): Migration und Krankheit. Göttingen: VR unipress, 171-188.

Shkolnikov, Vladimir M./Andreev, Evgueni M./Anson, Jon/Mesle, France (2004): The peculiar pattern of mortality of Jews in Moscow, 1993-95, in: Population Studies, 58, 311-329.

Shuval, Judith T. (1982): Migration and stress, in: Goldberger, Leo/Breznitz, Shlomo (Hrsg.): Handbook of stress. Theoretical and Clinical Aspects. New York: Free Press, 641-657.

Siahpush, Mohammad/Singh, Gopal K. (1999): Social integration and mortality in Australia, in: Australian and New Zealand Journal Public Health, 23, 571-577.

Singley, Susan G./Landale, Nancy S. (1998): Incorporating origin and process in migration-fertility frameworks: the case of Puerto Rican women, in: Social Forces, 76, 1437-1464.

Sinn, Anette/Kreienbrink, Axel/von Loeffelholz, Hans D. (2006): Illegal aufhältige Drittstaatsangehörige in Deutschland. Forschungsbericht 2. Nürnberg: Bundesamt für Migration und Flüchtlinge.

Sobotka, Tomas (2008): The rising importance of migrants for childbearing in Europe, in: Demographic Research, 19, 225-248.

Spallek, Jakob/Razum, Oliver (2008): Erklärungsmodelle für die gesundheitliche Situation von Migrantinnen und Migranten, in: Bauer, Ulrich/Bittlingmayer, Uwe H./Richter, Matthias (Hrsg.): Health Inequalities. Determinanten und Mechanismen gesundheitlicher Ungleichheit. Wiesbaden: Verlag für Sozialwissenschaften, 271-288

Spallek, Jakob (2009): Die Lebenslaufperspektive bei der Untersuchung der Gesundheit von Migranten am Beispiel von Krebserkrankungen von Menschen mit türkischem Migrationshintergrund in Deutschland. Dissertation. Bielefeld.

Spiegelman, Mortimer (1955): Introduction to Demography. Cambridge: Harvard Press.

Statistisches Bundesamt (1951): Bevölkerung und Kultur. 21: Die Ausländer im Bundesgebiet. Stuttgart: Kohlhammer.

Statistisches Bundesamt (1966): Ausländer, Volks- und Berufszählung vom 6. Juni 1961, Heft 7, in: Bevölkerung und Kultur. Stuttgart: Kohlhammer.

Statistisches Bundesamt (1971): Ausländer nach der Staatsangehörigkeit 1967-1970, in: Schriftenreihe Bevölkerung und Kultur, Reihe 1, Bevölkerungsstand und -entwicklung, Sonderbeitrag. Stuttgart: Kohlhammer

Statistisches Bundesamt (1974a): Ausländer, Volkszählung vom 27. Mai 1970, Heft 23, in: Bevölkerung und Kultur, Stuttgart: Kohlhammer.

Statistisches Bundesamt (1974b): Bevölkerung und Kultur. Bevölkerungsstand und -entwicklung. Sonderbeitrag: Ausgewählte Strukturdaten für Ausländer, 1973. Stuttgart: Kohlhammer.

Statistisches Bundesamt (1988): Struktur der ausländischen Bevölkerung - Fachserie 1, Heft 5. Volkszählung vom 27. Mai 1987. Wiesbaden: Statistisches Bundesamt.

Statistische Ämter des Bundes und der Länder (2004): Ergebnisse des Registertests 2001. Wiesbaden: Statistisches Bundesamt.

Statistisches Bundesamt (2007): Fachserie 1, Reihe 2.2., Bevölkerung und Erwerbstätigkeit. Bevölkerung mit Migrationshintergrund, Ergebnisse des Mikrozensus 2005. Wiesbaden: Statistisches Bundesamt.

Statistisches Bundesamt (2008a): Bevölkerungszahl vermutlich um 1,3 Millionen zu hoch, in: Pressemitteilung 265 vom 22.07.2008. Wiesbaden: Statistisches Bundesamt, Pressestelle.

Statistisches Bundesamt (2008b): Fortschreibung des Bevölkerungsstandes. Qualitätsbericht. Wiesbaden: Statistisches Bundesamt.

Statistisches Bundesamt (2009a): Imputation von Werten bei fehlenden Angaben zur Mutterschaft und zur Zahl der geborenen Kinder im Mikrozensus 2008. Wiesbaden: Statistisches Bundesamt.

Statistisches Bundesamt (2009b): Mikrozensus 2008, Neue Daten zur Kinderlosigkeit in Deutschland. Wiesbaden: Statistisches Bundesamt.

Statistisches Bundesamt (2009c): Gesundheit, Fachserie 12, Reihe 6.4. Wiesbaden: Statistisches Bundesamt.

Statistisches Bundesamt (2009d): Bevölkerung Deutschlands bis 2060. Ergebnisse der 12. koordinierten Bevölkerungsvorausberechnung. Wiesbaden: Statistisches Bundesamt.

Statistisches Bundesamt (2010a): Fachserie 1, Reihe 2.2., Bevölkerung und Erwerbstätigkeit. Bevölkerung mit Migrationshintergrund, Ergebnisse des Mikrozensus 2009. Wiesbaden: Statistisches Bundesamt.

Statistisches Bundesamt (2010b): Fachserie 1, Reihe 2, Bevölkerung und Erwerbstätigkeit. Ausländische Bevölkerung 2009. Wiesbaden: Statistisches Bundesamt.

Statistisches Bundesamt (2011): Fachserie 1, Reihe 1.2., Bevölkerung und Erwerbstätigkeit. Wanderungen 2009. Wiesbaden: Statistisches Bundesamt.

Steinkamp, Günther (1993): Soziale Ungleichheit, Erkrankungsrisiko und Lebenserwartung. Kritik der sozialepidemiologischen Ungleichheitsforschung, in: Sozial- und Präventivmedizin, 38, 11-122.

Stephen, Elizabeth H./Bean, Frank D. (1992): Assimilation, disruption and the fertility of Mexican Origin of Puerto Rican women, in: Social Forces, 76, 1437-1464.

Stöver, Bernd (2009): Zuflucht DDR – Spione und andere Übersiedler. München: Beck.

Strassburger, Gaby (1998): Das Heiratsverhalten von Frauen und Männern ausländischer Herkunft im Einwanderungskontext der BRD, Expertise im Auftrag der Sachverständigenkommission 6. Familienbericht „Familien ausländischer Herkunft in Deutschland". Osnabrück.

Strassburger, Gaby (2003): Heiratsverhalten und Partnerwahl im Einwanderungskontext: Eheschließungen der zweiten Migrantengeneration türkischer Herkunft. Dissertation. Würzburg: Ergon.

Straubhaar, Thomas (2007): Illegale Migration. Eine ökonomische Perspektive, in: Rat für Migration: Politische Essays zu Migration und Integration 3/2007. Osnabrück: Rat für Migration.

Suerbaum, Sebastian/Michetti, Pierre (2002): Helicobacter pylori infection, in: New England Journal of Medicine, 347, 1175–1186.

Sundquist, Jan/Johansson, Sven E. (1997): The influence of country of birth on mortality from all causes and cardiovascular disease in Sweden 1979-1993, in: International Journal of Epidemiology, 26, 279-287.

Swerdlow, Anthony J. (1991): Mortality and cancer incidence in Vietnamese refugees in England and Wales: a follow-up study, in: International Journal of Epidemiology, 20, 13-19.

Thomas, David B./Caragas, Margaret R. (1987): Cancer in first and second generations Americans, in: Cancer Research, 47, 5771-5776.

Thompson, Warren S. (1929): Population, in: American Journal of Sociology, 34, 959-975.

Treibel, Annette (2008): Migration in modernen Gesellschaften. Soziale Folgen von Einwanderung, Gastarbeit und Flucht, Weinheim/München: Juventa.

Trovato, Frank (1985): Mortality differences among Canada's indigenous and foreign-born population, 1951-1971, in: Canadian Studies in Population, 12, 49-80.

Trovato, Frank (2003): Migration and Survival: The Mortality experience of immigrants in Canada. Research report from the Centre for Research on Immigration and Integration (PCRII). Online: [http://pcerii.metropolis.net/Virtual%20Library/FinalReports/Migration%20and%20Survival %20%20 Part%201.pdf], letzter Zugriff: 18.11.2011.

Trovato, Frank/Clogg, Clifford C. (1992): General and cause-specific adult mortality among immigrants in Canada, 1971 and 1981, in: Canadian Studies in Population, 19, 47-80.

Turra, Cassio M./Elo, Irma T./Kestenbaum, Bert/Ferguson, B. Renee (2005): Is there a salmon bias effect? Mortality differentials by place of residence among primary social security beneficiaries in the United States, Working Paper. Online: [http:// paa2005.princeton.edu/download.aspx?submission Id=50889], letzter Zugriff: 18.11.2011.

Uitenbroek, Dan G./Verhoeff, Arnoud P. (2002): Life expectancy and mortality differences between migrant groups living in Amsterdam, The Netherlands, in: Social Science and Medicine, 54, 1379-88.

United Nations (UN) (1998): Recommendations on Statistics of International Migration, Revision 1. Department of Economic and Social Affairs, Statistics Division: Series M, 58. New York: United Nations.

Vaupel, James W./Manton, Kenneth G./Stallard, Eric (1979): The impact of heterogeneity in individual frailty on the dynamics of mortality, in: Demography, 16, 439-454.

Vogel, Dita (2009): How many irregular residents are there in Germany? Estimates on the basis of police criminal statistics, Working Paper 3/2009. Hamburg: Hamburg Institute of International Economics.

Voges, Wolfgang (1996): Ungleiche Voraussetzungen der Langlebigkeit. Bestimmungsgründe für Mortalität im zeitlichen Verlauf, in: Zeitschrift für Gerontologie und Geriatrie, 29, 1-5.

Weber, Ingbert et al./Abel, Martina/Altenhofen, Lutz/Bächer, Korinna/Berghof, Burkard/ Bergmann, Karl E./Flatten, Günter/Klein, Daniela/Micheelis, Wolfgang/Müller, Paul J. (1990): Zur gesundheitlichen Lage der ausländischen Bevölkerung in der Bundesrepublik Deutschland: Erste Erkenntnisse, in: Projektgruppe Prioritäre Gesundheitsziele (Hrsg.): Dringliche Gesundheitsprobleme der Bevölkerung in der Bundesrepublik Deutschland. Baden-Baden: Nomos, 577-601.

Weitoft, Gunilla R./ Gullberg, Anders/Hjern, Anders/Rosen, Mans (1999): Mortality statistics in immigrant research: method for adjusting underestimation of mortality, in: International Journal of Epidemiology, 28, 756-763.

Wendt, Hartmut (2003): Asylwanderung nach Deutschland. Dimensionen, Flüchtlingskategorien, rechtliche Grundlagen, Verlauf, Herkunftsregionen und europäischer Vergleich, in: Zeitschrift für Bevölkerungswissenschaft, 28, 67-90.

Westoff, Charles F./Frejka, Thomas (2007): Religiousness and fertility among European Muslims, in: Population and Development Review, 33, 785-809.

White, Michael/Moreno, Lorenzo/Guo, Shenyang (1995): The interrelation of fertility and geographic mobility in Peru: a hazards model analysis, in: International Migration Review, 29, 492-514.

Williams, Rory (1993): Health and length of residence among South Asians in Glasgow: a study controlling for age, in: Journal of Public Health Medicine, 15, 52-60.

Wöllert, Franziska/Kröhnert, Steffen/Sippel, Lilli/Klingholz, Reiner (2009): Ungenutzte Potentiale. Zur Lage der Integration in Deutschland. Berlin: Berlin-Institut für Bevölkerung und Entwicklung.

Woolf, Barnet (1955): On estimating the relation between blood group and disease, in: Annals of Human Genetics, 10, 251-253.

Young, Christabel M. (1987): Migration and Mortality: the experience of birthplace groups in Australia, in: International Migration Review, 21, 531-544.

Young, Christabel M. (1991): Changes in the demographic behavior of migrants in Australia and the transition between generations, in: Population Studies, 45, 67-89.

Zeeb, Hajo/Razum, Oliver/Blettner, Maria/Stegmaier, Christa (2002): Transition in cancer patterns among Turks residing in Germany, in: European Journal of Cancer, 38, 705-711.

Zeeb, Hajo/Baune Bernhard T./Vollmer, Werner/Cremer, Dirk/Krämer, Alexander (2004): Gesundheitliche Lage und Gesundheitsversorgung von erwachsenen Migranten – ein Survey bei der Schuleingangsuntersuchung, in: Gesundheitswesen, 66, 76-84.

Zeeb, Hajo/Razum, Oliver (2006): Epidemiologische Studien in der Migrationsforschung – ein einleitender Überblick, in: Bundesgesundheitsblatt, 49, 845-852.

Zuwanderungskommission (2001): Zuwanderung gestalten. Integration fördern. Bericht der Unabhängigen Kommission „Zuwanderung". Berlin: Druckerei Konrad GmbH.

## Challenges in Public Health

Im Zeitalter der Globalisierung lässt sich *Public Health* nicht mehr allein innerhalb von nationalen Grenzen betreiben: Pandemien, abnehmende Trinkwasservorräte und steigender Tabakkonsum sind nur einige Beispiele für eine Vielzahl von neuen Herausforderungen, die einen weiter reichenden, internationalen Blick erfordern. Zusätzlich trägt eine einseitig an Wirtschaftsinteressen orientierte Globalisierung zu der weltweit zunehmenden gesundheitlichen Ungleichheit bei. Die Globalisierung eröffnet andererseits aber neue Wege, auch über Staatsgrenzen und große Entfernungen hinweg Wissen und Erfahrungen auszutauschen und gemeinschaftlich zu handeln. Kernpunkte für *Public Health* sind dabei die international vergleichende Analyse von Gesundheitsproblemen und möglichen Lösungsansätzen sowie die wissenschaftlich basierte und gerechte Ausgestaltung von Gesundheitssystemen. Hierzu möchte die Buchreihe *Challenges in Public Health* einen Beitrag leisten.

In times of globalisation, Public Health can no longer be practiced within national borders alone. Pandemics, diminishing drinking water supplies and increasing tobacco consumption are examples of the many new challenges that require a cross-border, international approach. In addition, a globalisation that is narrowly focused on economic interests contributes to growing health inequalities worldwide. At the same time, globalisation offers new opportunities to exchange knowledge and experiences and to collaborate across national borders. Key issues for Public Health are an international comparison of health problems and of possible strategies to solve them, as well as an evidence-based and equitable development of health systems. The book series *Challenges in Public Health* aims to contribute to this endeavour.

**Medizin in Entwicklungsländern**

Herausgegeben von Prof. Hans Jochen Diesfeld

Band 1 Wolfgang Bichmann: Die Problematik der Gesundheitsplanung in Entwicklungsländern. Ein Beitrag zur Geschichte, der Situation und den Perspektiven der Planung des nationalen Gesundheitswesens in den > Least Developed Countries < Afrikas. 1979.

Band 2 Jens Herrmann: Ambition and Reality - Planning for Health and Basic Health Services in the Yemen Arab Republic. 1979.

Band 3 J.M. Pönninghaus: The Cost Benefit of Measles Immunisation. A Study from Southern Zambia. 1979.

Band 4 Hilde Wander (Hrsg.): Bedingungen und Möglichkeiten der Integrierung bevölkerungspolitischer Programme in die nationale und die internationale Entwicklungspolitik. 1980.

Band 5 M. Heidegger/H.J. Diesfeld/A. Selheim: Demographische und soziale Wirkungen von Familienplanung. 1980.

Band 6 H.J. Diesfeld (Hrsg.): Importierte Krankheiten und ärztliche Untersuchungen vor und nach Tropenaufenthalt. Kongreßbericht über die X. Tagung der Deutschen Tropenmedizinischen Gesellschaft vom 22.-24. März 1979 in Heidelberg. 1980.

Band 7 Alexander Boroffka: Benedict Nta Tanka's Commentary and Dramatized Ideas on "Disease and Witchcraft in our Society". A Schreber Case from Cameroon Annotated Autobiographical Notes by an African on his Mental Illness. 1980.

Band 8 Hartmut Brandt: Work Capacity Restraints in Tropical Agricultural Development. 1980.

Band 9 nicht erschienen

Band 10 Tilman Nitzschke / Donata von Lüttwitz: Annehmbarkeit präventiver und promotiver Maßnahmen eines Health Centre für die Bevölkerung. Dargestellt am Beispiel der ländlichen Gesundheitsversorgung der Vereinigten Republik Kamerun. 1981.

Band 11 H.J. Diesfeld (Ed.): Health Research in Developing Countries. Proceedings of the Joint Meeting of the Belgische Vereniging voor Tropische Geneeskunde, Société Belge de Médecine Tropicale, the Nederlandse Vereniging voor Tropische Geneeskunde and the Deutsche Tropenmedizinische Gesellschaft. 1982.

Band 12 Axel Kroeger/Francoise Barbira-Freedman: Cultural Change and Health: The Case of Southamerican Rainforest Indians. With special reference to the Shuar/Achuar of Ecuador. 1982.

Band 13 Dorothea Sich: Mutterschaft und Geburt im Kulturwandel. Ein Beitrag zur transkulturellen Gesundheitsforschung aus Korea. 1982.

Band 14 Uwe K. Brinkmann: Onchozerkose in Westafrika. 1982.

Band 15 Peter Oberender/Hans Jochen Diesfeld/Wolfgang Gitter (Hrsg.): Health and Development in Africa. International, Interdisciplinary Symposium, 2-4 June 1982, University of Bayreuth. 1983.

Band 16 Josef Boch (Hrsg.): Tropenmedizin, Parasitologie, Trypanosomiasis, Malaria, Bilharziose, Onchozerkose, Importierte Virusinfektionen, Lepra, Intermediate Technology, Zecken und durch sie übertragene Krankheiten, Immundiagnostik. 1984.

Band 17 Abdin Hamid Shaddad: Anforderungen an Gesundheitseinrichtungen der Basisversorgung im Sudan. Ein Beitrag zur Gesundheitsversorgung und zu baulichen Maßnahmen für die Gesundheitseinrichtungen unter besonderer Berücksichtigung der vorhandenen Ressourcen, der sozialen Verhältnisse und der klimatischen Bedingungen. 1984.

Band 18 Gerhard Heller: Krankheitskonzepte und Krankheitssymptome. Eine empirische Untersuchung bei den Tamang von Cautara/Nepal zur Frage der kulturspezifischen Prägung von Krankheitserleben. 1985.

Band 19 Hans-Jochen Diesfeld / Sigrid Wolter (Hrsg.): Medizin in Entwicklungsländern. Handbuch zur praxisorientierten Vorbereitung für medizinische Entwicklungshelfer. 5. neubearbeitete Auflage. 1989.

Band 20 Verena Kücholl: Soziokulturelle Wege des Heilens. Eine ethnomedizinische Analyse und Interpretation des Samkhya und der Heiltradition der Navajo. 1985.

Band 21 Frank-Peter Schelp (Ed.): Health Problems in Asia and in the Federal Republic of Germany. How to solve them? Proceedings of a seminar on "Techniques and Problems of Intervention Trials in Developing and Developed Countries". 1985.

Band 22 Rolf Heinmüller, Winfried Kern: Primäre Gesundheitsversorgung im südwestlichen Sudan. Eine Feldforschung bei den südsudanesischen Azande zur Evaluierung der Einflüsse des 'Primary Health Care'-Programms auf gesundheitliche Lage und allgemeine Lebensbedingungen. Detailed English Summary. 1987.

Band 23 Andreas Hahold/Axel Kroeger: Krankheitsbewältigung im Andenhochland Perus. Ergebnisse einer Bevölkerungsbefragung. 1986.

Band 24 Georg Kamm / Peter Witton / Hatibu Lweno: Anaesthesia Notebook for Medical Auxilaries. With special Reference to Anaesthesia Practice in Developing Countries. 1989.

Band 25 Alice S. Kuhn: Heiler und ihre Patienten auf dem Dach der Welt. Ladakh aus ethnomedizinischer Sicht. 1988.

Band 26 Wolfgang Bichmann: Community Involvement in Nepal's Health System. A case study of district health services management and the Community Health Leader scheme in Kaski district. 1989.

Band 27 M. Luisa Vázquez / Renate Lipowsky / Axel Kroeger: Malaria und kutane Leishmaniase in Kolumbien. Vorkommen, Volkskonzepte und traditionelle Behandlungsformen. 1989.

Band 28 Heinrich Berg / Axel Kroeger / Carmen Perez-Samaniego / Fernando Malo: Kranke Menschen – krankes Gesundheitswesen? Eine epidemiologische Untersuchung in Nord-Mexiko. 1989.

Band 29 Emmie Ho-Tsui / Margit Urhahn: Medizin und Gesundheitsforschung in Entwicklungsländern. Bibliographie des Instituts für Tropenhygiene 1984-1988. 1991.

Band 30 Thomas Lux: Gespräche mit afrikanischen Krankenpflegern und Heilern. Bilder von Krankheit im Mikrokosmos von Malanville(Benin), 1991.

Band 31 Christopher Knauth: Arzneimittelgebrauch armer Bevölkerungsschichten in städtischen Elendsvierteln Perus. Möglichkeiten und Grenzen der Gesundheitserziehung zum rationalen Arzneimittelgebrauch. 1991.

Band 32 Erhard Hinz: Geomedizinische und biogeographische Aspekte der Krankheitsverbreitung und Gesundheitsversorgung in Industrie- und Entwicklungsländern. 1991.

Band 33 Klaus Hoffmann: Psychiatrie in Afrika. Eine Einführung für Entwicklungshelfer. 1992.

Band 34 Dorothea Sich / Hans Jochen Diesfeld / Angelika Deigner / Monika Habermann (Hrsg.): Medizin und Kultur. Eine Propädeutik für Studierende der Medizin und der Ethnologie mit 4 Seminaren in Kulturvergleichender Medizinischer Anthropologie (KMA). 1993. 2., unveränd. Aufl. 1995.

Band 35 Annette Wiemann-Michaels: Die verhexte Speise. Eine ethnopsychosomatische Studie über das Depressive Syndrom in Nepal. 1994.

Band 36 Christine Loytved: Hebammen in Ozeanien zwischen traditioneller und westlicher Medizin. Weiterbildung traditioneller Hebammen in Westsamoa und Tonga. 1994.

Band 37 Andrea Materlik: Medizinisch-anthropologische Aspekte von Lepra im Amazonas und ihre Bedeutung für die Gesundheitserziehung. 1994.

Band 38 Oliver Razum: Improving Service Quality through Action Research, as applied in the Expanded Programme on Immunization (EPI). 1994.

Band 39 Ulrich Schramm: Einflußfaktoren auf die Akzeptanz von baulichen Anlagen der ländlichen Gesundheitseinheiten in Ägypten. Fallstudie am Beispiel der staatlichen Einheit in Zebeda unter Verwendung der Post-Occupancy Evaluation. 1995.

Band 40 Rainer Sauerborn / Adrien Nougtara / Hans Jochen Diesfeld (Eds.): Recherche sur les systèmes de santé: Le cas de la zone médicale de Solenzo, Burkina Faso. Auteurs: Rainer Sauerborn, Adrien Nougtara, Hans Jochen Diesfeld, Gaston Sorgho, Joseph Bidiga, Lougousse Tiébélessé, Eric Latimer, Roberto Sallier de La Tour, Uwe Brinkmann, Don Shepard. 1995.

Band 41 Rainer Sauerborn / Adrien Nougtara / Hans Jochen Diesfeld (Eds.): Les Côuts Economiques de la Maladie pour les Ménages au Milieu Rural du Burkina Faso. Avec des contributions de Rainer Sauerborn, Adrien Nougtara, Maurice Hien, Issouf Ibrango, Matthias Borchert, Justus Benzler, Eberhard Koob, Hans Jochen Diesfeld. 1996.

Band 42 Erhard Hinz: Helminthiasen des Menschen in Thailand. 1996.

Band 43 Matthias Perleth: Historical Aspects of American Trypanosomiasis (Chagas' Disease). 1997.

Band 44 Christiane Fischer: Über die Effektivität der Dorfgesundheitsarbeiterinnen innerhalb der Nichtregierungsorganisation ACCORD in Tamil Nadu/Südindien. Aktionsforschung im Rahmen der Gesundheitssystemforschung. 1998.

Band 45 Maureen Dar Iang: Assessment of antenatal and obstetric care services in a rural district of Nepal. 1999.

Band 46 Julia Katzan: *sòi mendan* – Die Sache mit dem Wasser... Eine medizinethnologische Untersuchung zum Zusammenhang von Wasser und Krankheit aus indigener Sicht. 2001.

Band 47 Catharina Will: Malaria-Selbstmedikation mit Chloroquin in einem hyperendemischen Gebiet (Mali). 2001.

Band 48 Ansgar Gerhardus: Entscheidungsprozesse im Gesundheitssektor. Der Beitrag der Theorie der politischen Ökonomie. 2001.

Band 49 Sylvie Schuster: Der Schwangerschaftsabbruch im Grasland Kameruns. Medizin, Kultur und Praxis. 2004.

Band 50 Sascha Klotzbücher: Das ländliche Gesundheitswesen der VR China. Strukturen – Akteure – Dynamik. 2006.

**Challenges in Public Health**

Editor: Prof. Dr. Oliver Razum

Band 51 Ulrich Ronellenfitsch: Cardiovascular Mortality among Ethnic German Immigrants from the Former Soviet Union. 2007.

Band 52 Manuela De Allegri: To Enrol or not to Enrol in Community Health Insurance. Case Study from Burkina Faso. 2007.

Band 53 Catherine Kyobutungi: Ethnic German Immigrants from the Former Soviet Union: Mortality from External Causes and Cancers. 2008.

Band 54 Maren Bredehorst: Information Systems for the Rehabilitation of Landmine Survivors. 2007.

Band 55 Sven Voigtländer / Gabriele Berg-Beckhoff / Oliver Razum: Gesundheitliche Ungleichheit. Der Beitrag kontextueller Merkmale. 2008.

Band 56 Oliver Razum / Jürgen Breckenkamp / Pitt Reitmaier (Hrsg.): Kindergesundheit in Entwicklungsländern. 2008.

Band 57 Steffen Fleßa: Costing of Health Care Services in Developing Countries. A Prerequisite for Affordability, Sustainability and Efficiency. 2009.

Band 58 Patrick Brzoska / Oliver Razum: Validity Issues in Quantitative Migrant Health Research. The Example of Illness Perceptions. 2010.

Band 59 Oliver Razum / Anna Reeske / Jacob Spallek (Hrsg.): Gesundheit von Schwangeren und Säuglingen mit Migrationshintergrund. 2011.

Band 60 Olaf Müller: Malaria in Africa. Challenges for Control and Elimination in the 21st Century. 2011.

Band 61 Walter Bruchhausen / Helmut Görgen / Oliver Razum (Hrsg.): Entwicklungsziel Gesundheit. Zeitzeugen der Entwicklungszusammenarbeit blicken zurück. 2011.

Band 62 Oliver Razum / Jacob Spallek / Anna Reeske / Melina Arnold (eds.): Migration-sensitive Cancer Registration in Europe. Challenges and Potentials. 2011.

Band 63 Martin Kohls: Demographie von Migranten in Deutschland. 2012.

www.peterlang.de

www.ingramcontent.com/pod-product-compliance
Ingram Content Group UK Ltd.
Pitfield, Milton Keynes, MK11 3LW, UK
UKHW021847290926
8980IPUK00005B/696

9 783631 638019